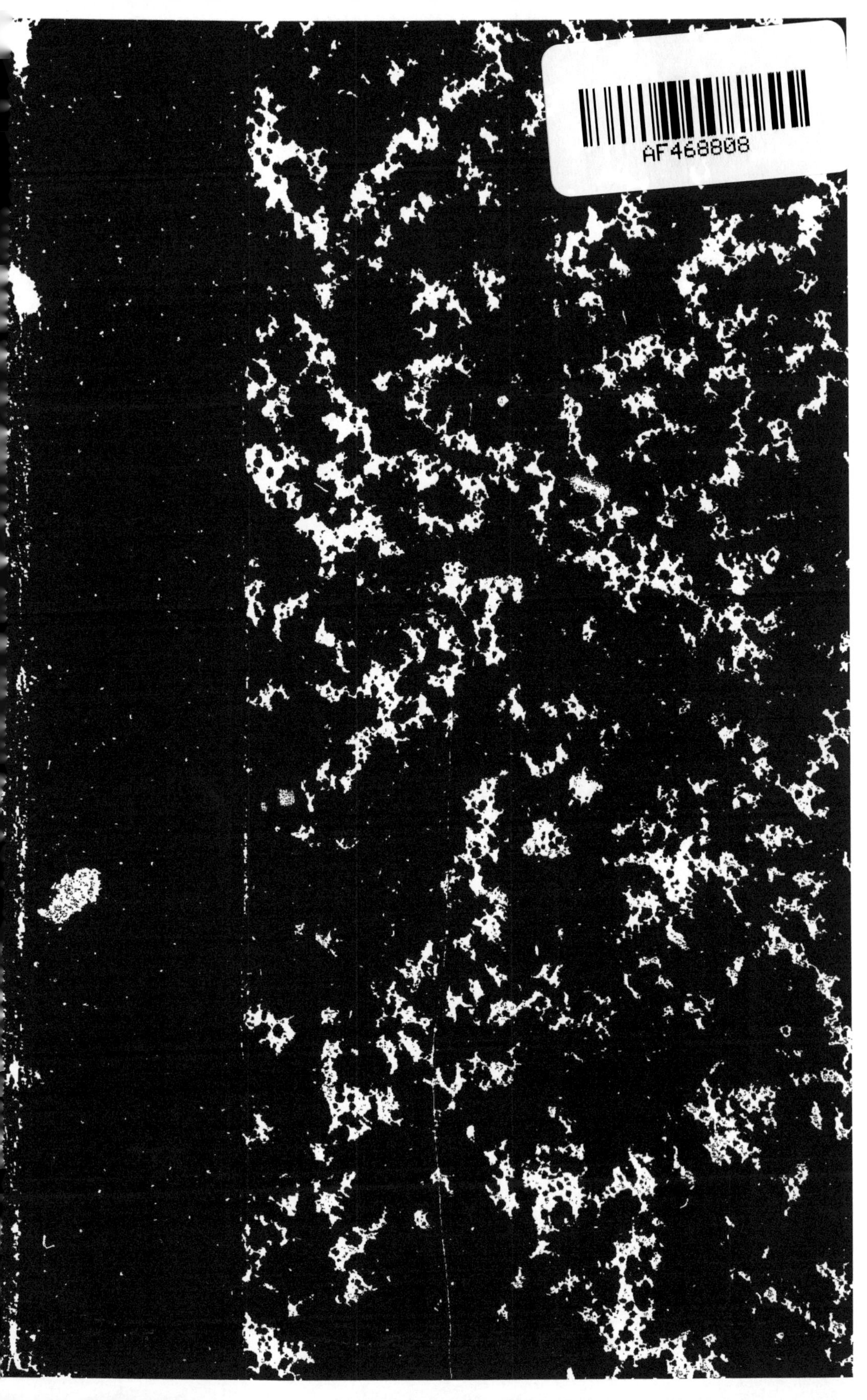
AF468808

88

MALADIES AIGUES

ET

CHRONIQUES

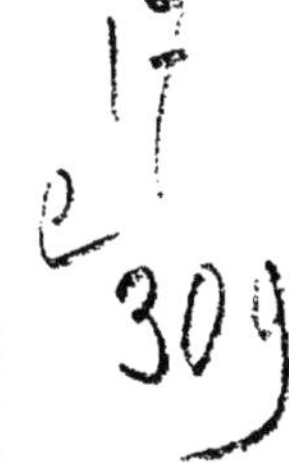

N. NEUENS
Directeur de l'Institut KNEIPP à Bockryck-les-Hasselt
(Belgique)

TRAITEMENT NATUREL DES MALADIES AIGUES ET CHRONIQUES D'APRÈS LE SYSTÈME KNEIPP

Classées Méthodiquement et Scientifiquement

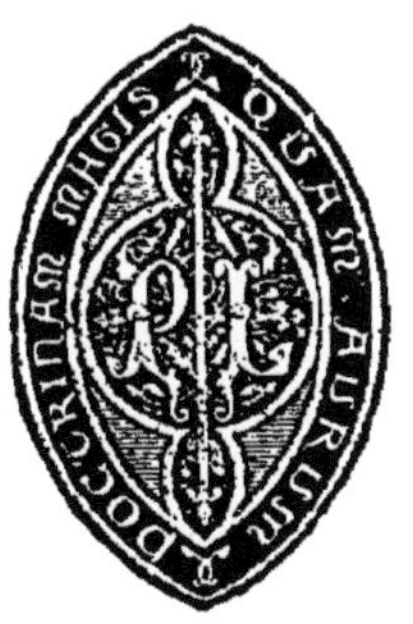

PARIS
P. LETHIELLEUX, LIBRAIRE-ÉDITEUR
10, Rue Cassette, 10
1895

PRÉFACE

Après la publication de notre *Manuel*, nous avons reçu de tous côtés de nombreux témoignages qui nous ont encouragé à continuer nos études pour la diffusion des traitements naturels. Ayant expliqué la vertu curative des différentes applications d'eau, nous devions aussi formuler, d'une façon nette et précise, nos idées sur le régime alimentaire et les herbes en général : tel a été l'objet de notre second volume, qui, sous le titre de *Médication interne*, traite de l'hygiène alimentaire et des plantes médicinales. Pour compléter nos travaux, il nous restait à faire connaître le traitement des maladies aiguës et chroniques : c'est ce que nous développons dans le présent traité.

Dès le début, nous n'ignorions pas le nombre infini de difficultés que nous allions rencontrer dans des ouvrages de cette nature; si nous avions eu le moindre doute à cet égard, leur composition nous aurait convaincu du contraire. Ces difficultés ne nous ont pas découragé, car nous nous sommes dit: Si nous réussissons à donner des avis qui pousseront beaucoup de philanthropes à une étude plus approfondie des traitements naturels, et particulièrement des traitements Kneipp, traitements qui ont des effets curatifs si extraordinaires, nous aurons rendu un grand service à l'humanité. Quand même nous n'atteindrions pas complètement notre but, qui est de guérir ou tout au moins de soulager nos frères souffrants, nos études laborieuses et sincères nous auraient suffisamment récompensé.

La difficulté principale est et restera toujours de répondre à un désir que presque tout le monde exprime ardemment: trouver dans l'hydrothérapie et dans les traitements naturels, comme cela se fait dans l'allopathie, pour les maladies particulières, des prescriptions nettes, graduées et précises, quant à la durée et à la forme. Ces données doivent être si claires, que chaque malade puisse chercher son cas, faire son choix et appliquer les prescriptions le plus heureusement possible, de manière à se rétablir promptement, et à être armé contre la mort pour de longues années encore.

Le lecteur intelligent comprend que ce problème n'a encore été résolu par aucun mortel, et qu'il ne le sera jamais. Il en restera toujours ainsi. Jamais un homme ne trouvera des remèdes qui permettraient à chacun d'être son propre médecin : car, avec les meilleurs moyens curatifs, on ne peut pas donner aux hommes l'intelligence et le calme nécessaires pour les appliquer. L'intelligence et le calme font défaut à la plupart, précisément quand ils en auraient le plus grand besoin, c'est-à-dire dans les jours de maladie et de détresse.

Nous tiendrons compte des désirs rationnels de nos lecteurs; nous indiquerons, pour les maux particuliers, des recettes aussi spécifiques que possible; nous ferons connaître en temps et lieu les effets et les résultats de notre médication, et de cette manière nous toucherons d'assez près au but d'un ouvrage thérapeutique.

Les idées dominantes de notre thérapeutique seront les suivantes :

1° Nous tracerons d'abord un *traitement général*, qui peut s'appliquer, non seulement sans danger, mais encore avec succès, au début de toute maladie. En le suivant, on obtiendra tout au moins ce résultat, que le corps se trouvera préparé pour une cure spéciale ou pour des moyens d'action plus énergiques. Grâce à ce moyen, le mal ne couve pas ; il ne peut augmenter ; au contraire, il perd de sa violence, et le patient est mieux préparé pour le combat contre la maladie.

2° Nous désignerons ensuite les applications qui doivent être *évitées* en certains cas, et nous donnerons la manière dont on ne doit pas les faire.

3° Enfin, nous ferons connaître, pour chaque maladie, *les prescriptions qui sont les plus efficaces* d'après les données de la science et de l'expérience.

Reste à savoir (et c'est chose impossible à formuler d'une manière générale), lorsqu'une maladie est déclarée, quels sont les moyens curatifs *spécifiques* les plus utiles aux patients suivant leur état maladif, à quelle dose et sous quelle forme les employer : tout cela varie à l'infini, suivant les circonstances particulières qui accompagnent la maladie et suivant le sujet à traiter.

La nécessité nous impose de rester dans les limites de nos trois règles : ce serait un non-sens, une tentative criminelle en elle-même, et préjudiciable à la vie des hommes, que de vouloir formuler des recettes hydrothérapiques dans des limites plus larges. Les hommes ne parviendront jamais à arracher à Dieu l'arme de la mort; ils ne parviendront donc jamais à rendre les maladies impossibles, ni à les supprimer tout d'un coup et dans tous les cas. La méthode qui nous fournit le plus de moyens d'action pour que chacun puisse se guérir autant que possible soi-même, cette méthode a fait tous les progrès réalisables. Une médication aura atteint une réelle perfection, si elle nous montre comment on peut fortifier l'organisme, le traiter avec une douceur telle qu'il puisse ordinairement vaincre ses ennemis et s'en débarrasser promptement. Les esprits intelligents sauront tirer parti de cette méthode pour donner à la nature de l'homme un appui efficace et pour amener la convalescence la plus favorable. La méthode de Kneipp renferme un grand nombre d'excellentes indications; les avis d'autres médecins naturels ne doivent pas être négligés non plus: nous prenons le bien où nous le trouvons, et nous en faisons un ensemble pour l'avantage des hommes en bonne santé et des malades.

Nous osons l'espérer, les idées et les avis de cet ouvrage détermineront beaucoup de personnes à approfondir, par une conception juste et claire, la méthode si simple et pourtant si efficace de la médication naturelle, dans le but d'apaiser leurs propres douleurs et celles des autres, de guérir les maladies, et de jouir, pendant de longues années, d'une vie heureuse et active, pour la gloire de Dieu et pour le bien du prochain.

Bivange, Chaire de saint Pierre à Rome
18 janvier 1894.

N. NEUENS, *curé.*

PREMIÈRE PARTIE

MÉDICATION NATURELLE

ABRÉVIATIONS DES APPLICATIONS

A L'USAGE DE L'HYDROPATHE.

---

lt. = lotion totale.
lb. = lotion du buste.
bc. = bain complet.
1/2 b. = demi-bain.
bsg. = bain de siège.
bte. = bain de tête.
bpd. = bain des pieds.
cab. = compresse abdominale.
cd. = compresse dorsale.
ca. = compresse antérieure.
esp. = manteau espagnol ou maillot total.
gm. = grand maillot.
pm. = petit maillot.
chm. = chemise mouillée.
chff. = chemise aux fleurs de foin.
chs. = chemise à l'eau salée.
s. = affusion supérieure.
g. = affusion des genoux.
j. = affusion des jambes.
a. = affusion antérieure.
b. = affusion des bras.
d. = affusion dorsale.
t. = affusion totale.
fg. = affusion fulgurante.
vte. = bain de vapeur de tête.
vpd. = bain de vapeur des pieds.
vch. = bain de vapeur à la chaise percée ou du corps.
l. = lavement.
lg. = lavement à garder.
1/2 l. = demi-lotion.
1/3 l. = lotion par tiers.
bm. = bain des mains.
mlg. = maillot des genoux.
mgf. = maillot des genoux à frictions.
mpd. = maillot des pieds.
trg. = traitement général.
vl. = bain de vapeur au lit.
rd. = régime diététique.
bm. = boisson méthodique d'eau.
eau v. = eau vinaigrée.
eau fv. = eau fortement vinaigrée.
ch. = chaud.
f. = froid.
c. = degré centigrade.
1 X = une fois.
2 X = deux fois, etc.
np. = nu-pieds.
mfr. = marche dans l'eau froide.
ff. = fleurs de foin.
plv. = paille d'avoine.
pr. = prêle.
ps. = par semaine.
chj. = chaque jour.
' = minute.
" = seconde.
h. = heure.

MALADIES AIGUËS ET CHRONIQUES

PREMIÈRE PARTIE

Médication naturelle.

INTRODUCTION

La médication naturelle, qu'on pourrait appeler aussi hygiène naturelle, rejette de prime abord tout ce qui est contraire à la nature. Les traitements naturels ne tendent qu'à rendre les services nécessaires à la nature et à la force vitale de l'homme. La nature est-elle affaiblie, elle sera réconfortée ; dérangée, elle trouvera un appui pour supprimer les désordres ; la force vitale est-elle trop impétueuse en général, ou dans quelques parties de l'organisme seulement, elle devra rentrer dans de sages limites. Donc, *réconforter* la nature, *supprimer* et *extirper* les obstacles, *équilibrer* toutes les parties des organes: voilà, en résumé, toute la portée de notre méthode. Celui qui veut la pratiquer, doit en bien connaître les moyens d'action ; il doit savoir la force, le degré, la durée des applications, et pouvoir en empêcher les suites fâcheuses. Le médecin physiatrique agira toujours d'après ce principe : c'est la nature seule qui guérit ; tout secours des hommes est artificiel, et ne doit être admis que dans le cas où il se conforme aux lois de la nature.

D'après cette conception, nous avancerons ceci : Il *n'y a pas de remèdes* proprement dits, il n'y a qu'une seule *force curative*, la force curative innée ; c'est cette qualité que possède l'organisme humain de régler par lui-même toutes les conditions vitales, d'éliminer ou d'équilibrer les obstructions, et de conserver la vie elle-même. Cette force conservatrice et curative n'existe pas hors de l'organisme, mais elle lui est inhérente ; elle n'est qu'une conséquence des lois naturelles. Il n'y a pas de remèdes proprement dits, parce que aucun moyen d'action ne peut remplacer la force vitale, pas même dans la moindre proportion ; il existe néanmoins des *moyens adjuvants*, qui portent secours à la force curative naturelle, et qui sont à même d'obvier aux désordres, de les affaiblir ou de les neutraliser : bref, de rendre efficace la force curative, d'en faciliter les effets, de les accélérer et de les perfectionner.

L'eau rend les services susmentionnés tant qu'il reste assez de force vitale au corps. Elle peut être désignée à plein droit comme un *remède universel*. Des hommes érudits et sans parti pris lui donnent ce titre. Un célèbre médecin français, le Dr Fanchou, exprimait cette idée, dès l'an 1784, dans les termes suivants : « L'eau fraîche est pour les gens expérimentés un remède précieux ; c'est presque un remède universel. » Graham dit : « S'il y a quelque chose dans la nature qu'on puisse considérer en vérité comme un remède universel, c'est l'eau fraîche et pure. » Puisque l'eau nous prête un moyen de soutenir la nature, tant qu'elle est encore un peu viable, nous devons l'employer avec zèle comme un de nos *remèdes principaux.*

Il y a d'autres remèdes qui préparent les voies à l'eau pour le bien du corps, qui en augmentent et en perfectionnent les effets : ceux-là sont également les bienvenus, et méritent toute notre estime. Nous applaudissons à la parole de Raussé : « L'eau, certes, a beaucoup d'effets... » et à celle de Rikli : « L'air a plus d'effets que l'eau, et la lumière en a de plus grands encore... » et nous concluons qu'aucun moyen naturel ne peut agir isolément, mais que seule l'harmonie de tous les moyens naturels rendra les services nécessaires au rétablissement de la santé. En raisonnant d'après ces idées, on parvient aisément à réfuter les allégations des adversaires.

Les uns nous disent : « C'est le plus grand non-sens de vouloir guérir *tout* par l'eau froide. »

Nous n'avons pas la prétention de vouloir guérir par l'eau froide seule ; nous employons aussi l'eau chaude, et nous avouons que ni l'eau froide ni l'eau chaude, ni les deux formes ensemble, ne peuvent guérir *tout.* Mais cet aveu ne nous pousse pas à la conclusion : « Donc les poisons sont nécessaires. » Nous affirmons seulement ceci : là où l'eau ne rétablit pas le malade, vos drogues ne peuvent qu'accélérer la mort.

On répète encore : « L'eau ne pourra jamais être un remède universel. »

D'accord! 1° Il n'y a pas de remèdes proprement dits; 2° même comme moyen adjuvant, l'eau ne peut pas sauver tout malade; elle ne guérit jamais celui dont la nature est épuisée, ruinée. Tout le monde comprendra cette assertion raisonnable ; il reste à l'accepter, et à en tirer parti pour le bien de l'humanité. Quand donc la nature est-elle ruinée? — Vous dites : « Quand il y a dégénération des tissus. » — Et quand donc les tissus sont-ils dégénérés ? — « S'il y a ramollissement, induration ou gangrène. »

Mais souvent vous diagnostiquez faussement ces états ; et, lors même que vous avez raison, faut-il dire dans tous ces cas : N'employez pas l'eau, mais les poisons ? Donnerons-nous le coup de grâce aux patients ? Non; notre manière d'agir sera la suivante : nous ignorons si les moyens naturels n'auront plus d'effets pour cet individu ; essayons les applications les plus douces, les moins répétées et les plus inoffensives ; le résultat nous dira si tout espoir est perdu. Des cas bien nombreux nous ont convaincu que la science humaine se trompe, et que la nature ne se trompe jamais. Ceux qui ont été guéris par notre manière de voir et d'agir, sont là pour préconiser ouvertement et avec enthousiasme la justesse de nos procédés. Essayez avec discrétion pour savoir ce que veut la nature ; essayez de nouveau et raisonnablement, et vous ne porterez aucun préjudice à votre santé. « Et l'abus ? » me direz-vous. Une bonne chose reste recommandable malgré son abus ; usez, mais n'abusez pas. Il n'y a pas de mal (nous restons dans la limite de l'idée de la *maladie*) que l'eau ne puisse aider à guérir, puisqu'il n'y a pas de mal que la force naturelle ne puisse vaincre ou rendre inoffensif d'une manière ou de l'autre. Certes, il y a des maux trop avancés et destructeurs, auxquels l'organisme ne peut se soustraire ; pour de tels maux, l'emploi de l'eau, comme celui de vos remèdes, est non seulement inutile, mais il accélérerait la ruine. En temps et lieu, nous appellerons consciencieusement l'attention de nos lecteurs sur ces cas particuliers. Il y a aussi des maux qui se guérissent facilement par l'eau ; d'après votre méthode, vous employez des poisons, des remèdes violents, et vous ne faites qu'aggraver le mal, compliquer l'acte de guérison et provoquer d'autres maux : accordez-nous au moins que nous préférions l'eau dans ces cas. Désignez-nous donc des maux que l'eau ne guérisse point et que les poisons puissent guérir. Vous ne le pourrez pas. Mais voilà qu'un de vos partisans cite en votre faveur l'exemple suivant : « Une personne avale de l'arsenic ; l'eau ne la sauvera pas, mais bien un contrepoison. » Ne confondons pas ; persistons dans notre idée de la *maladie*, et notre assertion restera concluante. L'empoisonnement *n'est pas une maladie*, mais une atteinte à l'organisme ; dans ce cas même, comme remède opposé, on n'a pas besoin de poison. La vérité est toujours simple dans ses raisonnements ; notre avis reste donc celui-ci : attendez de la force vitale tout ce que la force vitale peut produire ; de la lumière, tous les bons effets que la lumière peut procurer ; de l'eau, toute l'amélioration qu'il lui appartient de donner ; mais n'attendez pas tout de l'effet de l'eau, quoiqu'il soit permis d'en attendre beaucoup.

Des remèdes passons maintenant aux *praticiens* eux-mêmes. Il y a des hommes lettrés et des hommes illettrés. Parmi les lettrés, il y en a qui ne comprennent rien à la médecine : ils ne peuvent pas guérir les malades. Un grand nombre de savants sont cependant très versés dans la science médicale ; leur science ne mérite toutefois le nom de science médicale qu'autant qu'elle est mise au service de la nature ; elle perd ce noble nom dès qu'elle a recours à des remèdes contre nature, parce qu'elle ne peut ainsi créer que des ruines. Un homme peut posséder le titre de docteur et être très savant ; néanmoins il n'est pas médecin, s'il n'aide pas à la guérison de ses malades ; un homme comme Kneipp n'est pas diplômé, mais il suit sagement les lois de la nature, il guérit les hommes : donc son art surpasse celui de son collègue diplômé. Les biens d'un riche n'ont pas de valeur pour le pauvre qui ne peut guère en profiter : de même toute science médicale est vaine, si elle ne produit pas la guérison des hommes ; elle est plus pernicieuse que l'ignorance, parce qu'elle agit contre la nature. L'étudiant en médecine, qui doit s'évertuer des années pour retenir les classifications et les spécifiques de l'allopathie, ne voit plus clair lorsqu'il entre en pratique ; il prend ses élans, mais il pousse beaucoup de clients vers la tombe, en se figurant qu'il doit faire usage de tout son savoir. Après quelques années, le praticien intelligent a des vues plus éclairées ; il devient plus calme, bannit les formules, et revient à la simplicité des remèdes. Il comprend que les remèdes les plus simples et la méthode la plus naturelle conduisent vers le but le plus sûr et le plus utile. Nous le félicitons, si sa science le détermine à n'employer que des remèdes naturels, et lui fait comprendre comment on peut le mieux individualiser ces moyens curatifs. Tout homme intelligent qui connaît l'art de guérir est un véritable médecin, et tout moyen raisonnable est un véritable remède. La déraison et le manque de naturel ne peuvent jamais passer pour de la science. Aussi celui qui abuse des applications d'eau est déraisonnable et ne peut faire un bon médecin, qu'il ait fait des études ou non, qu'il soit diplômé ou non. Guérir veut dire secourir réellement les malades, ni plus ni moins. Nous estimons au plus haut degré la science qui comprend le mieux l'art de guérir, et qui s'applique le plus fidèlement à atteindre ce but ; toute autre science médicale est d'autant plus blâmable, qu'elle prétend rendre plus de services à l'humanité.

Qu'on nous permette de rappeler en passant une des maximes fondamentales de la science : on ne doit pas créer d'obstacles, quand il s'agit seulement de les éviter. Les procédés organiques ne peuvent pas être forcés ; la nature se venge, quand on lui demande trop ou trop souvent.

La chaleur et l'excitation sont les forces curatives par excellence. Les applications d'eau ne doivent pas non plus dérober la chaleur d'une manière excessive ; nous réprouvons l'*abus* de notre méthode comme tout autre abus.

Le corps doit retirer un apport de chaleur de chaque application ; il doit être stimulé, mais non surexcité. La douce excitation, l'augmentation de la chaleur restera toujours le but final de toute application d'eau ; les patients énervés et privés de chaleur sont à plaindre. Leur fâcheux état prouve que les applications ont été trop rudes ou mal faites. Tel ne doit jamais être le résultat de l'hydrothérapie bien entendue et prudemment appliquée ; toujours son action est bienfaisante et salutaire. Les remèdes naturels doivent donc aussi être employés avec mesure et conscience. Notez bien ceci : toutes les applications d'eau ont des effets positifs dans certaines circonstances ; mais elles peuvent également effectuer le contraire, et cela dans le même individu. La même application, au même degré et de la même durée, peut fort bien ralentir ou accélérer la circulation du sang, augmenter ou abaisser le calorique, apaiser ou exciter les nerfs, favoriser ou troubler l'assimilation et l'élimination. L'hydropathe se trouvera donc parfois forcé de donner la même application à deux ou plusieurs patients qui sont affectés de maladies toutes différentes, ou de traiter deux patients, affectés du même mal, de deux manières complètement opposées. Pour ces motifs, la renommée du médecin physiatrique est souvent mise à une rude épreuve. S'il traite les malades d'après les principes énoncés, beaucoup se montrent mécontents et disent : « Ce médecin n'est pas savant, il indique le même remède à tout le monde ; c'est bien commode ; il donne ses prescriptions au hasard ! » Et cependant, on comprend aisément que la guérison ne se fait pas à cause du plus ou moins grand nombre de remèdes, mais parce que les remèdes sont appropriés à la maladie et au malade.

Heureux celui qui sait comprendre ce raisonnement ! La médication ne doit pas faire parade de ses moyens d'action : ce serait du charlatanisme ; elle est individuelle et restera toujours un art difficile. Certes, s'il existait pour chaque mal des recettes formulées, qu'il suffirait d'appliquer dans un cas déterminé, l'art médical serait bien simple ; mais formuler ces recettes pour les employer utilement, c'est chose impossible.

La guérison ne se fait pas par des formules ; il s'agit, au cas donné, de rendre à la nature les services qu'elle réclame. Comment une formule sans vie pourrait-elle le faire ? Le même individu est affecté de la même maladie qu'il avait il y a quelques années ; mais les circonstances ont changé : le patient est plus âgé, peut-être plus faible : sa maladie demandera un tout autre traitement, car les mêmes remèdes seraient insuffisants ou nuisibles. Le moins peut être trop : il faut attendre un moment propice. Si le corps demande du repos, laissez-le tranquille : il reprendra ses forces, et il effectuera de lui-même les évolutions nécessaires ; si le corps exige du secours, secourez-le. Il faut donc toujours agir d'après les données suivantes : choisir le meilleur remède pour le cas marqué (ce remède doit être à la fois le plus inoffensif et le plus efficace) ; tâcher de connaître la force des nerfs du patient, l'état de son sang, son calorique, sa digestion, l'activité de ses muscles et de sa peau; enfin, ne pas oublier qu'il s'agit uniquement d'équilibrer l'échange organique, et que cela dépend de l'individu, de la durée et de la forme de la maladie.

La nature suit des voies simples pour sa propre guérison; de même, le secours doit être simple. La même application d'eau peut éliminer les maux les plus divers ; on ne devrait pas demander : N'aviez-vous pas, pour me guérir, des moyens différents ou en plus grand nombre? n'aviez-vous pas de remèdes plus énergiques? Dites donc plutôt: Comment! vous avez pu me rétablir d'une manière si simple? Mais, ici encore, faites bien attention. Cette façon de parler vous conduira peut-être à des conclusions tout à fait opposées à ce que vous pensez maintenant. Vous voulez dire : Si votre méthode est si simple, et que la même application ait des effets si multiples, on pourra se servir indifféremment d'une application quelconque. C'est justement le contraire qui est vrai. Comme les remèdes naturels sont en très petit nombre, les hommes sans expérience ont la plus grande difficulté à trouver celui qui convient précisément dans un cas donné. Le médecin inexpérimenté et téméraire dépassera toujours les limites, tandis que le médecin vraiment consciencieux tendra directement et sûrement à son but; il trouvera et emploiera le remède le mieux approprié, le plus sûr et le plus efficace ; il lui importe peu que ses procédés soient compris, approuvés ou non, mais bien qu'ils soient les plus capables de produire une prompte guérison.

La cause fondamentale d'une maladie ne se devine que très rarement; les suites n'en sont pas claires non plus. Nous ne comprenons guère comment, au fond, la nature exerce ses forces dans les jours de santé; nous ne pouvons pas suivre non plus la nature dans ses voies au temps de la maladie. C'est pourquoi, dans la maladie comme dans la santé, nous nous bornerons seulement à ne pas bouleverser l'organisme et à lui porter le secours naturel.

Guérir, c'est équilibrer les divers mouvements, les perturbations de la nature. La guérison naturelle est produite par l'organisme lui-même; la guérison artificielle doit fournir tous les moyens d'action qu'on peut réunir pour équilibrer toutes les fonctions aussitôt et aussi complètement que possible. La guérison artificielle n'oubliera jamais que pendant les jours de maladie la vie est sous l'influence des mêmes lois naturelles que pendant les jours de santé : il n'y a pas d'autres matières ni d'autres combinaisons qui produisent cet état différent; seulement, ces combinaisons se font à contretemps et à contresens, comme nous l'avons dit au début. La thérapeutique cherche à stimuler les forces vitales, à les soutenir et à les fortifier, ou à les faire rentrer dans de justes limites, en les secondant généralement ou localement.

La médication naturelle ne s'applique pas à rechercher si scrupuleusement la première cause, mais elle se demande : Quel est *l'état* actuel du patient ? quel secours sera en conséquence le plus naturel et le plus expéditif? Le médecin doit connaître le tempérament du malade et la nature de la maladie. Il se gardera bien de dire ensuite : C'est moi qui puis opérer la guérison ; ou bien : Il faut force remèdes, force secours ; ou encore : Plus l'organisme est fort, plus il a besoin d'applications. Non, il tiendra, au contraire, ce raisonnement : Plus l'organisme est fort, moins il lui faut d'applications : donc je le ménagerai. Voilà qui est sage et ne saurait porter préjudice au malade. Plus l'organisme est faible, moins il peut supporter; il lui faut plus de secours, mais on doit lui administrer les remèdes en petites portions et à de longs intervalles. Peu, et avec ménagement : voilà la vraie règle, toujours salutaire, car tout secours et toute excitation doivent être proportionnés à la chaleur, à la nutrition et à la réaction du corps.

La guérison par l'eau en particulier ne consiste qu'à rafraîchir et échauffer alternativement le corps, qu'à contracter et distendre les muscles, qu'à assimiler et éliminer suivant le besoin. Dans quel degré chaque nerf et chaque vaisseau sanguin est-il mis à contribution ? Nous ne le saurons jamais ; mais nous n'ignorons pas que les conditions vitales n'admettent aucune violence.

Les effets de l'eau sur les organes se réduisent à quelques résultats physiologiques : c'est pourquoi des applications semblables entre elles et des plus douces guérissent les maux les plus graves et les plus différents. Régularisation des fonctions des nerfs, de la circulation et du calorique ; donc stimulation de l'échange des substances organiques : tels sont les effets de l'eau. Il s'agit d'accroître la chaleur animale, de la répartir ; en général, de fortifier ainsi les organes, de les rajeunir et de les assainir. La cure d'eau active l'échange organique, et par ce moyen elle ramène le corps à la santé. Nous ne craignons pas d'avancer qu'il est possible de guérir par ce remède tout ce qui est guérissable, et notre conviction n'est aucunement ébranlée par l'assertion tout à fait opposée de l'un de nos adversaires, qui écrit : « C'est folie que de vouloir guérir tout par l'eau. » Nous savons bien ce qui est folie, et nous évitons les choses déraisonnables dans nos applications comme dans nos théories ; mais, de notre côté, nous affirmons sans hésiter que c'est chose déraisonnable que de vouloir aider à la nature par des remèdes contre nature.

CHAPITRE PREMIER

MALADIE

§ 1. — Essence de la maladie.

Avant de pénétrer plus profondément dans notre sujet, il importe de fixer nos idées sur la nature de la maladie et de la santé.

Être malade, c'est éprouver quelque altération dans sa santé: voilà tout ce que nous disent certaines définitions ou descriptions des maladies. Pour nous, la définition exacte est la suivante : la *maladie* est le *déséquilibre* de l'échange organique; donc la *santé* est l'*équilibre* de l'échange organique.

Les aliments, l'air et la lumière fournissent au corps les éléments nécessaires à la vie; ces éléments contiennent des principes nutritifs et assimilables, mêlés à d'autres principes qui ne sont pas assimilables. Les principes nutritifs se convertissent en la substance du corps : c'est ce qu'on appelle l'*assimilation*. Les principes nutritifs assimilés sont éliminés du corps, quand les organes en ont suffisamment profité; les principes non assimilés sont également expulsés après qu'ils ont traversé le corps: cet acte de la vie organique s'appelle *désassimilation* ou *élimination*. L'assimilation et l'élimination sont les deux forces essentielles de la vie. Dieu les a communiquées à l'âme ; et l'âme, pour les mettre en activité, se sert des nerfs comme de ses instruments principaux. Les nerfs jouissent d'une force motrice qu'ils exercent principalement sur les parois des vaisseaux sanguins, dont le cœur est le centre. Le sang et les humeurs, renfermant les différents principes nutritifs, circulent dans les vaisseaux sanguins, qui les portent dans toutes les parties des organes, pour en éliminer les résidus après leur emploi. Les nerfs font mouvoir tous ces organes : c'est la force motrice des nerfs qui opère l'échange organique.

Si l'échange organique est équilibré, c'est l'état de la santé ; le moindre dérangement dans l'équilibre est un écart de la santé, une tendance vers la maladie. Le déséquilibre peut être si minime, que l'homme ne s'en aperçoive pas. Un trouble ne reste jamais local et isolé, puisque l'organisme forme un tout ; s'il prend de l'extension, s'il empire, alors seulement nous nous déclarons indisposés ou malades. Un faux régime rend l'homme malade ; un bon régime conserve la santé ou la rétablit. Les aliments irritants entravent l'échange organique, et forment des matières morbides qui fermentent dans le corps ; ces principes malsains en engendrent d'autres, et empêchent les bons principes de produire de bons effets. Sans doute, l'homme ne peut pas éviter toutes les causes surexcitantes et nuisibles, mais il peut échapper au plus grand nombre. Nous sommes le plus souvent les auteurs de nos maux, parce que nous transgressons les lois naturelles ; toutefois, il faut reconnaître que les influences du climat et du sol produisent également des maladies. La nature a la tendance d'équilibrer toutes les influences funestes par une activité plus énergique : si elle réussit, l'état de la santé est permanent ; si elle ne réussit pas, elle fait des efforts extraordinaires pour évacuer les matières morbides. Ces efforts constituent une maladie *aiguë*, à l'aide de laquelle la nature peut vaincre les mauvaises influences ; si elle n'arrive pas à les vaincre, la mort viendra terminer la lutte. Si la force vitale ne possède pas assez d'énergie pour dissoudre et éliminer tous les principes malsains, et qu'un secours efficace lui fasse défaut, la maladie prend le car[illegible]ère d'une lutte permanente, dite *maladie chronique*. Nous pouvons définir aussi la maladie *le combat de l'organisme* contre les principes morbides et étrangers, un effort de la force naturelle tendant à rétablir l'équilibre dans l'organisme ; bref, un *effort rénovateur*. La conception *passive* de la maladie nous dit qu'elle est l'échange organique déséquilibré, et cette conception nous invite à refaire l'équilibre ; la conception *active* dénote la maladie comme un combat de la nature contre le déséquilibre, combat dans lequel la nature réclame notre secours. Telles sont nos idées sur l'essence de la maladie.

---

§ 2. — Symptômes de maladie.

La maladie s'annonce par des signes extraordinaires, par des sensations désagréables et douloureuses. Ces changements, ces dérangements s'appellent *symptômes*. Leur valeur est très variée. Les uns paraissent peu importants, tandis qu'ils sont les effets de la plus grave maladie ; d'autres semblent très importants, et cependant n'ont pas de conséquence. Aucun malade ne devrait interpréter lui-même ses symptômes, car, la sensation générale étant troublée, l'esprit peut être induit en erreur par une imagination maladive. Ou il prendra les symptômes à la légère, ou il les croira trop sérieux : les deux sortes d'appréciations sont dangereuses. Les symptômes ne sont pas la maladie, ils annoncent seulement qu'on est malade, et révèlent le siège de l'ennemi et sa vigueur. Éliminer ces symptômes par des médecines, c'est éteindre la lumière pour perdre le chemin. Le dérangement reste, même s'il n'est pas visible ; il augmentera, et la maladie empirera ou se changera en un mal chronique. La fièvre n'est pas une maladie, mais bien le symptôme d'une maladie; faire disparaître ce symptôme, n'implique pas la guérison de la maladie. La méthode qui se borne à éliminer les symptômes, ne mérite pas le nom de médication. Il s'agit de trouver les causes des symptômes, ou les causes qui ont déterminé la maladie ; or c'est le plus souvent un rude métier.

§ 3. — Causes de maladie.

Les causes des maladies sont des plus variées ; la science la plus étendue et les plus grands talents ne réussiront jamais à trouver toujours et tout d'un coup la première cause d'une maladie. L'âme peut faire naître directement une maladie : sa disposition, son état moral ont leurs degrés de force et leurs effets les plus divers. La disposition de l'âme occasionne une mauvaise assimilation de principes vraiment nutritifs, elle détériore aussi les bons principes. Les aliments eux-mêmes sont souvent mauvais ou insuffisants, ou les bons aliments ne sont pas digérés et assimilés convenablement par l'organisme ; la faute peut en être aux nerfs. La plupart des dérangements viennent donc d'une cause extérieure ; ils s'implantent dans l'organisme, deviennent internes et grandissent de jour en jour. Qui donc pourra trouver la vraie parmi ces causes de dérangements ? A proprement parler, la cause fondamentale de toute maladie, c'est l'altération dans le fonctionnement des *cellules*, qui sont les unités les plus simples de toute vie organique. Tout l'organisme n'est qu'un ensemble, un tissu de cellules. Chacune a pour ainsi dire sa propre vie ; elles forment le centre de la vie, et peuvent par conséquent être changées à tout moment en centre de maladie. Leur activité se manifeste alors en temps et lieu impropres, et d'une manière incongrue. Ce changement de l'état des cellules ne peut néanmoins se faire que par le changement antérieur ou postérieur des fluidités et des nerfs, ou par l'introduction de microbes dans l'organisme: donc on n'a pas tort de dire que la cause de la plupart des maladies provient du sang, des humeurs et des nerfs, tout en reconnaissant l'influence délétère des bacilles qui envahissent les organes.

S'enfoncer davantage dans la recherche des causes des maladies, c'est se créer des difficultés nombreuses, et sans grands résultats pratiques.

Le laboratoire de la nature restera toujours pour nous un secret, quoique parfois nos regards puissent pénétrer dans l'intérieur et analyser quelques détails. A l'entrée de la ruche, on remarque que l'harmonie entre les abeilles est troublée ; mais le plus souvent on ne trouve pas facilement la vraie cause de ce trouble, ou l'on ne fait que la soupçonner. Souvent les symptômes nous révèlent clairement les causes secondaires des maladies, mais ordinairement la cause principale se cache à nos yeux et à notre esprit. Chaque symptôme peut dépendre des causes les plus diverses. L'intelligence et la volonté bien dirigées font apprécier les causes déterminantes et leurs effets immédiats, et procurent ainsi la conception la plus exacte possible de la maladie.

§ 4. — Formes de la maladie.

Le médecin naturel ne connaît qu'une seule maladie, le déséquilibrement de l'échange organique : il peut donc éviter toute classification. Les noms des maladies ne sont que les différentes formes de la même maladie ; ils n'expriment que les accumulations de produits anormaux de décomposition dans les divers organes, et les différentes réactions des nerfs contre les ennemis de la vie. Les causes de dérangement sont des plus variées, comme nous l'avons dit plus haut ; mais cette circonstance ne nous oblige pas à la division et aux subdivisions des maladies à la manière de l'allopathie.

Le trouble de l'organisme ne peut finalement affecter que les nerfs et le sang : le corps ne comprend en effet que les nerfs et le sang, puisque toutes les autres parties ne sont que des accumulations du système nerveux et du système sanguin ; le sang fournit les matières assimilables, et les nerfs effectuent le mouvement de ces matières.

Les nerfs et le sang se trouvent dans une dépendance réciproque et intime : leur harmonie constitue la santé, leur désharmonie cause la maladie, et le rétablissement de leur harmonie est la guérison. La nature même de l'homme ne peut opérer la guérison que par l'intermédiaire du sang et des nerfs. Si le médecin naturel réussit à fortifier les nerfs, à produire un bon sang et à ramener l'équilibre entre le système nerveux et le système sanguin, il a rétabli la santé. Pour en arriver là, il doit individualiser, trouver la cause du trouble produit dans l'échange organique, et y conformer ses moyens adjuvants. En présence de cette manière de traiter les malades, on comprend aisément que nous ne donnerons pas une longue énumération des maladies, et que nous ne ferons pas davantage une nomenclature de remèdes d'après des formules.

Néanmoins, dans la description des différentes formes de maladies, nous devons suivre un certain ordre ; notre conception nous conduit à distinguer *deux groupes* de maladies, savoir : les maladies des *nerfs* et les maladies du *sang*. Pour être clair, nous réunirons quelques maladies sous le nom de maladies de la *peau*, des *muscles* et des *os*, lesquelles se rattachent à celles du sang, puisque la peau, les muscles et les os sont formés et nourris par les fluidités nutritives. Un certain nombre de maladies sont mentionnées sous le nom de maladies *locales*.

Le groupement des formes de maladie sera donc le suivant :

1° Maladies des nerfs ; 2° maladies du sang ; 3° maladies de la peau et des muscles ; 4° maladies des os ; 5° maladies locales.

Les symptômes des maladies sont très variés ; il est cependant utile de les connaître exactement, car ce sont eux qui dirigent le médecin naturel, et leur connaissance facilite beaucoup sa besogne : nous donnerons donc les notions indispensables sur chaque maladie et sur ses symptômes essentiels. Ensuite viendra le traitement ou la thérapeutique spéciale : la *positive,* qui dit ce qu'il faut faire, et la *négative*, qui dit ce qu'il faut éviter. Il y a des médecins naturels qui prétendent que ces détails ne feront que confondre les idées du patient et du médecin. Nous sommes de l'avis contraire, et nous croyons que l'absence de tout renseignement cause beaucoup d'erreurs et empêche de trouver la voie à suivre. Des indications générales nettes et précises faciliteront certainement la recherche des moyens individuels. Il est d'une grande importance de savoir que telle et telle maladie se guérit ordinairement par tels ou tels remèdes. Si les circonstances sont toutes différentes, le médecin reste libre d'agir d'après ses vues personnelles ; néanmoins les indications données par notre exposé pourront, même dans ce cas, le diriger dans sa tâche difficile. C'est ainsi que nous désirons qu'on entende notre méthode.

CHAPITRE II

DIAGNOSTIC

§ 1. — Diagnostic en général.

La nature de chaque maladie est, comme nous l'avons dit, le déséquilibre de l'échange organique. Cette définition est claire, mais sans beaucoup de valeur dans la pratique; néanmoins l'idée doit en rester toujours présente à l'esprit du médecin, pour qu'il s'applique constamment à rétablir l'équilibre et qu'il ramène ainsi la santé. Il s'agit maintenant de trouver et de comprendre les symptômes de la maladie, et de se former une idée exacte de tout l'état maladif.

L'appréciation de tout l'état maladif est ce qu'on appelle le *diagnostic*. Le diagnostic doit distinguer, autant que possible, l'intensité des symptômes, leurs causes, leurs effets, leurs suites et leurs complications. La première question est donc la suivante: D'où vient le dérangement, où est son siège principal? quelle est sa tendance? Cette question soulève assez de difficultés. La nature de la maladie et du malade présente beaucoup de points de vue dont il faut tenir compte. Il s'agit de demander beaucoup à la nature, et d'en apprendre beaucoup ; celui qui s'y connaît le mieux, est le meilleur médecin. L'expérience et la science nous ont fourni les renseignements les plus précieux sur la nature humaine ; on comprend que ces connaissances doivent être estimées et appréciées hautement dans l'art médical. L'expérience des autres et même la science personnelle ne seraient toutefois d'aucune utilité pour celui qui ne se laisserait pas guider par la raison ; souvent les conquêtes les plus éclatantes de l'esprit humain ne peuvent dissiper le brouillard d'un cerveau épais. Le bon sens, l'intelligence, le calme, l'esprit prévoyant et docile, la bonne volonté, combinés avec l'expérience, la science et la conscience : voilà ce qui fait le bon médecin. L'intelligence et la prudence peuvent souvent suppléer à la science ; mais là où ces précieuses facultés de l'esprit manquent, la plus grande science fait les plus grandes bévues.

§ 2. — Diagnostic de Kneipp.

Cet exposé fera comprendre comment un homme simple, comme Kneipp, peut obtenir de si bons résultats dans l'art de guérir. Le lecteur nous sera reconnaissant de rapporter ici les avis que Kneipp nous a laissés sur sa manière de diagnostiquer :

« Le premier aspect du malade me donne ordinai-
« rement l'idée la plus juste de sa maladie. Je me
« dis : Celui-là est pâle, maigre, anémique : donc

« je ne lui prescris pas d'applications locales, ni « de linges mouillés; je tâche d'augmenter en lui « la chaleur par des applications froides, que je « ne fais devancer que forcément de quelques « applications chaudes. En relevant son appétit, « j'augmente la quantité de son sang, puisque son « organisme absorbe alors plus d'aliments et « qu'ils sont mieux assimilés. Par l'augmentation « du sang et du calorique, le corps est ranimé et « dirigé vers la guérison.

« Le patient vient pour la deuxième fois. Je me « demande si son teint est meilleur, plus éveillé « et plus vivant, ou s'il est plus maladif. Si le pa- « tient est plus faible, je me dis : il n'y a pas « de progrès; le calorique, l'appétit, l'activité, « sont encore trop minimes : il faut que je tâche de « les augmenter. J'emploie les applications d'eau « les plus douces, les moins excitantes, et mes « herbes me rendent les plus grands services. Si « le patient va mieux, les remèdes sont alors des « plus faciles à trouver. Mais il faut toujours rete- « nir la maxime : « Hâtez-vous lentement. » Le « patient a-t-il un certain embonpoint, je me dis « qu'on doit stimuler les sécrétions. Il peut être « atteint d'un mal organique du cœur.

« Les affections cardiaques sont fréquentes chez « les personnes affligées d'obésité : il faut donc « avancer avec grande précaution. Le mal dit « cardiaque n'est peut-être qu'une accumulation « de gaz. Je ne me laisse pas induire en erreur : « j'opère contre les gaz, par exemple, avec l'aide « de compresses abdominales, chaudes ou froides, « selon que le malade a froid ou chaud.

« Les médecins proscrivent l'eau dans les mala-« dies du cœur. Consolez-vous : ordinairement le « mal cardiaque n'existe pas, même quand les « médecins croient le constater. Et quand même ! « l'emploi raisonnable de l'eau ne peut que soula-« ger le cœur, puisqu'il règle la circulation et « décongestionne les organes. Augmentation de « la chaleur, du sang ; régularisation de la circu-« lation : voilà le but que je poursuis ; si je l'at-« teins, ma cause est gagnée.

« Il faut parfois modifier le traitement après un « certain temps. Les douleurs des nerfs et les « crampes demandent la chaleur ; les arrêts de « sang la réclament aussi parfois. Si le calorique « n'augmente pas, je dois y remédier ; s'il est « augmenté sans que la circulation soit réglée, « j'irai porter secours à la circulation. L'appétit « laisse à désirer : cette circonstance me dit qu'il « y a inactivité dans tout l'organisme ; je cherche « à ranimer les organes. Là où le patient déclare « un manque de force vitale, j'envoie mes trou-« pes auxiliaires ; là où il ressent plus de force, « je n'ai pas tant besoin de lui aider. Les yeux, le « regard, le teint, l'embarras même que le patient « accuse, me fournissent des symptômes. C'est le « visage qui m'en fournit le plus : il est l'image « de l'intérieur comme la langue est le miroir de « l'estomac. Apostrophez le malade : s'il rougit « comme un coupable ; s'il paraît confus, embar-« rassé, c'est le signe d'une grande faiblesse. De « cette manière, on n'arrivera pas sans doute à « découvrir les infirmités secrètes, mais le plus « souvent on constatera leurs effets.

« La langue peut être bonne, quoiqu'il y ait « défaut d'activité et mauvaise digestion ; il ne « faut pas s'y laisser tromper : le cas existe, s'il « y a faiblesse des nerfs. Les pieds annoncent si « le sang est stationnaire au buste ou au bas-« ventre : dériver, décongestionner et diriger le « sang vers les pieds, voilà alors le mot d'ordre.

« Des douleurs locales peuvent se produire par « suite d'une cure. C'est un bon symptômè : l'en-« nemi sent qu'il faut quitter la place, et il fait « ses derniers efforts. Au début d'une cure, les « patients sont souvent affectés de douleurs dor-« sales, de froid au dos, de toux ou de crachement « léger de sang ; les règles deviennent plus fortes « ou elles n'apparaissent pas une première fois : « tous ces symptômes ne sont pas mauvais, et ne « sont pas du tout à craindre ; ils dénoncent au « contraire les bons effets de l'eau. Si le ver se « courbe encore, c'est un signe de vie : le patient « qui ressent ces mouvements et ces changements, « sera guéri ou soulagé. »

Ces bons symptômes sont justement ceux qui effrayent la plupart des malades ; ils se disent : « On a beau chercher à me rassurer, personne ne « sait comment cela finira ; le coup pourrait « atteindre le cœur. » Pleins d'anxiété, ils abandonnent la cure, et voilà en quoi ils ont tort : que leurs appréhensions leur fassent cesser un peu le traitement, qu'elles les conduisent à l'appliquer plus doucement ou même à en solliciter le changement, nous le concevons ; mais jamais personne ne devrait perdre courage et reculer, étant sur le bon chemin.

§ 3. — Diagnostic individuel.

Souvent le malade se présente et ne se fait pas suffisamment connaître; il ne décrit pas sa nature, n'indique peut-être pas son âge ni son origine. Il dit simplement : « Voilà mon mal, en voilà les causes, voilà comment je me trouve actuellement. »

Le médecin suit la même association d'idées, et prévoit déjà la méthode à prendre. C'est seulement après beaucoup d'essais qu'il commence à réfléchir sur le tempérament, la complexion et l'état actuel du malade. Il y a erreur dans cette façon de procéder : le diagnostic du malade et de la maladie sont inséparables. La considération du passé, du présent et du temps futur éveille les questions suivantes : Quel était le patient avant sa maladie ? qu'est-il actuellement ? comment le guérir ?

1. — *Quel était le patient avant sa maladie ?*

Était-il toujours nerveux, ou non ? Son sang était-il bon ou mauvais ? Avait-il des congestions et des arrêts de sang ? Quelle prédisposition tient-il de ses parents ? a-t-il la prédisposition phtisique ou scrofuleuse ? Quel est son âge et son sexe ? son idiosyncrasie ? A-t-il des parties sensibles ? Quel était son régime ? Quelles étaient ses occupations ? De quelles maladies a-t-il été affecté, et quelle cure a-t-il déjà faite, et à quelle époque ? Avait-il des éruptions cutanées, des éruptions à la tête, des pieds fétides ou la suette ? Les humeurs rentrées produisent les maladies les plus différentes.

Toutes ces considérations peuvent nous éclairer sur les causes de la maladie.

2. — *Quel est l'état actuel du malade ?*

La maladie vient-elle de causes externes ou de causes internes, ou de causes externes et internes tout à la fois ? Quels en sont les symptômes ? Que disent le pouls et la respiration ? Le malade a-t-il de la toux ? La voix est-elle rauque ? Y a-t-il des glaires, des crachats de sang ? Que disent l'appétit et la digestion ? Est-ce qu'il se forme des gaz ? Y a-t-il de la constipation, de la diarrhée, des vomissements et de la transpiration ? Quel est l'état de l'urine ? Le patient a-t-il du sommeil, des vertiges ou des frissons ? Quelles sont les douleurs locales ou générales ? Est-il affecté de crampes ? Est-il sujet à des défaillances ? Quel est son teint ? En un mot, quelle est toute sa constitution ?

3. — *Comment guérir ?*

Les deux séries de questions qui précèdent, nous conduisent à la résolution de cette troisième question : Comment peut-on, par les applications hydrothérapiques, équilibrer l'organisme dérangé? Quels sont éventuellement les agents auxiliaires de l'eau? Comment les appliquer? En réponse à ces questions, nous avons déjà énoncé quelques avis ; les autres suivront au traité des maladies particulières.

Quelques points mentionnés ci-dessus réclament cependant un exposé plus clair.

4. — *Prédisposition héréditaire.*

C'est une erreur que de dire : « Les parents sont malades, donc les enfants ne peuvent être sains. » Certes, les descendants peuvent hériter les nerfs malades, le sang mauvais et les humeurs corrompues des parents ; mais jamais on n'est forcé de fomenter ces maux ; au contraire, il faut savoir corriger ces fâcheuses prédispositions par un régime naturel. Que les enfants évitent le régime contre nature des parents, et ils seront bien portants. On a des exemples de jumeaux dont l'un vivait avec ses parents et de la même manière que ses parents : il devint malade comme eux. L'autre enfant fut placé dans des circonstances favorables et suivit un régime sain : il grandit sans les infirmités de ses parents. Souvent les parents sont affectés de telle ou telle maladie ; mais leur manière de vivre en est la cause, et, par des soucis non fondés, des soins exagérés, ils rendent leurs enfants encore plus sensibles. L'expérience démontre qu'aucune maladie n'est héréditaire dans ce sens que les enfants doivent être en tout l'image de leurs parents. Nous disons : Les parents sont affectés d'infirmités ; il est à craindre la même chose pour les enfants, parce que leurs père et mère les forceront de vivre à leur manière, et que, par tendresse mal entendue, ils leur feront suivre un régime encore plus insalubre. Voilà ce qui est désastreux, notamment pour les enfants phtisiques et scrofuleux. Hériter les principes morbides ne serait pas si dangereux ; mais fomenter ces principes et les multiplier, voilà le malheur. Chaque jour augmentera les matières de décomposition ; puis un refroidissement, une secousse peut-être suffira pour faire éclater la maladie.

5. — *Age.*

Le médecin naturel prend aussi en considération l'âge du malade. Il n'ignore pas que la première enfance jusqu'à 7 ans est sujette à une grande sensibilité ; que les forces s'épuisent facilement, mais aussi qu'elles reviennent bientôt. Pendant cette période, l'enfant est sujet aux congestions, aux inflammations et aux crampes. Depuis la naissance jusqu'à l'âge de 7 ans, le chiffre de la mortalité est très élevé.

Les enfants de 7 à 14 ans jouissent d'une vitalité plus grande ; les accidents contre la santé sont plus rares ou moins graves ; le chiffre de la mortalité baisse de beaucoup.

L'adolescence (14 à 24 ans) est encore exposée aux congestions, aux obstructions et aux fièvres. De 24 à 50 ans, toutes les forces se trouvent développées, l'équilibre est plus parfait et la mortalité est minime.

La dernière période de la vie est affectée d'une grande inertie vitale, et sujette à la décomposition et à la gangrène.

6. — *Sexe et vie maritale.*

Le sexe et la vie maritale causent des maladies particulières ; les nerfs et les fluidités sont souvent surexcités ; plus sensible et plus faible, la femme souffre particulièrement de la surexcitation, et l'homme n'a pas la ténacité de la femme.

7. — *Idiosyncrasie.*

La comparaison suivante nous donnera l'idée juste de l'idiosyncrasie. Dix hommes, dans les circonstances les plus semblables quant au sexe, à l'âge et à la force, voulant passer un fleuve, tombent malheureusement dans l'eau. Tous sont sauvés, mais chacun a attrapé son mal : le bain forcé cause à l'un le rhume de cerveau ; à l'autre, un mal de tête ; au troisième, un catarrhe du cou ou de la poitrine ; au quatrième, un rhumatisme ; au cinquième, autre chose : chacun est affecté d'un mal particulier, et cela par suite de l'idiosyncrasie, c'est-à-dire par suite de son tempérament particulier. Un mets convient à celui-ci, il nuit à celui-là dans les mêmes circonstances. Les sensations ont les effets les plus différents dans des personnes semblables. De cette manière, on peut s'expliquer que Pierre est accessible à telle et telle maladie, tandis que son frère jumeau n'en a rien à craindre. Chaque homme malade a une partie *faible,* qui est la plus exposée aux assauts des maladies : preuve certaine encore que la médication ne peut pas se faire par formules, mais qu'elle doit être *individuelle.*

8. — *Causes internes et externes.*

Toutes les *causes internes* sont fondées sur la faiblesse des nerfs, sur la décomposition du sang et des humeurs, sur des irritations, des lésions, et sur la communication de principes maladifs.

Comme *causes externes* des maladies, nous citons :

Le *mauvais air :* il produit la consomption, la scrofulose, la dysenterie, le typhus, etc.

Les *mauvaises exhalaisons* engendrent les maux de tête, la somnolence, les syncopes, les crampes et les étouffements.

Le *manque d'air* cause le rachitisme, l'hydropisie et les scrofules.

Le *froid* est suivi de congestions, de toux, de catarrhe, de pneumonie, d'inflammation du cerveau, de différents maux de nerfs et de rhumatismes.

La *chaleur* provoque des maux de tête, une respiration pénible, des éblouissements et l'apoplexie.

Les *vêtements serrés* causent des battements de

cœur, des syncopes, des crachements de sang, des dilatations cardiaques et la phtisie.

La *faiblesse* de la peau la rend sensible et produit des sécrétions malsaines.

L'*infection* est une cause externe qui réclame un plus grand exposé.

Existe-t-il des matières *infectieuses* ou *contagieuses* et des *microbes?*

Y a-t-il des maladies infectieuses et contagieuses ?

Les savants disent oui et non. En étudiant le pour et le contre, on constate que les allégations en faveur de l'infection et de la contagion ne sont pas parfaitement concluantes; mais, d'un autre côté, personne ne peut apporter de raisons sérieuses contre la théorie des infections. Les anti-infectionnistes ne peuvent pas nous convaincre de leur opinion. Certes, ils désirent ardemment avoir raison, et leurs adversaires ne le désirent pas moins ; mais il ne faut jamais oublier que ce que l'on désire n'est pas toujours réel. Les soi-disant démonstrations des anti-infectionnistes produisent simplement l'impression suivante : « Nous autres, nous ne voulons pas suivre les idées ordinaires ; nous avons les nôtres. »

Il n'est pas rare de rencontrer de ces gens dans la vie; leurs idées ne prévalent que rarement, car elles n'ont le plus souvent d'autre mérite que la prétention d'être différentes de celles du commun des hommes. Ils nous diront bien : « Les démonstrations en faveur de l'infection devraient être tout à fait concluantes. » Nous leur répondrons : Les raisons contraires aux faits doivent être plus évidentes encore. » On ne saurait parvenir à nier l'infection par cet étrange raisonnement: « Il est possible que l'infection existe, mais doit-on y croire forcément? » Le mot « possible » dévoile la faiblesse de vos allégations. Démontrez clairement que l'infection ne peut exister, si votre démonstration est bonne: nous serons de votre avis; nous vous félicitons d'avance, si vous avez le bonheur de réussir. A quoi bon dire à une personne: « Il est impossible que vous mouriez jeune », quand cette personne ressent à chaque instant les atteintes de la mort? Il vaut mieux lui montrer le péril, afin qu'elle ne néglige rien pour l'éviter; je la calme en lui persuadant que le péril imminent peut être conjuré, et que, par conséquent, elle peut vieillir tout en connaissant les circonstances dangereuses qui menacent son existence. Il en est de même du danger de l'infection. Chacun doit préférer le connaître, afin de le prévenir; de la sorte, on peut vivre raisonnablement, sans appréhensions.

Les anti-infectionnistes disent encore: « Il est déplorable que le monde vive constamment dans l'anxiété, à cause du danger d'infection. » D'accord! Votre intention bienveillante est louable; mais, pour atteindre votre but, employez des remèdes en conséquence. Quant à nous, nous tenons à montrer aux intéressés que le danger est minime pour les prévoyants; nous ne nous lassons pas d'expliquer les règles de l'hygiène et leur emploi, afin que le danger soit facile à éviter. Vous dites encore: « La mortalité est plus élevée par suite de la théorie de l'infection. » Nous répliquons : « Si cette théorie est abandonnée et que cependant l'infection existe, la mortalité sera plus grande à cause du laisser-aller ; au contraire, le chiffre de la mortalité sera peu considérable, si vous instruisez suffisamment les intéressés, et si vous les instruisez avec autant de prudence que de zèle. »

L'indifférence conduit à la malpropreté, à un régime contre nature, et voilà justement les circonstances qui suscitent un danger réel.

Les savants disputent aussi sur la manière dont l'infection et la contagion peuvent se produire. La dispute durera encore bien longtemps. Il est évident que, par suite de l'infection, des microbes se trouvent dans les organes et les détruisent. Nous ne savons pas toujours si ces bacilles nous viennent de l'air ou de l'humidité du sol ; leur présence nous démontre que les matières de décomposition qui sont en nous leur fournissent une pâture propre à alimenter leur existence, et que, de cette manière, ils peuvent vivre et causer différentes maladies. Le malade atteint par l'infection forme un foyer de poisons pour les autres. La pensée que les déchets rendent l'infection possible, n'est pas contre la raison ; elle explique suffisamment la prédisposition de chacun à la contagion ; la présence des microbes développés fait comprendre la possibilité de la contagion. Ceux qui refusent à l'eau la propriété de guérir les maladies infectieuses, doivent apprendre que la transpiration élimine les matières toxiques par les pores.

Nous considérons comme maladies infectieuses

et contagieuses les suivantes : le choléra, la petite vérole, la rougeole, la scarlatine, le typhus, la fièvre miliaire, la toux convulsive, la diphtérite, l'influenza, la phtisie, l'érysipèle, la fièvre intermittente, le charbon, la fièvre puerpérale, la dysenterie, la rage et la syphilis.

9. — *Pouls.*

Le pouls parle un langage bizarre : il ne saurait donc avoir toute la valeur thérapeutique qu'on lui a attribuée. Les causes qui le déterminent sont morales ou physiques.

Le pouls est le contre-coup du sang artériel contre les parois des vaisseaux sanguins. Ce contre-coup est la suite de la contraction du cœur sous l'influence des nerfs : donc le pouls dépend du cœur, du sang et des nerfs. Le nombre des pulsations varie par suite du moindre mouvement, des impressions et de la température ; il change d'individu à individu.

Le plus grand nombre de pulsations se constate chez les enfants nouveau-nés (150 par minute) ; vers 3 ans, le pouls donne 100 pulsations par minute ; à 14 ans, encore 78 ; mais après 20 ans, il descend en moyenne à 71 ; après 55 ans, il s'élève de nouveau et peut atteindre 80. Lorsque l'individu est en bonne santé, le pouls *faible* dénonce la faiblesse, le pouls *fort,* le bon état du cœur ; le pouls *vif* dit que les nerfs sont irrités, ou qu'il existe des matières irritantes dans le sang ; le pouls *mou* indique que les nerfs sont calmes ; le pouls *plein* accuse la pléthore ; le pouls *petit* existe dans l'anémie. Le pouls *plein* des veines du cou dénonce des maladies organiques du cœur ou de ses soupapes (de la soupape tricuspide). Le pouls *faible seulement* ne doit pas être considéré comme symptôme d'une syncope prochaine ; mais, s'il est *faible* et *vif* à la fois, le danger est imminent.

Dans l'état de *maladie*, le pouls *vif* annonce la fièvre ; un pouls *plus vif*, l'inflammation ; un pouls *irrégulier* marque un danger imminent ou de la nervosité : si le pouls est *intermittent*, le danger est très grand ; s'il devient *très faible*, l'état est putride. Un pouls *irrité* dénote des mucosités ; un pouls *calme* est le signe de la convalescence générale.

Dans les fièvres, la chaleur très élevée du sang excite le cœur à des contractions fréquentes : donc le pouls devient *vif ;* bientôt les muscles du cœur s'affaissent, et le pouls reste *fréquent*, mais devient *faible*. Le changement de la pulsation démontre rarement une maladie de cœur ; ces changements sont individuels, et peuvent être les suites de l'anémie ou d'une perturbation dans le système nerveux.

Comme nous l'avons dit précédemment, le langage du pouls est bizarre. Combiné avec d'autres signes, il peut cependant tracer la route à suivre dans la médication. L'état de la fièvre, par exemple, ne doit pas se reconnaître par le pouls seul : la température du corps, la peau, le teint, doivent être considérés en même temps.

La *syncope* indique la cessation ou l'affaiblissement de l'action du cœur.

Les *défaillances* des hystériques ont peu d'importance.

10. — *Symptômes de la peau.*

Le teint *jaune* n'annonce pas toujours une maladie de foie ; le teint *bleu* provient de la faiblesse du cœur ou de la décomposition du sang ; le teint *blanc jaunâtre* indique une maladie d'intestins ; les *joues circonscrites* sont le symptôme de la phtisie, ou de la circulation du sang bien troublée. La peau toute *noire* existe avec les maladies des reins (maladie d'Addissonius) ; les oreilles *rouges* ou *bleues* nous disent qu'il faut provoquer des éliminations de matières morbides. *La chute des cheveux* pendant une maladie est un mauvais symptôme. Les *traits bizarres*, les *yeux enfoncés* ou *circonscrits*, proviennent ordinairement des grandes douleurs intestinales et de la péritonite.

Les *oreilles froides*, le *nez pincé*, la *sueur froide*, les *tempes enfoncées*, les *lèvres livides*, annoncent une mort prochaine. Les *pieds froids* sont la suite de la pression faible du cœur, de l'anémie, de l'appauvrissement du sang et des congestions vers les organes internes. Le *froid des extrémités* démontre des obstructions dans la circulation, des crampes ou une faiblesse générale. Les *frissons* proviennent du manque de calorique, et c'est la manifestation de la tendance de l'organisme à équilibrer le calorique : si un organe a trop peu de chaleur, il attire le calorique ; un autre doit lui en abandonner. Les *frissons violents* sont une crampe clonique, et manifestent une production plus accentuée de chaleur.

La chaleur *locale* naît de l'inflammation ou de la congestion ; la chaleur *volante* se produit dans la nervosité et dans le retour d'âge.

La chaleur *intense* accompagne les fièvres et les inflammations, et ne cause pas une sensation désagréable au toucher; dans la fièvre putride, elle occasionne une sensation désagréable. Les *mains chaudes* après le repas sont le symptôme d'une grande faiblesse ou de la consomption.

La *peau sèche* démontre que la peau n'est pas active, que la circulation du sang est troublée, et c'est un symptôme mauvais dans les maladies; une peau molle, douce et transpirante, est un bon symptôme. Il faut bien distinguer la *sueur*, qui est visible et ruisselante, de la *transpiration cutanée*, qui est humide et gazeuse. La transpiration cutanée ne saurait être trop cultivée; mais on doit empêcher la sueur de se former, parce qu'elle affaiblit et produit les états morbides les plus différents. La sueur abondante chez ceux qui sont bien portants manifeste leur tempérament faible, et dénonce des mucosités gastriques; dans les maladies, elle est souvent le symptôme d'une crise salutaire. Si la sueur n'affaiblit pas, elle est salutaire; néanmoins, elle ne doit pas être souvent provoquée. La sueur est une des sécrétions les plus aqueuses ; donc elle appauvrit les fluidités du corps. La sueur abondante diminue la sécrétion des reins : ce qui prouve que l'organisme tend à remplacer la perte des fluidités. Une transpiration raisonnable peut être utile en changeant la circulation du sang, en distribuant le sang, en abaissant la température, surtout en augmentant les sécrétions : c'est pourquoi l'on peut faire transpirer dans les maladies de peau et dans les maladies infectieuses, dans la scrofulose, dans la syphilis et dans les empoisonnements métalliques.

La lotion totale est indiquée après toutes les fortes transpirations.

La *sueur froide* est le symptôme de la plus grande faiblesse ; elle est causée par la stagnation du sang dans les veines. Ce sang stationnaire se trouve très froid, puisqu'il ne reçoit pas assez de chaleur des organes internes ; la sueur qui traverse ce sang est privée de sa chaleur, et elle arrive toute froide à la surface de la peau.

11. — *Symptômes des organes respiratoires.*

La respiration manifestant l'état des poumons, du cœur, des bronches et des organes voisins, le médecin peut tirer un diagnostic beaucoup plus sûr en l'observant. L'homme adulte respire en moyenne 18 fois par minute. Pour une respiration, on compte quatre pulsations. Le nombre des respirations diffère selon les circonstances : le mouvement, le repos, l'âge, le sexe, lui font subir des variations. Dans les maladies, ce nombre est souvent considérablement élevé, rarement abaissé. Une respiration *accélérée* annonce la faiblesse des poumons ou la fièvre ; une respiration *très lente* provient d'une grande prostration de forces, d'une pression sur le cerveau, ou d'obstructions dans les poumons. La respiration *râleuse* existe avec les glaires ; l'*haleine chaude* accompagnant le froid des extrémités existe dans les inflammations.

La respiration *libre* n'existe que si les organes respiratoires sont libres de toute mucosité ou de matières hétérogènes. *L'haleine fétide* provient souvent des embarras gastriques ou de la malpropreté de la bouche et des dents ; elle peut aussi être occasionnée par une mauvaise menstruation ou par la décomposition du sang. Le *bâillement* manifeste une circulation paresseuse du sang à travers les poumons, donc de la faiblesse, ou des crampes. La *raucité* provient d'un catarrhe, de l'irritation ou de l'inflammation des muqueuses, des crampes, de l'hystérie, de la paralysie, et des maladies pulmonaires. La voix *tremblante* dénonce des exsudations de sérosités dans les plèvres ; la voix *basse* ou *râleuse* indique que les poumons ou les bronches sont malades, ou qu'il y a des cavernes dans les poumons ; le bruit peu sensible de la voix prouve qu'il y a exsudation d'humeurs. La *toux* peut être nerveuse ; elle accuse l'irritation des voies et des organes respiratoires ou digestifs : l'estomac ou le foie exerçent une pression sur le diaphragme ou sur les muscles de l'estomac. Cracher des glaires vaut mieux qu'une toux sèche. Les glaires sont sécrétées par les muqueuses ou les poumons : les glaires aqueuses se produisent dans les bronches, les glaires visqueuses dans les poumons. Les crachements fréquents sont causés par l'estomac malade ; de même le *flux salivaire* a son origine dans une maladie de l'estomac ou dans l'irritation des glandes salivaires. La salive *salée* dénonce du pus; les *glaires pâteuses* accusent des tubercules; la salive *jaunâtre* démontre que la bile s'est versée dans le sang, ou qu'il existe une maladie de foie. Le *crachement* de sang n'est pas si dangereux qu'on veut le croire. Le sang provient ordinairement de boutons qui se sont formés dans les voies respiratoires et qui percent; le sang peut aussi descendre du nez. Seulement, dans les cas les plus rares, ce crachement provient de l'affaiblissement ou de l'inflammation des poumons; le plus souvent, il est causé par des congestions. Les *stries* de sang se produisent dans les bronches par suite des expectorations forcées. *L'éternuement* dénote l'irritation des organes respiratoires ou du bas-ventre. Le *hoquet* est un mauvais symptôme dans les maladies.

12. — *Symptômes des voies digestives.*

L'*enduit* blanc de la langue provient des mucosités gastriques; l'inflammation de l'estomac rend la langue sèche, pointue et rouge aux bords; la bile dans l'estomac produit une langue sale et jaunâtre; la consomption ou la gangrène rendent la langue fuligineuse. La langue paraît souvent bonne, quoiqu'il existe de l'inactivité dans la digestion. Les maladies des organes de la digestion produisent souvent un goût étrange, amer et comme salé.

Les matières morbides causent l'inappétence, surtout si elles résident dans l'estomac et qu'elles affectent les nerfs; l'inappétence existe aussi dans la fièvre, et en général dans toutes les graves indispositions.

L'envie de manger de la chaux ou de la terre démontre l'acrimonie de l'estomac ; le désir des mets salés est la suite ordinaire des mucosités ; le désir des mets acides provient de la décomposition du sang ; le désir du vin naît du sentiment de faiblesse qu'éprouve le malade.

La *soif* manifeste le manque de sérosités ; les *aigreurs d'estomac* indiquent des âcretés dans le sang ou une grande chaleur interne.

Le *vomissement* est le symptôme des crampes d'estomac, de foie, de rein ou d'autres organes intestinaux ; l'inflammation du cerveau cause aussi des vomissements.

Les *gaz* sont produits par la faiblesse des organes de la digestion, et surtout par suite de l'irritation des nerfs; les gaz formés dans l'estomac cherchent leur issue par la bouche; ceux formés dans les intestins cherchent leur issue par le rectum.

La *diarrhée* est causée par l'irritation des intestins, la faiblesse, la suppression de la transpiration cutanée, et par des déchets dans les intestins. La constipation même peut provoquer la diarrhée, puisque les sucs de l'intestin grêle ne sont pas absorbés par le gros intestin.

Les évacuations *incolores* dénotent l'absence de la bile ; les évacuations *brun-obscur* sont, au contraire, la suite de la surabondance de la bile ; les selles *verdâtres* des petits enfants manifestent des aigreurs d'estomac.

La *constipation* naît du manque de fluidités ou

de bile ; elle prouve la torpeur des intestins, et peut-être la présence d'hémorrhoïdes.

L'*amaigrissement* extraordinaire provient d'une digestion inerte; l'*adéliparie* est un symptôme suspect et peut faire soupçonner une maladie de foie. Si les personnes qui ont de l'embonpoint dorment beaucoup, c'est encore un mauvais symptôme ; tous ceux qui sont fortement portés au sommeil immédiatement après le repas, n'atteindront pas un âge avancé, s'ils ne se fortifient pas.

L'*urine* révèle assurément les symptômes de beaucoup de maladies ; mais, par elle seule, elle ne donne pas autant d'indications qu'on le croirait tout d'abord. Le diabète sucré, par exemple, ne peut être constaté que par la chimie L'urine saine a la couleur de la paille ; l'urine rouge indique de l'inflammation ; l'urine toute jaune dénonce la présence de pierres biliaires ; l'urine verte provient de la bile décomposée ou de pus ; l'urine sanguinolente est causée par les saignements des reins ou de la vessie ; l'urine pâle et aqueuse dépend de la nervosité ou de l'inertie de la peau.

Dans l'ictérus, l'urine tache les linges en jaune. Le *sédiment* de l'urine est rouge ou rougeâtre dans le rhumatisme et la fièvre intermittente; c'est souvent un bon symptôme dans les maladies. Le sédiment blanchâtre existe avec le rhumatisme articulaire et avec les calculs ; le sédiment obscur et noir vient de la décomposition du sang. Si, pendant une maladie, le sédiment reste sur l'eau, mauvais symptôme; s'il tombe au fond, bon symptôme.

La *strangurie* indique des crampes ; l'*inconti-*

nence d'urine provient de la paralysie des muscles de la vessie, ou d'une pression exercée par les organes voisins sur la vessie ; la rétention d'urine est produite par l'inflammation, les crampes, ou des maux topiques.

13. — *Douleur.*

La douleur est le mouvement provoqué dans les nerfs sensitifs par la nécessité d'éliminer des principes irritants, ou d'écarter un obstacle. C'est une surexcitation de l'activité de ces nerfs, et de leurs effets sur les vaisseaux sanguins. Dans l'inflammation, la douleur se manifeste localement, et elle est accompagnée d'une chaleur intense ; dans les fièvres, la température générale très élevée produit aussi des douleurs plus générales.

Le contraire de la douleur est, à proprement parler, la faiblesse, la lourdeur ; c'est la diminution de l'activité des nerfs. Donc la douleur est un meilleur symptôme que son contraire, parce qu'elle marque une plus grande tendance de l'organisme vers la guérison.

La douleur se ressent ordinairement à un autre endroit que celui de son siège : la douleur dorsale indique souvent des hémorrhoïdes; la douleur du cœur ou dans la région du cœur provient souvent aussi de l'inflammation intestinale. La cessation subite de la douleur la plus violente est un mauvais symptôme dans les maladies. Les douleurs du foie sont particulièrement sensibles ; elles conduisent facilement à des idées noires et hypocondriaques.

Le mal de tête frontal provient de l'estomac ; il en révèle les mucosités, surtout s'il est accompagné de vertiges ou de mélancolie. Les douleurs à l'*occiput* indiquent des congestions vers la tête, et l'irritation des nerfs ou des reins. La *migraine* est produite par les nerfs ou les organes abdominaux malades.

Les douleurs demandent des applications toutes chaudes ou toutes froides. Les douleurs locales se guérissent souvent par des applications locales : par exemple, par des bains topiques, des bains de vapeurs et des compresses.

L'*argile* est souvent un bon remède pour les douleurs, parce qu'elle calme et qu'elle évite l'accès de l'air ; l'huile *excrétive* apaise les douleurs, parce qu'elle produit des éruptions. Les applications générales sont le meilleur moyen à employer contre les douleurs *volantes ;* du moins il est bon d'essayer les applications générales avant les topiques ou les partielles.

CHAPITRE III

L'HYDROTHÉRAPIE APPLIQUÉE.

§ 1. — Traitement général par l'eau = tr. g.

Notre *Manuel* explique la force curative de l'eau et la manière d'en faire les applications. Nous complétons nos avis par quelques moyens d'action qui ne sont pas mentionnés dans cet ouvrage, ou qui s'y trouvent trop brièvement indiqués.

Les applications du tr. g. sont : 1/3 l ; 1/2 l ; lb. ; g. ; bm. ; np., cab. ; chs. ; chff. ; mlg. (voir les *abréviations*, page 8).

Ce tr. g. peut être suivi au début de toute cure contre une maladie *chronique ;* c'est la meilleure préparation à toute autre cure, parce qu'il habitue le corps à la fraîcheur de l'eau, qu'il ranime l'activité de la peau et commence tout le procès de la guérison.

Pour chaque *maladie aiguë*, le traitement est particulier et bien détaillé.

Les différentes combinaisons du traitement général nous fournissent un grand nombre de traitements particuliers.

Tr. I : = 1/2 l. ou 1/3 l. La lotion *par moitié* (1/2 l.) signifie : lavez le premier jour (ou la première fois) la partie inférieure du corps jusqu'au buste ; le deuxième jour (ou la deuxième fois au même jour), le buste, et continuez ainsi en alternant. La lotion *par tiers* comprend les mêmes parties, mais le corps moyen (bas-ventre et partie correspondante du dos) est lavé deux fois dans l'intervalle d'au moins 3 heures. Le temps pour les lavages au même jour est 9 heures du matin, 3 heures et 6 heures du soir. On peut mettre trois jours pour la lotion par tiers. Le corps moyen est lavé seul à 3 heures ; à 6 heures il est lavé en même temps que les jambes. Le tr. I est le plus doux pour les affaiblis, les nerveux et les commençants, surtout en hiver. Durée, huit ou neuf jours. Ceux qui sont très faibles, les vieillards ou les anémiques, peuvent employer l'eau tiède les trois premiers jours de la cure, et abaisser progressivement ce degré.

Même procédé pour les enfants au-dessus de deux ans.

Tr. II : lb. pendant trois jours consécutifs ; après le troisième jour seulement, on y ajoute l'affusion des genoux, et l'on aura pour les 7 jours suivants 4 lb. + 3 g. Ce traitement de dix jours est très doux, et convient en hiver aux commençants et surtout aux poitrinaires.

Tr. III : chaque jour lb., g. et 3 bains de moins de 1' mfr. 1/4 d'heure ; ps. 2 cab. 1 h. et 1/2 = quinze jours. Traitement doux pour les robustes. Les cab. augmentent la chaleur, réglent la circulation et rendent l'organisme plus actif. Celui qui ressent le froid, ou qui a trop peur du froid, fait bien de prendre les cab. chaudes au début. Le linge est trempé dans une eau fortement vinaigrée (1/3 de vinaigre), ou dans une décoction ff.

Humecter le bas-ventre pendant la nuit avec de l'eau vinaigrée est une bonne application contre les digestions difficiles, contre l'insomnie et la surexcitation.

On ajoute au tr. III les chs. 1 h. 1/2, s'il s'agit d'augmenter le calorique et d'ouvrir les pores ; on ajoute les chff. 1 h. 1/2 ch. pour obtenir la production de sécrétions cutanées ; les maillots des genoux, ch. ou f., servent à décongestionner le buste, à diriger le sang vers les pieds, à les chauffer ou à produire des sécrétions aux pieds.

Il est bon de faire *des frictions* en mettant le maillot des genoux (Voir maillot des genoux à frictions, page 83).

Si l'on ajoute au tr. III la chs. ou la chff., on peut supprimer ou laisser la cab. selon le besoin.

D'après cet exposé, nous aurions les combinaisons suivantes :

Tr. I : 1/2 l. ou 1/3 l. = 8 ou 9 jours.

Tr. II : lb. = 3 jours ; 4 lb. + 3 g. = 7 jours, en somme 10 jours.

Tr. III : lb., g., 3 bm.; np. 1/4 d'heure chj. ; ps. 2 cab. 1 l. 1/2 = 15 jours.

Tr. III[a] : tr. III + 2 chs., 1 h. 1/2, ch.

Tr. III[b] : tr. III + 2 chff., 1 h. 1/2, ch.

Tr. III[c] : tr. III + 3 mlg., 1 h., b. ou ch.

N. B. — La lb. peut remplacer souvent la lt. ou alterner avec elle.

Les *remèdes internes* à employer en même temps sont indiqués dans notre ouvrage : *Médication interne.* La première quinzaine, il vaut mieux en général ne pas prendre de remèdes internes, si ces remèdes ne sont pas indiqués strictement. Une bonne pratique est de se servir parfois en même temps des mêmes remèdes intérieurement et extérieurement (en compresses), si les remèdes s'y prêtent. Il faut bien observer que l'eau et les agents naturels restent les remèdes principaux, et que les herbes ne sont que des *auxiliaires :* les herbes, sans application d'eau et sans les autres agents naturels, sont ordinairement trop faibles.

Les applications douces, comme la lb. ou la cab, peuvent être essayées par tout le monde; si ce premier essai ne réussit pas, on les reprendra plus tard, car elles feront du bien après un certain temps; puisqu'elles ne conviennent pas encore, c'est un avertissement de les abandonner, mais il n'y aura pas de préjudice à les avoir essayées. L'expérience vous dit : ne faites rien pour le moment, ou faites moins d'applications; faites-les plus douces encore, et pendant le temps le plus court. Si le patient veut procéder bien lentement au début, il ne perdra rien; il ne sera pas guéri moins vite, au contraire. Estimez hautement cette maxime : C'est *la nature* qui guérit, et n'oubliez pas qu'elle répudie les moyens violents; elle marche avec mesure et ne veut pas procéder autrement. Celui qui veut la forcer, la terrasse, et ce n'est qu'après un long intervalle qu'il pourra la relever. La nature est reconnaissante, si l'on ne fait que lui donner un appui ; elle aime à marcher en avant, parce qu'elle se sent assez vigoureuse pour faire le chemin, et que la marche en avant lui fait du bien. En sentant ses forces augmenter, elle reprend courage, et la même nature qui paraissait indifférente au début ou incapable de marcher, fait bientôt des pas de géant, auxquels on l'aurait forcée en vain avant quinze jours ou trois semaines.

Nous répétons toujours, et nous voudrions que nos lecteurs en fussent convaincus : la nature aime les remèdes doux et calmes. Agissez donc doucement et lentement. Prenez patience : au bout de quelque temps, la nature semble voler vers la guérison, reconnaissante qu'elle est de votre secours raisonnable. Celui qui marche lentement, atteindra sûrement son but ; nous ajoutons même : atteindra *seul* son but. Celui qui court trop vite, se crée des difficultés sans nombre, et perdra tout.

Nous recommandons fortement de suivre nos trois traitements dans l'ordre où ils sont indiqués, et de pratiquer le tr. III^a, ou le tr. III^b, ou le tr. III^c, selon que le besoin l'exige. Cette recommandation est d'une très grande importance ; que les malades daignent y prêter attention !

Dans toutes les maladies déclarées, il faut soigner les *selles*, équilibrer la *chaleur*, et tenir *les pieds* surtout bien chauds. Si les pieds ne se réchauffent pas pendant une application, il faut les couvrir davantage, ou les chauffer par des cruchons ou des chaufferettes.

Les moyens d'augmenter le *calorique* sont en

général: les bains chauds de 33° c. ou les bains de vapeur au lit, la lotion totale chaude, les chemises chaudes, surtout si celles-ci sont trempées dans de l'eau vinaigrée ou salée; les maillots, les cab., les bains de pieds, les bains de siège, et principalement les bains chauds de corps (chaise percée), servent à augmenter le calorique. Les bains de vapeur, et notamment les bains avec alternance, ont le meilleur effet en ce sens. Toutes ces applications ouvrent les pores, raniment la peau qui est sèche chez les anémiques. Il est très bon d'employer intérieurement du lait chaud avec du fenouil, des grains de poivre, de l'huile d'amandes, ou du lait chaud avec de l'ansérine. Si les remèdes externes et internes sont pris ensemble et agissent en même temps, leurs effets sont d'autant plus efficaces.

La s. et la g. augmentent aussi beaucoup le calorique. Celui qui ne se trouve pas guéri, mais réconforté par le tr. g., peut essayer un traitement plus efficace: il ajoutera quelques affusions ou des demi-bains. Celui qui sait mesurer ses forces et qui connaît assez la vertu curative des différentes applications, peut combiner lui-même les traitements ultérieurs; les autres, et ceux-là sont les plus nombreux, doivent prendre l'avis d'un médecin naturel. Le choix de ce médecin doit être judicieux; il faut s'adresser à un hydropathe d'esprit et de cœur, à un partisan sincère de la méthode naturelle; il ne suffit pas que quelqu'un se dise médecin naturel ou Kneippiste. Les allopathes masqués sont les plus dangereux des hydropathes, parce qu'ils sont habitués aux doses les plus fortes, et qu'il leur est impossible d'appliquer doucement la méthode Kneipp : c'est précisément de ceux-là que Kneipp se plaint amèrement, car ils dénaturent et faussent sa méthode.

§ 2. — Traitement par affusions.

On trouvera dans notre *Manuel* nos avis sur la manière dont on doit appliquer les affusions, soit seules, soit combinées avec d'autres applications. Disons en passant que l'*affusion des bras* est une bonne application et qu'elle se fait à la manière de la g. Le rayon d'eau part de la main à l'épaule, fait le tour du bras en allant et en revenant.

Nous ajouterons encore quelques indications pour les meilleures combinaisons des affusions.

Première Observation. Voici une première *idée fondamentale*, dont il ne faut pas s'écarter ; *distribuer le sang*, donc éliminer les obstructions du sang. L'hydropathe se dit : Le jet d'eau, par sa fraîcheur et son impétuosité, produit un effet électrique et développe la chaleur là où il arrive ; il rafraîchit, ranime et produit des mouvements ; donc, à l'aide du jet d'eau, on peut régulariser la circulation du sang.

Les affusions surtout ont la force de décongestionner certaines parties du corps, et de diriger le sang vers les parties exsangues ; les sécrétions, les éliminations et les absorptions sont fortement activées. Si l'on détermine exactement les régions congestionnées, si l'on sait vers quel point on doit diriger le sang, on connaît par là même les parties à arroser. On prend toujours le côté opposé aux régions congestionnées : par exemple, si le sang est stationnaire à la tête, on laisse la tête tranquille et l'on agit sur le bas-ventre ou sur les extrémités, pour y attirer le sang. Quand on veut faire dériver le sang, on doit bien distinguer vers quel organe : la dérivation ne doit jamais se faire vers des organes très importants, comme le cœur, le poumon et le cerveau, mais toujours vers les extrémités et le bas-ventre.

Deuxième Observation, très importante encore. Dans les maladies des personnes faibles surtout, le sang se retire de la peau et des extrémités pour rester davantage à l'intérieur. Il sera donc salutaire de diriger de nouveau le sang vers la *périphérie* et les *extrémités* du corps. De cette façon, l'oxydation se fait mieux, le sang nourrit plus régulièrement toutes les parties de l'organisme, et les principes morbides sont mieux éliminés.

Troisième Observation. Toutes les applications doivent augmenter la chaleur et la force vitale du corps : par conséquent la chaleur doit être *équilibrée* dans tous les organes.

Quatrième Observation. L'organisme est un ensemble. Jamais l'une ou l'autre partie ne doit être traitée *isolément* pendant une longue durée ; il faut constamment, *en deux ou trois jours* d'intervalle, traiter le *corps entier* : les applications totales doivent toujours être combinées avec les applications partielles. Il faut avant tout se débarrasser de l'erreur dans laquelle l'allopathie a plongé le monde : « Là où le sang est stationnaire, là où résident les principes de décomposition, disent les allopathes, là aussi il faut agir. » Notre opinion est tout opposée. La lutte contre les différents ennemis se fait certes sur les terrains les plus différents; mais c'est toujours le combat de tout l'organisme, puisque tous les organes et toutes leurs parties forment un ensemble. Vouloir remédier localement aux régions où les accumulations des déchets cherchent une sortie, c'est supprimer l'effet curatif de l'organisme. Je guéris le mal de tête, mais je ne touche pas à la tête; je prescris la g., la j. ou la cab., ou les maillots des pieds ou des genoux, et, par ces applications, je débarrasse la tête du sang, ou j'empêche le sang d'y affluer davantage. Contre les abcès, les tumeurs, les inflammations des yeux et des oreilles, j'agis de même, et j'emploie les maillots dérivants : le châle, le maillot du cou, les bains des pieds et les bains de vapeur des pieds, ou les petites compresses. On agit localement dans le seul cas où le mal topique le demande absolument. On pratique alors dès le début des applications locales, en même temps que les applications générales, s'il y a péril imminent. Les cd. et ca. sont, avec les affusions, les moyens les plus efficaces pour répartir le sang.

Celui qui comprend et admet ces principes, et qui parcourt les ouvrages de Kneipp, ne saurait dire : « Je ne puis trouver quelles affusions ou quelles applications tel ou tel cas exige; je ne sais pas les combiner pour mon cas ou pour des cas semblables; je ne comprends pas pourquoi Kneipp choisit pour un cas telle ou telle application, plutôt que telle autre. » Appliquez les observations précédentes, et raisonnez d'après le simple bon sens; vous arriverez infailliblement à ces conclusions : là, il y a des stases de sang : donc traitez la partie opposée; c'est le bas-ventre qui est affecté, agissez sur les jambes. Le bas-ventre a beaucoup de sang et de chaleur : c'est pourquoi il peut supporter plus facilement les applications locales; voilà aussi pourquoi les applications sur le bas-ventre font tant de bien et peuvent aider à guérir presque dans tous les cas. On est loin d'apprécier cette idée à sa valeur dans la médication.

Le mal est dans le dos : agissez sur les extrémités; le dos supporte aussi, dès le début, les applications locales convenables.

On peut traiter les *sujets affaiblis* de la façon suivante : On commence par le tr. I pour les endurcir; quand on peut se permettre les affusions, la s. et la g. doivent être préférées; la tête étant congestionnée et les extrémités anémiées chez la plupart de ces personnes débilitées, ces affusions leur rendent les plus grands services; l'affusion des genoux sera remplacée par celle des jambes après un certain temps; on ne doit pas oublier de joindre les applications sur les extrémités par des applications générales ou par des applications au corps moyen, pour en faire un ensemble sur tout le corps. L'affusion dorsale, totale ou le demi-bain, la cab., le gm. ou le pm. viennent à leur tour. Il faut pour cela, nous le répétons, connaître la force curative de ces applications et le tempérament du patient. Mais c'est la science du vrai médecin qu'il n'est pas facile d'apprendre ni d'enseigner. La cure préparatoire de quinze jours ou de trois semaines donne les meilleurs points d'attache pour les cures suivantes.

Les affusions ont une liaison intime entre elles et avec toutes les autres applications d'eau. A ce propos, il est utile de rappeler les avis donnés là-dessus dans le *Manuel*, et d'y joindre quelques nouveaux conseils. Au début notamment, les applications doivent être douces et peu nombreuses; hors des lotions, une seule application par jour est ordinairement préférable à deux; dans le doute si l'on doit faire une application ou non, s'abstenir de toute application pour ce jour-là. Les robustes et les routiniers peuvent en prendre deux; mais, en général, il ne faut pas prolonger une telle cure au delà de trois semaines. Continuez les applications pendant une cure telles que vous les avez faites au début, en haut, en bas du corps, et joignez des applications plus locales à des applications générales ou secondaires. Les résultats vous indiquent où vous devez intervenir; si vous devez agir moins ou plus; où vous devez équilibrer, réconforter, dériver et éliminer.

Les tumeurs et d'autres infirmités, par exemple les athéromes, demandent une attention particulière.

Les maux topiques n'admettent généralement pas les affusions, qui produiraient alors des congestions ou d'autres graves dangers. Il nous reste donc à dire encore un mot sur la non-application de l'eau ou de ses différentes formes.

---

§ 3. — Non-application de l'eau.

La non-application de l'eau ne comprend que le traitement par l'*eau froide*, *continué* un certain temps. Pour tous les cas, même les plus défavorables, l'une ou l'autre application, chaude, tiède ou même froide, peut servir sans préjudice. Les exceptions que nous donnons, nous avertissent seulement d'être très prudents.

L'effet produit sur le corps doit toujours amener une réaction telle, que l'organisme ne perde rien, mais que sa force augmente. La fraîcheur de l'eau saisit le corps en ennemie : s'il reste au corps assez de vigueur pour parer le coup, c'est-à-dire pour remplacer la perte de chaleur et de force par un surcroît de chaleur et de force, l'application de l'eau froide est admise et salutaire ; si les applications ne produisent pas la réaction désirée, elles ne sont pas seulement inutiles, mais extrêmement pernicieuses. Voici quels sont les cas de non-application d'eau : 1° pour les *enfants malades* au-dessous de deux ans ; 2° pour les personnes *très âgées, exténuées,* surtout si elles n'ont jamais employé l'eau froide : les saisissements de l'eau froide auraient chez ces malades les suites les plus funestes ; ils provoqueraient des crampes et toutes sortes de désordres regrettables ; 3° pour les *phtisiques*, qui doivent commencer par l'eau tiède. C'est seulement après ce traitement par l'eau tiède, qu'il faut essayer le traitement le plus doux par l'eau froide et voir s'il y a encore de la réaction.

4° Les *dégénérations*, la gangrène, les épanchements, les exsudations de sérosité, réclament aussi la plus grande prudence; il en est de même de la sensibilité et de l'irritabilité extrême de la peau, maux contre lesquels nous avons déjà conseillé des lavages, des frictions, des frottements avec du saindoux, etc.

5° Il y a certaines *circonstances*, certaines époques qui demandent de grands ménagements dans le traitement : telles sont la menstruation, les accouchements, les fontanelles, etc. Après les repas, ou si le *cœur* et les *poumons* sont excités par une cause morale ou physique, il faut éviter l'eau.

6° Les maux *organiques du cœur*, des poumons, du cerveau et de l'épine dorsale, ne peuvent être assez ménagés.

7°. Enfin, il y a des *accidents* qui réclament le chirurgien ou une opération, un secours quelconque avant d'en venir à l'eau : par exemple les fractures, les empoisonnements, les lésions, etc. Les *entorses* doivent être traitées à l'eau tiède ou chaude, jusqu'à ce qu'elles soient redressées ; ensuite on peut employer des compresses froides contre l'inflammation.

Remarque. — L'état de moiteur, de transpiration même, est ce qu'il faut préférer pour une application froide. Mais il faut bien savoir que toute application d'eau est à éviter, si, par suite d'une course ou d'un travail fatigant, les poumons sont dilatés et les nerfs surexcités. Après une application, il ne faut jamais aller jusqu'à la transpiration ni à la fatigue.

§ 4. — Résultats de l'hydrothérapie.

N'attendez pas tout de l'eau, ni dans le plus bref délai : on ne peut équilibrer en quinze jours les dérangements qui datent de longues années ; la nature elle-même se refusera à marcher si vite.

Toute tentative de guérison provoque des symptômes plus ou moins énergiques. Chaque homme a sa force vitale à lui, et personne n'y peut ajouter une « aune » (Ste Écriture) ; il s'agit seulement de la ménager et de la diriger. Le médecin peut soutenir cette force aussi longtemps qu'il y a réaction : s'il veut le faire par des poisons, son secours déplaît à la nature ; s'il emploie des agents naturels, l'organisme l'en remercie par des efforts réitérés et bienfaisants.

Les déchets organiques sont pour nous les poisons *personnels* les plus intensifs ; dans les premiers jours d'une cure, ils produisent une révolution intérieure, c'est pourquoi il semble au début que les effets de l'eau soient préjudiciables. Le *premier effet* n'est jamais aussi bienfaisant que les suivants. La plupart des patients se sentent cependant un peu mieux après la première quinzaine de la cure ; cette amélioration peut durer encore une quinzaine ; ensuite, il n'y a pas de changement vers le mieux, et souvent la maladie paraît empirer. Qu'on se rassure : la santé viendra progressivement. Certains patients se trouvent plus mal au commencement, jusqu'à ce qu'une crise prépare de meilleurs jours. Les nerfs étaient surexcités : il fallait d'abord arriver à les calmer. D'autres doivent considérer l'ensemble des nouveaux symptômes qui se produisent, pour s'apercevoir d'un mieux réel : ils constateront alors que les souffrances extérieures ont été apaisées ; que l'appétit, le calorique, l'activité se trouvent augmentés ; que la réaction est parfaite. Ceux-là seront certainement guéris, et ils le seront relativement vite. Enfin, une dernière classe de malades n'obtient pas de résultats patents pendant le cours de la cure ; quelque temps après, ces malades vont mieux, et c'est l'eau qui les a guéris ; mais, comme ils avaient terminé le traitement avant que l'amélioration se fût produite, ils attribuent précisément leur guérison à cette interruption ; ils ne reconnaissent pas que c'est l'eau, au contraire, et l'eau seule qui leur a rendu la santé, et non la cessation du traitement. Les guérisons se manifestent donc fort irrégulièrement : tantôt au début, ou au milieu ou à la fin de la cure ; tantôt après la cure seulement, et même un certain laps de temps après l'interruption de toute *application*. Les manifestations de guérison ressemblent ainsi beaucoup aux caprices de la température.

Les *bons symptômes* de guérison sont les suivants : augmentation de l'appétit, du calorique, des sécrétions, comme mucosités, pus, sueur et urine ; agitation, tiraillements, et même augmentation des souffrances, concentration des douleurs, inflammation des yeux, etc. La diarrhée, le vomissement, qui sont les suites de la cure, ne sont pas à craindre, mais seulement à prendre en considération. Il est bon que tout le monde connaisse un peu la signification de ces symptômes, afin de les apprécier au moment donné et de reprendre confiance. Ce qui est toujours fâcheux, c'est de perdre courage après un commencement d'amélioration, quelque minime qu'il soit, et il est plus malheureux encore de recourir alors à des remèdes tout différents.

La plupart des patients désirent savoir d'avance le temps qu'il faut pour arriver à un rétablissement complet. On ne peut presque jamais répondre à leurs questions d'une manière positive : il faudrait pour cela connaître comme Dieu le tempérament et la force de réaction du malade. Toutefois, en considérant l'âge du patient, la durée, l'origine et les causes de son mal, on parvient souvent à lui fournir quelques indications ; mais c'est tout ce qu'on peut prétendre.

CHAPITRE IV

DE QUELQUES AUTRES MOYENS CURATIFS

§ 1. — Régime diététique = rd.

Dans notre ouvrage, la *Médication interne*, nous avons exposé nos idées sur l'efficacité de la lumière, de l'air, du mouvement, du repos, de l'habillement, et surtout du régime alimentaire.

Dans le présent ouvrage, nous comprendrons sous le nom de *régime diététique :* 1° l'alimentation et l'habillement naturels; 2° un sommeil suffisant et régulier; 3° l'emploi rationnel de la lumière et de l'air; 4° l'absence de tout excès et de toute surexcitation.

Faisons en passant diverses remarques qui ont leur importance: ce qui convient à l'un ne convient pas à l'autre ; les efforts violents et brusques gênent la nature, la blessent même; agissez lentement, évitez les changements non motivés et tout mouvement trop fatigant; écartez soigneusement les idées noires et les grands soucis. Le contentement et la résignation sont aussi, dans un certain sens, des remèdes naturels, puisque les sentiments bien réglés ménagent et reconstituent les forces du corps.

Un bon régime tient à l'écart les ennemis de la santé; il délivre la force vitale des obstructions antagonistes; il relève enfin la force des autres facteurs, ou bien il les oblige à produire tous leurs bons effets.

§ 2. — Boisson d'eau méthodique = bm.

La boisson d'eau méthodique consiste à prendre à chaque heure ou à chaque demi-heure une cuillerée d'eau fraîche. Ce procédé a pour but d'employer l'eau comme remède interne. Notre *Manuel* parle de l'eau fraîche comme remède interne et externe.

L'eau tend à équilibrer sa température avec celle du corps : donc elle est un agent convenable dans les fièvres. Sa fraîcheur exerce son effet sur les nerfs et les vaisseaux sanguins, et peut suffire pour abaisser la température de tout le corps. Sa masse remplit les veines et les vaisseaux lymphatiques, et, en augmentant leur tension, elle relève la force motrice de l'organisme. Ses qualités atténuantes et résolvantes augmentent de beaucoup l'évacuation des déchets. Ces effets nous font comprendre que la boisson méthodique de l'eau exerce une grande influence sur l'assimilation et la désassimilation des substances organiques. Cette absorption méthodique d'eau fraîche influe considérablement sur la sécrétion de l'urine, et toujours en faveur du bien-être du corps. Les stases du sang, les obstructions dans sa circulation, les œdèmes sont guéris par cette méthode. Tous les maux du foie et de l'estomac, toutes les maladies qui peuvent affecter des voies digestives trouvent un remède efficace dans l'eau fraîche: car l'acide carbonique qu'elle renferme, rafraîchit et tonifie les nerfs. Pour cette manière d'employer l'eau, nous devons encore avertir que *le trop* est préjudiciable. La boisson d'eau est nuisible, quand elle provoque des frissons, des lourdeurs d'estomac et de tête. Pour éviter ces inconvénients, il faut toujours se donner beaucoup de mouvement en prenant des quantités d'eau plus ou moins grandes.

Une deuxième méthode d'employer l'eau comme remède interne est la suivante : on en boit toutes les huit heures, et dans les intervalles, on s'abstient de toute boisson. Le sang saturé d'eau est doué de la tendance de s'en débarrasser aussi vite que possible, et l'effet est produit presque complètement après une demi-heure. Le sang se trouve donc appauvri d'eau, il est plus épais, et a acquis ainsi une très grande force de résorption ; il devient capable d'absorber peu à peu les exsudations de sérosités : on obtient ainsi la guérison de graves maladies. L'expérience constate les résultats les plus éclatants : par exemple, la guérison de l'hydropisie et d'autres épanchements de sérosités. L'absorption d'une quantité considérable d'eau à jeun ou avant le repas de midi est très efficace dans les cas que nous venons de citer. Mais, dirons-nous à nos lecteurs, soyez prudents: que la quantité ne soit jamais exagérée.

§ 3. — Compresses.

Les compresses doivent être bien soignées : c'est pourquoi nous donnerons un exposé plus ample à ce sujet.

Les compresses sont *excitantes* ou *calmantes*. Les compresses excitantes restent au dessous de 20° c., les calmantes sont au dessus de 20° c. ; les excitantes doivent être imbibées de peu d'eau ; il faut donc les tordre fortement ; elles augmentent ainsi le calorique et stimulent le corps. Les calmantes renferment beaucoup d'eau, produisent de la sorte un grand retrait de chaleur, et abaissent la température en apaisant les nerfs. Lorsque les compresses excitantes ne parviennent pas facilement à relever la chaleur animale, on augmente leur effet par des frictions, ou des frottements avec de l'eau vinaigrée, du saindoux, ou avec de l'huile de camphre. Pour une peau très sensible, on use des mêmes moyens ; on peut aussi poser un linge sec au-dessous de la compresse, ce qui est indiqué surtout contre les lésions. Ces procédés rendent la peau plus souple, la ménagent, et les effets produits sur les organes internes en sont d'autant plus intenses. Les pieds sensibles doivent également être préparés aux compresses excitantes par des lotions ou des frictions. Les compresses excitantes sont employées à un degré très bas contre les inflammations internes, comme l'inflammation du cerveau et des poumons. Les inflammations externes demandent des compresses tièdes de 20-25° c. : par exemple, les tumeurs, les abcès, les inflammations des yeux et des oreilles. Les compresses chaudes agissent contre les douleurs et les crampes. Les compresses froides doivent être renouvelées souvent, parce qu'elles se réchauffent facilement. Devant agir par le froid, elles produiraient le contraire, si elles n'étaient pas changées à temps. Les compresses chaudes également doivent être renouvelées fréquemment, car, dès qu'en se refroidissant, elles n'apportent plus de chaleur au corps, elles lui en retirent ; donc, elles aussi agiraient en sens contraire à leur but. Souvent il est indiqué de prendre, en la changeant, une compresse froide à un degré plus froid, une compresse chaude à un degré plus chaud. La différence est alors d'un degré seulement chaque fois : on ne peut descendre et monter que graduellement, et, par exemple, en venir peu à peu de 20 à 15° c. ; de 37° c., température ordinaire du corps, on ne peut monter au-delà de 50° c. Les compresses très froides ne restent sur les blessures que jusqu'à ce que le sang soit arrêté. Le patient ne doit jamais être molesté, ni par le froid ni par la chaleur des compresses.

Nous ne pouvons pas donner d'autres règles, puisqu'elles sont générales ; les applications sont individuelles. L'état du patient doit indiquer le degré de la température des compresses ; ce degré est conforme à la température propre du malade ; son état nous indique de même la durée des compresses. Dès que les compresses sont sèches, ou qu'elles molestent le malade, il faut les retirer ou les échanger.

Comme compresse de blessures, le mieux est de se servir d'un petit linge doublé et mouillé qu'on pose sur la partie malade. Au dessus, on place un linge humide plié en quatre, qu'on entoure d'une bandelette de coton ou de linge. Le linge doublé est rarement renouvelé, et cela dans le but d'éviter l'irritation et de favoriser la formation de membranes nouvelles. On se contente de l'humecter, jusqu'à ce que la suppuration exige l'enlèvement. Le linge de deux doubles est renouvelé en même temps que les bandelettes.

§ 4. — Bain de vapeur au lit. = VI.

Le bain de vapeur au lit se prépare de la manière suivante : une couverture de laine est étendue dans le lit pour que le patient s'y place ; sept, cinq ou trois cruchons sont remplis d'eau bouillante et couverts de bas de laine. Ce bain se prend avec ou sans grand maillot. Les cruchons touchent le corps ou le grand maillot : le premier aux pieds, deux autres aux mollets, les deux suivants aux hanches et les deux restants aux côtes ; les mains viennent se reposer sur ces deux derniers. Dès que les cruchons sont placés, le patient est enveloppé doucement dans la couverture de laine, qui est fermée, surtout à la région du cou, de manière que la vapeur ne puisse s'échapper. La durée du bain est de une heure et demie à deux heures, si le malade reste à son aise pendant tout ce temps-là. S'il arrive des congestions vers la tête, ou que d'autres malaises surviennent, on abrège la durée du bain. Le nombre de cruchons est sept pour les robustes ; les enfants, les personnes faibles ou nerveuses en prennent cinq ou trois, en supprimant les deux destinés respectivement aux côtés, puis les deux destinés aux hanches.

Après le bain, une lotion totale est indiquée ; puis on s'alite une demi-heure sans transpirer.

Le but du bain de vapeur au lit est d'attirer le sang dans les vaisseaux cutanés, de ranimer les nerfs superficiels, et d'augmenter en général l'activité de la peau, afin de faciliter l'élimination des matières maladives. Ce bain est une préparation excellente aux applications froides ; il est indiqué dans les grandes inerties de la peau, dans les catarrhes, dans l'assoupissement des membres ; il agit efficacement contre la goutte et l'hydropisie, les maux des reins, les maladies chroniques douloureuses, surtout au commencement des maladies aiguës, comme provoquant la sueur. Le bain de vapeur au lit peut aussi être indiqué pendant la convalescence, pour ranimer la peau. Il est contre-indiqué à l'éclosion des fièvres ardentes, dans les maladies du cœur et des poumons. Le dit bain est salutaire aux personnes bien portantes une fois par mois ; il leur rend le même service qu'un bain chaud : car il augmente la chaleur, provoque de plus grandes sécrétions, et prévient les maladies. En général, on doit le prendre rarement, et seulement avec la permission du médecin.

§ 5. — Lavements L. = lavement excitant. Lg. = lavement à garder.

Un mot d'abord contre les *purgatifs*. La constipation est un mal opiniâtre, surtout si elle est négligée au début ou que sa force ait été augmentée par suite de purgatifs ou de lavements trop nombreux. Ce mal enlève aux organes leur vitalité, et ce n'est qu'avec la plus grande peine que les moyens naturels peuvent les fortifier de nouveau. Pour les adultes, ces remèdes violents sont destructeurs ; pour les enfants, ils sont mortels. Personne ne devrait jamais prendre de purgatifs, pas même ceux recommandés dans les livres de Kneipp. Notre maître a abandonné cette idée, et personnellement il ne sait rien de ce qu'on appelle « pilules de Kneipp », comme en général il déteste toutes ces réclames qui abusent de sa personne et de son nom. Lui-même n'a jamais ordonné de ces pilules, et, s'il l'avait fait, ce serait un malheur. Kneipp ne connaît que les herbes qu'il désigne dans ses ouvrages et ses conférences ; il en tire des remèdes auxiliaires, dont la composition est donnée dans ses livres et dans notre *Médication*. Il le dit et le confirme à l'occasion, tous les arcanes lui sont étrangers.

Pour remplacer les purgatifs, on se sert avec avantage des lavements *à l'eau pure*, et aussi de l'eau comme boisson. Ces moyens ramènent le fonctionnement des organes, sans occasionner aucune lésion. L'eau passant directement dans l'estomac est aspirée et absorbée par les veines, et entre dans la circulation. Les lavements introduisent l'eau directement dans les intestins, qui ont la faculté d'absorber ce liquide et de le conduire jusqu'au foie.

L'élément frais produit également ses bons effets par ces voies, et les exerce de différentes manières. Il favorise les selles et donne une plus grande tension aux intestins; en augmentant les liquides, l'eau facilite les évacuations. Après les diarrhées, les lavements apaisent les douleurs en calmant les intestins irrités, et font ainsi cesser les dérangements. En général, les lavements augmentent l'activité des intestins et de la circulation. Dans les fièvres, ils abaissent la température, décongestionnent les organes, les poumons, le cœur et la tête. La force atténuante et résolvante de l'eau accroît la sécrétion et l'excrétion de la bile : c'est pourquoi les lavements d'eau rendent les plus grands services dans les maladies du foie ; ils guérissent aussi les intestins et la rate.

Comme nous l'avons dit, nos lavements ne sont pris qu'avec de l'eau pure, et doivent être considérés comme des moyens curatifs naturels.

Les lavements sont ou *excitants* ou *calmants*. Les calmants s'appellent aussi lavements *à garder*.

Les lavements *excitants* ont 16° c., et sont employés dans les fièvres ardentes et contre la constipation opiniâtre. S'ils causent des crampes, il faut les prendre plus chauds. Dans le cas où un second lavement est indiqué le même jour, il faut mettre un intervalle de huit heures entre les deux. Le meilleur temps pour le premier lavement est le matin avant neuf heures ; le second suivra dans l'après-midi.

Le *lavement calmant* vient immédiatement après l'évacuation produite par un lavement excitant, pour adoucir l'irritation des intestins, qui doivent aspirer et absorber l'eau : c'est pourquoi nous nommons ces lavements, *lavements à garder*. Le degré des calmants doit être de 24° c., car les intestins sont plus sensibles après les selles. Si les intestins ne conservent pas l'eau une première ou une deuxième fois, il faut prendre un deuxième ou un troisième lavement, qui restera alors plus facilement. Les lavements à garder sont surtout favorables après les diarrhées: ils purifient les intestins, et calment les irritations et les inflammations. Pour que l'eau reste dans le gros intestin, le patient doit se placer sur le côté gauche, et au cas donné presser l'anus. Il ne faut pas donner de lavement si l'eau n'est pas absorbée au bout de trois heures, ou si elle moleste le patient et lui cause des frissons. Ici comme ailleurs, il faut éviter toute espèce d'abus. La quantité d'eau d'un lavement excitant ne doit pas dépasser 1/5 de litre (ou 150 grammes) ; celle du calmant est de 1/20 de litre (50 grammes). Les lavements pour les enfants contiennent la cinquième partie de ceux des adultes. La température de l'eau ne doit être ni augmentée ni diminuée en dehors des indications précédentes. Les lavements chauds deviennent facilement nuisibles, parce qu'ils assoupissent les organes; la quantité d'eau qu'ils renferment peut être plus grande. En donnant un lavement, il ne faut jamais perdre de vue le but qu'on se propose d'atteindre, et agir suivant que l'on veut calmer, stimuler ou résoudre. Dans les fièvres, les lavements sont employés seulement en cas de nécessité absolue, et leur nombre ne doit pas dépasser quatre en un seul jour.

Les lavements conviennent pour les états chroniques, et peuvent alors servir pendant des mois; néanmoins, ce ne sont toujours que des expédients dictés par la nécessité; personne ne doit en prendre l'habitude. Plus les organes sont faibles, plus il faut éviter ce moyen curatif. Les lavements nombreux affaiblissent encore davantage les intestins, de sorte que ceux-ci ne fonctionnent plus suffisamment, et la constipation devient plus opiniâtre. Au début, l'eau fait réagir les intestins d'une façon salutaire; ensuite elle les relâche. On a donc tort de négliger les lavements, et l'on aurait tort de les multiplier inconsidérément.

Les irrigateurs ou *clysoirs* à jet continu sont les meilleurs pour les lavements : ils empêchent l'accès de l'air dans les intestins. L'air introduit dans les intestins provoque des douleurs et produit des effets dangereux. Pour empêcher l'air d'entrer, on remplit d'eau le clysoir avant de s'en servir. L'injection de l'eau doit se faire d'une manière douce et lente, après qu'on a enduit le tube d'huile d'olive.

§ 6. — Maillots des genoux à frictions. = Mgf.

Pendant 1 à 3', chaque jambe est frictionnée à l'aide d'un linge sec par dessus le linge humide.

Les traits du frottement ont pour point de départ la rotule, aboutissent aux orteils et se dirigent seulement en descendant sans aller à rebours. La pression n'est pas trop grande ; elle dépend de la sensibilité du patient. Chaque jambe est traitée de la même manière et est enveloppée dans une couverture de laine, dès qu'elle est frictionnée. Avant l'opération, on place la dite couverture au dessous des jambes presque jusqu'aux hanches.

§ 7. — Chemise fleurs de foin. = chf.

Manière d'opérer. — A l'eau bouillante, mêler au moins trois poignées ff., qui cuisent 1/4 d'heure. Passez la décoction bien chaude, et empreignez-en une chemise grossière. Cette chemise est endossée, bien boutonnée et entourée d'une couverture de laine. Tâcher de ne pas transpirer. Si la sueur devenait abondante, il faudrait abandonner l'application pour cette fois.

§ 8. — Chemise à l'eau salée. = chs.

Même manière d'opérer. Dans une petite quantité d'eau bouillante, on mêle 3 poignées de sel.

§ 9. — Chemise à l'eau vinaigrée. = eau v.

Pour l'eau vinaigrée des *lotions* on obtient un bon mélange en observant les proportions suivantes : sur 2 bols ordinaires d'eau froide, 1/2 verre (à vin) de vinaigre.

Pour l'eau vinaigrée des linges, pour l'eau fortement vinaigrée (= *eau fv.*), on fait le mélange de 2 bols sur 1/2 bol.

§ 10. — Affusion des bras = b.

Elle se fait de la même manière que la g. Le jet part de la main, pour monter à l'épaule. Cette affusion est un bon réconfortant pour les anémiques et les personnes affaiblies.

DEUXIÈME PARTIE

THÉRAPEUTIQUE

OU

TRAITEMENT DES MALADIES

OBSERVATIONS GÉNÉRALES

Nous ne donnons la description d'une même maladie qu'une seule fois, quand même elle pourrait trouver place aussi bien dans une classe que dans une autre.

Impossible d'indiquer l'ordre *dans lequel on doit faire les applications contre une maladie quelconque, puisque, comme nous l'avons dit, tous les remèdes ne conviennent pas à toutes les personnes. Nous n'avons mentionné les principaux remèdes à employer que pour fournir en même temps les renseignements nécessaires à la thérapie dans les applications particulières.*

Nous ne nous lasserons pas de répéter le conseil que nous avons déjà donné: Débutez par les applications les plus douces et les moins nombreuses; contentez-vous des tr. I, II, III, pour en venir progressivement à d'autres. C'est le meilleur expédient pour le temps de la détresse.

Dans la description des maladies, nous avons détaillé la thérapie pour les maladies aiguës; mais il est impossible de le faire pour les maladies chroniques.

On appelle maladie aiguë *une maladie affectant des symptômes d'une grande intensité qui persistent un certain temps; comme par exemple, la pneumonie, la péritonite, les maladies contagieuses ou infectieuses.*

On appelle maladie chronique *une maladie qui ne présente pas de symptômes bien intenses, et qui peut durer très longtemps, des mois et même des années, comme la neurasthénie, la paralysie, la phtisie, etc.*

DEUXIÈME PARTIE

Thérapeutique, ou traitement des maladies.

CHAPITRE PREMIER

LES MALADIES DES NERFS.

A. — *Les nerfs.*

Les nerfs forment les parties les plus délicates et les plus nobles du corps humain ; ils se rapprochent le plus de l'esprit et sont comme les instruments immédiats de l'âme. L'esprit veut, et les nerfs exécutent ses ordres ; l'âme a la conscience, elle a des sentiments et des pensées, et ce sont les nerfs qui servent d'intermédiaires entre elle et son serviteur, l'organisme. Le corps a une tendance à se conserver, à se former et à se propager ; les nerfs lui prêtent le secours le plus efficace pour satisfaire cette tendance. Les nerfs forment un ensemble de toutes les forces vitales ; ils sont donc placés au dessus de tous les éléments de vie.

Le système nerveux comprend deux classes, et chaque classe, deux subdivisions. La première classe des nerfs, le système nerveux *animal* ou le système *cérébral,* comprend : 1° les nerfs *sensitifs spéciaux ;* 2° les nerfs *sensitifs généraux* et *moteurs.* La deuxième classe, le système *végétatif* ou le système *spinal,* se distingue : 1° en nerfs *spinaux,* 2° en nerfs *sympathiques* ou *ganglions.*

Les nerfs sensitifs *spéciaux* exercent les fonctions des sensations externes; les nerfs sensitifs *généraux :* celles des sensations internes et des mouvements; les nerfs *spinaux* président à la faculté végétative ou de nutrition ; les nerfs *sympathiques* ou les *ganglions* sont les moteurs des vaisseaux sanguins et lymphatiques, et jouissent comme tels d'une grande influence sur la circulation du sang et l'échange organique.

De cette division il ressort que les nerfs ont trois *centres :* le cerveau, la moelle épinière et les ganglions.

Les ganglions sont de petits pelotons nerveux qui sont disposés en grande partie sur les deux côtés le long de la colonne vertébrale et dans les parties profondes des organes : à la tête, au cou, à la poitrine et à l'abdomen. L'une des extrémités du nerf se trouve à son centre; l'autre, au muscle desservi par lui (l'extrémité périphérique). Les nerfs de la première classe ont leurs extrémités périphériques dans les cinq sens et dans les muscles *volontaires ;* les nerfs de la deuxième classe ont leurs extrémités périphériques dans les muscles *instinctifs* (muscles moteurs du cœur, de l'estomac, des intestins et des poumons) et dans les vaisseaux sanguins (muscles moteurs des vaisseaux). Beaucoup de nerfs sont fendillés à leurs extrémités périphériques.

Il y a des nerfs qui portent leur activité du centre vers la surface du corps ou vers les organes desservis par eux : ce sont les nerfs moteurs. Ils dépendent de la volonté et s'appellent nerfs moteurs *volontaires;* ou ils sont indépendants de la volonté, et s'appellent nerfs moteurs *instinctifs*. Tous les moteurs volontaires proviennent du cerveau, tandis que les autres proviennent de la moelle épinière ou des ganglions; mais les moteurs instinctifs sont pour la plupart en relation avec le cerveau.

Il y a une autre espèce de nerfs qui dirigent leur activité vers le centre, ce sont les nerfs de sensations, qui portent les impressions à la conscience de l'âme.

Il n'y a pas de nerfs qui exercent une double action d'aller et de retour, ou qui communiquent leur action à d'autres nerfs; mais il y a des nerfs qui dans les centres réflètent l'épanouissement d'un nerf sur un autre : on les appelle nerfs *réflexes*. Les reflets peuvent se rapporter à tout un groupe de nerfs et agir d'un côté du corps sur l'autre.

Les *sympathies* sont le résultat des reflets de nerfs sensitifs sur des nerfs sensitifs; les mouvements *concomitants* sont le résultat des reflets de nerfs moteurs sur d'autres moteurs; les mouvements *réflexes* proviennent des reflets de nerfs sensitifs sur des nerfs moteurs; les sensations réllectrices sont produites par les reflets de nerfs moteurs sur des nerfs sensitifs.

Par cette loi des reflets, on s'explique tous les phénomènes singuliers, comme les mouvements des personnes endormies ou chloroformées, le tremblement, les crampes, les vomissements, les frissons, et aussi les horripilations qui se produisent lorsqu'on entend certaines choses qui impressionnent désagréablement, ou lorsqu'on est témoin des mêmes choses. De cette manière on comprend les mouvements superflus ou ridicules, les gênes et les accoutumances, et aussi pourquoi la douleur se fait sentir à une autre place qu'elle ne réside.

A proprement parler, il n'y a que des nerfs sensitifs et moteurs; les deux espèces peuvent être trop excitées ou trop peu; leur activité peut être diminuée ou abolie.

I. — Si les nerfs *sensitifs* se trouvent *trop excités,* il en résulte de la *faiblesse* (neurasthénie ou nervosité), ou une trop grande sensibilité (*hyperesthésie*) ; si cette sensibilité est exacerbante jusqu'à la douleur, elle s'appelle *névralgie.* Si les nerfs sensitifs sont *trop peu excités*, le résultat est l'*anesthésie.*

II. — L'excitation des nerfs *moteurs* n'étant pas renfermé dans de *justes limites*, la faiblesse, la paralysie ou les crampes en sont les suites.

III. — Tous les nerfs peuvent être *congestionnés* ou *atteints d'inflammation.*

Le nerf est une fibre creuse, très fine, régulière, et comme transparente, dont le contenu s'appelle *substance nerveuse.* Cette fibre est douée d'une force vitale : c'est ce qu'on nomme son *irritabilité;*

elle n'est pas active d'elle-même, elle doit être excitée : c'est l'*excitation* ou l'*irritation* du nerf.

Les excitations des nerfs se produisent par les impressions extérieures physiques, chimiques, mécaniques et thermales ; intérieurement, les nerfs sont excités par la volonté, par les mouvements réflexes et par des matières irritantes.

L'excitation et le fonctionnement naturels des nerfs sont salutaires ; mais ils en consomment peu à peu la substance, qui doit se remplacer pendant le repos par l'échange organique. Une activité trop longue ou un repos trop prolongé dépriment l'irritabilité ou l'anéantissent. La nutrition, l'activité et le repos naturels seuls produisent et conservent les nerfs en bon état. Les centres et les organes des nerfs exercent la plus grande influence sur les nerfs eux-mêmes. Un nerf séparé de son centre perd toute son irritabilité.

Les nerfs sont chargés d'*électricité*, leur mouvement en produit. Aussi l'électricité atmosphérique excite les nerfs. Ces circonstances nous disent que l'hydropathe peut exercer une grande influence sur les nerfs et tout l'échange organique, soit par l'élimination de l'électricité accumulée, soit par l'effet électrique de l'eau. Cette influence est salutaire ou nuisible, selon qu'elle fortifie ou débilite les nerfs.

Qu'elles sont donc importantes les fibres innombrables des nerfs, qui, invisibles à l'œil nu, se répandent par tout le corps ! Elles sont à comparer aux fils bien entrelacés d'un appareil téléphonique. Dans l'état de santé, elles portent l'ordre reçu rapidement et avec grande fidélité vers son but; d'autres rapportent aussi la réponse.

Les nerfs, invisibles à l'œil nu, ne doivent pas être confondus avec les fibres des muscles. La plupart des hommes ne parlent que de sang, de chair et d'os ; ils ne voient pas les fils déliés des nerfs, et voilà pourquoi ils ne leur attribuent pas d'importance. Les nerfs tendres ont une substance également tendre ; cette qualité correspond à leurs fonctions délicates. Aucune action du corps, pas même le moindre fait de la pensée, de la sensation, de la volition et de la nutrition, ne s'accomplit sans les nerfs. L'âme et le corps seront donc en excellente harmonie quand les nerfs sont forts et tranquilles ; d'autre part, les nerfs fonctionnent régulièrement quand le corps et l'âme sont bien portants. Le moindre trouble influence beaucoup les nerfs; et, si les nerfs sont surexcités, l'âme et le corps en souffrent.

Après ces considérations, qui ne serait pas tenté de dire : il n'y a que des maladies de nerfs ? A notre époque, nous ne trouvons vraiment que des maladies nerveuses. Cette circonstance prouve que les nerfs sont beaucoup maltraités de nos jours par un régime contre nature: donc c'est un avertissement sérieux de ne pas négliger l'état des nerfs dans la thérapie.

Les *symptômes* des maladies nerveuses sont des plus variés. Rien de plus capricieux que les nerfs malades, on ne peut jamais assez connaître leurs caprices. Tous les changements de température et de régime causent des embarras au nerveux; toutes ses maladies ont une empreinte particulière et sont plus difficiles à guérir. Les accidents auxquels il est sujet sont sans nombre : insomnie, embarras de digestion, affaissement, douleurs, affections de la poitrine et du cou, maux de tête, migraine, battements de cœur, vomissements, paralysies ou crampes, et tous les maux possibles de l'abdomen; qui pourra énumérer toute l'armée des maux provenant des nerfs ? Le pouls du nerveux peut donner 100 pulsations par minute, il en peut donner seulement 45 ; souvent un seul nerf, le nerf *vagus*, occasionne ces différences.

Les *causes* des maladies nerveuses sont toutes les imprudences d'un mauvais régime et toutes les influences nuisibles, internes et externes. Tout ce qui oppresse ou déprime le corps et l'âme, a des suites fâcheuses pour les nerfs : ainsi le manque d'air ou un air vicié, une vie surexcitée, les vêtements qui flattent la mollesse, les matières morbides et la prédisposition héréditaire ; les passions, le chagrin, la frayeur, les efforts outrés de l'esprit. Par toutes ces circonstances, des matières de décomposition sont formées comme *poisons propres* du corps, ces poisons troublent les nerfs avec persistance, et même avec une vraie ténacité.

Le traitement des nerfs demande donc une nourriture salubre, un mouvement raisonnable et le repos nécessaire. Éviter toute surexcitation autant que possible, ou l'abandonner le plus tôt possible.

Il est à remarquer que les nerfs ne peuvent pas être guéris directement ; c'est seulement d'une manière indirecte qu'on peut fortifier leur substance et calmer leurs fibres. Guérir et réconforter les centres et les organes nerveux, c'est prêter le meilleur secours aux nerfs eux-mêmes. En reprenant l'exemple du téléphone, nous dirons : Rendez des forces au téléphoniste (innervation), reconstituez et fortifiez les fils du téléphone (les nerfs), organisez convenablement l'appareil téléphonique (les organes et les centres nerveux) : toutes les fonctions s'accompliront bien, vous aurez créé des nerfs solides. Ces indications pour la guérison des nerfs sont bien courtes, mais les voies pour atteindre le but sont nombreuses.

B. — *Traitement général des nerfs.*

Il est aisé de déduire de cet exposé les moyens d'action pour guérir les nerfs et leur conserver toutes leurs forces. Le régime décrit par nous (page 72) est le meilleur expédient pour la thérapeutique des nerfs. En évitant les imprudences, en évitant de blesser les pauvres nerfs, on se soustraira à leur vengeance. S'ils sont traités convenablement, ils jouissent très vite d'un bien-être inconnu jusque-là ; leur sédation et leurs bons effets sont le bonheur de leur maître.

Contrairement à ce que pensent les hommes de science, nous affirmons que le traitement raisonnable par l'eau convient parfaitement aux nerfs forts aussi bien qu'aux nerfs malades. Nous disons *raisonnable,* et nous n'omettrons pas de remarquer qu'un traitement déraisonnable cause autant de préjudice que l'autre offre d'avantages.

A cause de leur délicatesse, les nerfs demandent un traitement et un régime très doux, traitement qui les réconfortera et ne les affaiblira pas. Au début, l'hydropathe prescrira peu d'applications et agira avec la plus grande prudence. Les nerfs, une fois réconciliés avec l'eau, sont plus traitables et reprennent plus facilement de la vigueur. L'eau chaude trouve sa place dans notre traitement, mais seulement en tant qu'elle rend les nerfs aptes aux applications froides qui seules les guérissent.

Les hydropathes à l'eau tiède et chaude ne rétablissent pas les malades nerveux, comme aussi les hydropathes maniaques ne les guérissent pas. L'idée du traitement doux est fondée sur l'emploi rare et court de l'eau froide alternant parfois avec l'eau chaude.

Les nerveux ne prendront pas facilement des bains de vapeur et entreront rarement aux bains chauds. Suivez progressivement les trg. I, II, III; passez aux affusions avec grande précaution; soyez satisfaits si elles vous amènent la chaleur et l'appétit, preuve certaine que les nerfs vont se guérir. Ne vous déterminez pas au début à deux affusions par jour. Soyez très prudents, si elles vous causent du froid, de l'excitation, de la faiblesse, des douleurs, et tenez-vous pour avertis de ne faire, pendant un certain temps, que des lotions partielles ou totales, ou d'autres applications douces, et de ne revenir que beaucoup plus tard aux affusions, pour avoir des résultats plus efficaces. Si des douleurs de nerfs se sont déclarées au début de la cure et que ces douleurs augmentent, ce symptôme n'est pas inquiétant, mais doit être pris en considération.

Les moyens d'endurcissement surtout sont l'affaire des nerveux, et principalement la marche nu-pieds, plus tard la marche dans l'eau froide, le pm. et la dorsale; les bains des pieds chauds agissent souvent très bien comme remède sédatif. Le demi-bain pris en sortant la nuit hors du lit fait beaucoup de bien aux nerveux.

Nous recommandons d'interrompre souvent les applications du traitement des nerfs, et de revenir fréquemment aux moyens réconfortants. Ceux-ci paraissent à certains moments avoir perdu leur force, mais ils seront d'autant plus efficaces à une autre époque.

Le régime alimentaire des nerveux doit être très digeste, pas irritant, et néanmoins très nourrissant : le lait, le café de glands et les aliments végétaux sont ce qui leur convient le mieux.

En somme, pour rétablir un nerveux par les traitements naturels, il faut *individualiser* et persister dans l'emploi des remèdes appropriés.

C. — *Les maladies nerveuses.*

Les maladies des nerfs sensitifs et de leurs centres causent, comme nous l'avons dit, la faiblesse, l'irritation ou l'anesthésie ; les maladies des nerfs moteurs causent la faiblesse, la paralysie et les crampes. Tous les nerfs et tous les centres de nerfs peuvent être atteints d'inflammation.

I. — LES NERFS SENSITIFS AFFAIBLIS.

1. — *La neurasthénie ou la nervosité* (neurasthenia).

L'irritabilité extraordinaire de tout le système nerveux, surtout des nerfs du cerveau, de la moëlle épinière, de l'estomac et du cœur, occasionne au patient un affaissement des plus grands. On dit du nerveux : « Il ne peut supporter la moindre des choses. » C'est vrai, et en voici la ca se : l'assimilation des principes nutritifs ne se ait pas suffisamment ; le résultat immédiat est la diminution de l'innervation : donc la torpeur, la somnolence et l'état frileux. Le sommeil ne rétablit pas les forces, le repos n'équilibre pas les fatigues ; le malade n'a pas de douleurs, mais il est dans un abattement général.

L'affaiblissement du *cerveau* cause des vertiges, le tintement d'oreilles, différents maux de tête, l'insomnie, un bâillement fréquent, la pusillanimité et la lourdeur de l'esprit.

L'affaiblissement des *nerfs spinaux* produit des douleurs au dos, aux lombes et aux jambes.

Dyspepsie. — La science désigne actuellement la neurasthénie *stomacale* sous le nom de *dyspepsie :* l'estomac en ce cas n'est pas malade, mais les nerfs affaiblis le rendent flasque, de sorte que la digestion ne se fait que lentement et incomplètement, et voilà pourquoi l'on ressent comme une oppression à l'hypogastre, l'inappétence, la nausée et la migraine. La langue est ordinairement libre et le goût assez bon.

L'affadissement du cœur est accompagné de battements de cœur, d'une grande inquiétude et de grandes angoisses.

Les *causes* de la neurasthénie sont la décomposition du sang et des humeurs, des matières irritantes, des poisons, le surmenage, et en général celles de toutes les maladies nerveuses, principalement la débauche et le chagrin.

Enfants nerveux. — Il est triste de voir de nos jours tant d'*enfants* affectés de nervosité. Les malheureux sont mécontents, pusillanimes et très faibles ; ils souffrent de maux de tête et de vertiges, et sont tourmentés d'insomnie ; leur existence est misérable.

Marasme. — La neurasthénie conduit au *marasme* avant le temps : sans avoir d'autres maladies, les nerveux disparaissent fort jeunes.

Froid aux pieds. — Tous les nerveux souffrent du *froid aux pieds.* La guérison demande un endurcissement général et surtout la marche nu-pieds ; il est bon de laver les pieds avec de l'eau froide avant le coucher et de les frotter ; plus tard on prend avec succès le maillot des genoux avec frottement ; peut-être la station dans l'eau conviendra aussi au patient. Dans l'eau on frotte les pieds l'un avec l'autre. Pendant les applications de linge humide, on enveloppe les pieds froids dans des linges secs pour les réchauffer.

La neurasthénie se guérit par le *traitement*

général des nerfs. Le mouvement, le travail, la promenade même ne doivent pas être poussés jusqu'à la fatigue. Le demi-bain ne convient pas aux débilités : ils doivent se contenter du trg. I ; si la grande faiblesse persiste, on emploie les cd. et ca. ou la cab. Ceux qui sont excessivement débilités prendront la première semaine deux chs. chaudes pour activer la peau sèche ; un ou deux bains chauds peuvent faire beaucoup de bien. Leur degré ne surpassera pas 33° c. et devra être abaissé progressivement. Le bain complet froid est interdit.

La chemise chaude à l'eau vinaigrée rend souvent de grands services.

Les plus robustes obtiennent les meilleurs résultats, s'ils prennent ps. 3 lt, 2 × 1/2 b. ou chj. s., g. et ps. 2 × 1/2 b. ou 3 j. ; plus tard ils pratiquent s. j. d, s., 1/2 b., d, j = 7 jours. La chff. provoque les excrétions. Ceux qui souffrent du froid, prendront du lait chaud avec du fenouil avant les applications froides. Une tisane très réconfortante est la suivante : feuilles de chêne pulvérisées + ang. + abs. Quelques pincées chaque jour sont préférables au madère. 3 c. d'huile d'olives chj. ; la sauge et le plantain, l'écorce de chêne, la sciure de chêne, la poudre d'os blanche, sont de très bons réconfortants pour les faibles.

Le régime alimentaire permet peu de viande, la soupe fortifiante, le pain au son, le fromage blanc, l'avoine et l'orge, le lait à petites doses, le café de malt, de glands, les fruits ; il interdit le vin et le tabac. Les enfants nervosiaques se guérissent par la lt 3 × ps. et le 1/2 b de 20° c., 2 × ps.

Les vieillards affaiblis commenceront par prendre lb. et lt. chaudes ; ils verront si l'eau froide leur procure une réaction : dans ce cas, ils pourront, eux aussi, avoir de l'espérance.

Les nerveux mangeront souvent, mais peu à la fois.

2. — *Insomnie* (agrypnia).

L'insomnie est une des suites les plus ordinaires de la neurasthénie ou de la surexcitation. Les causes spéciales sont l'irritation du cerveau ou de l'abdomen, et principalement l'accumulation des gaz. La circulation se trouve troublée, le calorique est déséquilibré et la transpiration supprimée. Le surmenage, en général, produit tous ces effets.

La thérapeutique n'oublie pas tous ces points de vue ; elle n'admet pas les narcotiques, parce que ces remèdes augmentent le mal et en causent d'autres.

Au commencement de la cure, il faut avoir patience. Il s'agit de régler la circulation du sang, de le dériver du cerveau, de fortifier l'organisme, d'apaiser les nerfs et de chasser les gaz ou d'en empêcher la formation par un régime raisonnable ; tr. I, II, sont donc indiqués.

Un secours momentané se produit par la lotion froide de l'abdomen et des pieds : aussi le pm., la g. ou un maillot des pieds font du bien. La tête étant congestionnée, la lb. ou le bsg. froid est recommandé ; mais le bsg. ne convient pas aux débilités. Pour terminer une bonne cure, on profite de la cd. et ca., des maillots de genoux, du bsg. ; les affusions douces et le 1/2 b. sont bienfaisants. Les robustes se serviront de la lt., du bsg. et du manteau espagnol. Éviter toutes les surexcitations, surtout le soir ; abandonner les mets irritants, et choisir une chambre bien aérée. Prendre le soir une tisane de tilleul mêlée de jus de citron ou du lait caillé. Aux vieillards on prescrit la lt., la cab. et les bains chauds aux feuilles de pin ; plus tard, le 1/2 b., des affusions faibles, parfois les cd., s. et j. Il faut endurcir les extrémités par les bains des mains, l'affusion des genoux, la marche nu-pieds et la marche dans l'eau.

Aux *enfants*, la cab., la lt., le 1/2 b., rendent les meilleurs services.

3. — *Cauchemars* (ephialtes).

Les cauchemars proviennent de l'indigestion, des gaz et des congestions. Il faut donc souper de bonne heure, ne manger que des mets légers et en petite quantité.

Qu'on essaye la cab., le pm., le maillot des genoux ou des pieds, qui sont des carminatifs. Fortifier tout le corps et activer la digestion, faire la lt., le demi-bain et la d., et soigner la liberté du bas-ventre.

4. — *Somnolence* (lethargus).

La sommolence peut être causée par un trouble des nerfs crâniens, et par une pression sur le cerveau et une commotion cérébrale, par l'assoupissement résultant de la décomposition du sang. Le mal est concomitant des maladies du cerveau et des inflammations ; il devient aussi *chronique* par suite de la suppression de la menstruation pendant l'évolution de la jeune fille.

L'animation se fait par les affusions et les maillots, par exemple, au moyen du demi-bain avec affusion de tête. Il faut considérer si le patient est fort ou faible, congestionné ou non.

En fixant la cause principale, on saura prescrire les applications et les remèdes appropriés ; on n'oubliera pas la nutrition du malade pendant une léthargie très longue. On appliquera le pm., la chm. et des affusions.

5. — *Vertige* (vertigo).

Le vertige éveille la sensation d'une perte d'équilibre dans la marche. La cause fondamentale est bien une paralysie momentanée des nerfs régulateurs du buste ou un dérangement cérébral ; c'est souvent un défaut organique du cerveau. Peut-être aussi une congestion vers la tête ou une pression sur la moelle allongée provoquent-elles le vertige. D'autres causes sont la désharmonie des nerfs de l'ouïe, de la moelle épinière et des intestins, et différentes irritations : ce qui explique les maux concomitants, comme le tintement des oreilles, l'envie de vomir et de tomber en syncope, le développement de gaz et la nausée générale.

La thérapeutique, observant toutes ces causes,

prescrit comme réconfortant le traitement g. des nerfs ; pour dériver le sang de la tête, elle emploie la cab., le châle, le maillot du cou, la g. et le pm. Les gaz sont chassés par la cab., et en général par tous les moyens fortifiants, soit s., d., j., 1/2 b. et l'affusion fulgurante sur la plante des pieds. Les affaiblis se contenteront de la lb. et du 1/2 b. La chm. simple ou la chm. vinaigrée sont des calmants. Les bains de vapeur et notamment les bains de vapeur des pieds sont indiqués ; le vte. peut agir excellemment. L'huile malfaisante, appliquée derrière les oreilles, produira un bon effet en provoquant des excrétions.

Les *enfants* emploient les maillots et la chm.

6. — *Hypocondrie* (hypocondria).

L'état hypocondrique est dû au cerveau, à l'irritation des nerfs sensitifs et des ganglions. La force vitale de l'âme est diminuée : c'est ainsi qu'on s'explique ces maladies imaginaires, cette manie d'observer les symptômes et d'appréhender tous les maux possibles. Les causes de ces indispositions se trouvent dans les obstructions de la veine-porte, des voies digestives, obstructions qui disposent aux crampes.

Les causes déterminantes de l'hypocondrie sont le surmenage, les spéculations désastreuses, les vocations manquées, la vie sédentaire, la débauche et les surexcitations extraordinaires ; tout excès dans les occupations intellectuelles, physiques et morales. L'hypocondrie naît aussi de la *métastase* de matières morbifiques, de la goutte, de vers et de la présence d'autres principes irritants.

Tous les maux possibles, réels ou imaginaires, accompagnent cette maladie. Les hémorroïdes, la diarrhée, la constipation, les congestions, sont quelques-unes des suites de l'hypocondrie.

Pour porter remède à cette maladie, il faut savoir si l'état hypocondrique provient plutôt de la faiblesse ou de l'irritation, de congestions ou de matières malsaines. Les causes doivent être éliminées par le trg. des nerfs, ou, pour les plus faibles, par le trg. I et II. L'encouragement, la distraction et des occupations bienfaisantes doivent achever la guérison. Les lavements combattent la constipation ; le mouvement physique, et peut-être un changement de vie, contribuent au rétablissement; chasser les gaz, respirer souvent profondément, soulage beaucoup le patient, mais il ne faut pas pour cela employer des remèdes forcés. Cd, lt, 1/2 b., bsg., pm., chm., eau vinaigrée 2 × ps. 1 h. et 1/2, *bains des pieds chauds* et plus tard les affusions; il convient en outre d'arroser les genoux avec de l'eau froide après un bain de pieds chaud. Telles sont les applications d'eau à employer. Le régime alimentaire strict, et surtout l'abandon des spiritueux, est prescrit. L'hypocondriaque mangera peu de viande, évitera la mollesse et suivra le régime naturel avec persistance.

7. — *Hystérie* (hysteria).

L'hystérie, c'est l'hypocondrie des femmes, une désharmonie du système nerveux. L'irritation du système sexuel peut accompagner ce mal : c'est alors la matrice qui est ordinairement affectée.

Les *symptômes* sont les plus divers. L'hystérique est agacée, irrésolue ; elle pleure et rit presque en même temps ; elle éprouve souvent une grande antipathie contre des personnes de son sexe. Tous les maux imaginables de l'estomac et des nerfs l'affectent : le goût est âcre, et des gaz fétides se dégagent par la bouche. La femme ressent comme un corps rond (boule hystérique) dans la gorge, ce qui provient d'une constriction du pharynx ; souvent la dyspnée, des palpitations et des convulsions se manifestent. Les hystériques sont sujettes à toutes les formes des convulsions et de la syncope, à la toux convulsive, à la migraine ; la période est souvent difficile, irrégulière ou supprimée.

Les convulsions hystériques peuvent être dangereuses, à cause des obstructions de sang ; excepté ces cas, les symptômes ordinaires ne doivent pas inquiéter, et les parents n'ont pas besoin de s'effrayer. La conscience n'est pas troublée, la sensation reste intacte, et les accès sont de courte durée. Pendant ces crampes, l'hystérique peut perdre momentanément la vue, l'ouïe, et peut devenir aphone pour un temps plus ou moins long.

Les causes de l'hystérie sont les mêmes que celles des autres maladies nerveuses : anémie, embarras digestif, vie sédentaire, frayeur, chagrin, vocation manquée, lectures romanesques, excès physiques et moraux, et la métastase d'autres maladies.

La thérapeutique élimine les causes, puis elle calme les nerfs et tâche remédier à l'anémie par le traitement général des nerfs. L'air libre, les occupations distrayantes sont strictement indiqués : aussi est-il nécessaire de relever le sentiment du devoir et de corroborer la volonté, d'assujettir les sentiments à la raison et à la religion. Un organe se trouve-t-il malade spécial, il doit avoir ses remèdes. Il faut employer la cure la plus douce avec la plus grande persévérance, car le rétablissement demandé du temps : tr. g. I, II, et cab. chaude surtout, puis bains chauds des pieds cd., lb., châle, chm., bsg, parfois un bsg. ch. ff. de 37° c., plus tard 1/2 b., pm ; j., d. Combattre la constipation.

8. — *Troubles des sensations externes* (hallucinationes).

Les troubles des sensations provoquent des sentiments que le bon sens tient pour erronés ; l'esprit faible ou troublé les prend comme réels. Tous les sens sont susceptibles de ces troubles, notamment les yeux et les oreilles.

Les hallucinations des *yeux* sont : l'étincellement, le papillotage, la vue de flocons et de figures bien dessinées. Les hallucinations des *oreilles* sont: le tintement, le bourdonnement, le battement et l'audition de voix musicales. Comme hallucinations du *tact,* nous mentionnons le fourmillement et la peau engourdie de quelques parties du corps.

Tous ces états sont dus à la perversion des nerfs crâniens et spinaux par les irritations de l'abdomen, par les gaz, la circulation troublée, les congestions, l'anémie et la présence de matières morbides.

Bourdonnement d'oreilles. — Si les voies auditives ne sont pas assez libres et que la circulation du sang dans la tête soit obstruée, les os des oreilles résonnent et font entendre le bruit des muscles et des pulsations; voilà comment s'explique le *bourdonnement* d'oreille.

Les *illusions* se distinguent des *hallucinations* en ce qu'elles interprètent faussement les sensations justes.

Délire. — Le *délire* est un trouble de l'intelligence qui associe et manifeste des idées incompatibles; il se déclare dans les fièvres et les phlegmasies.

Le délire provoqué par l'ivrognerie s'appelle *délire crapuleux* (delirium tremens).

Tous ces troubles des sensations se guérissent par la sédation des nerfs, la régularisation de la circulation du sang, et naturellement par la cessation des causes déterminantes. Les applications sont: cab., pm., autres maillots, châle, chm., 1/2 b., compresses locales au dessous des parties attaquées. Par exemple, contre le *bourdonnement* des oreilles, on emploie le maillot du cou et le châle, le maillot des genoux, la cal., les bains des mains, les affusions et les maillots des bras.

9. — *Maladies du cerveau.*

La thérapeutique est presque impuissante contre les autres maux du cerveau, comme la *commotion* cérébrale, le *ramollissement* et l'*induration* du cerveau. Le ramollissement est facilement provoqué par des coups, et il est fréquent dans l'âge très avancé. Employer le tr. I : donc ne faire que les applications les plus douces, parce que le cerveau ne pourrait pas parer à l'action de l'eau.

10. — *Maladies mentales.*

La mélancolie (*melancolia*), la folie (*mentia*), la démence (*insania*), l'idiotisme (*fatuitas*), et la manie (*mania*).

Caractère. — Les nerfs sensitifs fournissent au cerveau les sensations comme principes premiers des réflexions. La manière de concevoir ces sensations et d'en faire des idées pour y conformer ses actions, est ce qu'on appelle le *caractère*. Le caractère dépend de l'état des nerfs et de leurs centres, et aussi des organes des sens, et principalement de leur excitation. Le caractère est donc à proprement parler une faculté de sentir.

Pour que l'homme se détermine à des actions

dignes de lui, le caractère doit être dirigé par l'esprit chrétien et la raison. L'éducation du caractère, la seule admissible, est celle dont le but final n'est pas la sentimentalité, mais qui conduit à des actions bo nes, comme Dieu le veut, et comme l'amour de Dieu et du prochain les prescrivent. L'équité et la justice forment le caractère heureux, qui fait échapper à beaucoup de maladies et qui aide à rétablir la santé aussi vite que possible. Un caractère passionné, injuste, mécontent, pèse comme une montagne sur les nerfs, influe par conséquent sur les fonctions vitales, et doit provoquer les troubles les plus différents.

Une bonne thérapeutique est obligée d'éveiller la confiance, de calmer et de corroborer l'esprit.

L'âme ne peut pas devenir malade en elle-même, comme le corps : sa seule maladie, c'est le péché; mais les manifestations de l'esprit sont liées aux fonctions du cerveau et des nerfs. Tant que les nerfs restent les intermédiaires justes et fidèles des sensations, c'est que l'esprit est sain et fort; dès que les intermédiaires sont devenus infidèles, une maladie mentale s'est déclarée.

Le dérangement peut provenir directement de la perversion des nerfs; il peut aussi être la suite de congestions, de faiblesse, de métastase. La plupart des hommes affectés de maladie mentale ont des congestions vers la tête, les extrémités froides comme la glace. La réaction des organes abdominaux sur le cerveau est de la plus grande influence dans ces maladies; mais le cerveau peut être malade lui-même.

Mélancolie. — Le premier degré de maladie mentale est la *mélancolie*. C'est la désharmonie des nerfs sensitifs. Le mélancolique est peureux, pusillanime, et souvent entêté; l'inappétence, ainsi que des embarras digestifs, l'insomnie et des maux de tête fréquents le tourmentent.

Démence. — Si des *idées fixes* viennent s'ajouter à la mélancolie, on dit que c'est la *démence*, qui est une suractivité progressive et maladive des nerfs de sensation. Ces idées fixes et fausses provoquent les états les plus différents: la plus grande hilarité peut succéder à une tristesse extrême. La démence exagère la valeur personnelle, la position et la fortune, et elle se rend insupportable aux parents. La plupart des idées peuvent être justes.

Il faut laisser leur valeur à ces idées fixes, ne pas contrarier le patient, et prendre patience jusqu'à ce qu'il reconnaisse lui-même son erreur. Le mal empirant, l'esprit est oblitéré complètement, la plus grande inquiétude s'empare du malade, état qui peut s'exagérer jusqu'à la manie.

Idiotisme. — L'*idiotisme* est l'absence congéniale de l'intelligence, la suite d'un cerveau non développé.

Crétinisme. — Le *crétinisme* est l'idiotisme de l'esprit et la défiguration du corps en même temps (figure de nain, goître, tête énorme).

Les maladies mentales sont guérissables à leur premier degré : il est donc bon d'en connaître les symptômes pour les prendre en considération, et pour en prévenir ou éliminer les causes.

Les idées et les actions du malade sont d'abord peu changées ; on peut à peine apercevoir une différence. Peu à peu la mélancolie s'empare du malade ; il manifeste des idées variables et contraires. Il se trouve bientôt en contradiction avec lui-même et avec sa manière de penser antérieure ; il ne reconnaît plus les suites de ses actions ; des sentiments pervers, des idées fixes le possèdent et le tourmentent. Les symptômes corporels sont : des yeux inquiets, hagards, comme éteints ; la mine est abattue et sinistre. Le malheureux n'a plus de soucis pour sa nourriture, pour ses vêtements ni pour les convenances ; ou il tombe dans la voracité, la vanité et toutes les manières ridicules. Le sommeil le fuit ou il est très troublé.

Tous les excès intellectuels, moraux et corporels, peuvent déterminer une aliénation mentale, en préparant une désharmonie entre le corps et l'esprit. Les passions, les chagrins, la frayeur, les scrupules, les efforts, les indigestions, les exsudations et les dégénérations crâniennes sont les facteurs sinistres de cette maladie calamiteuse.

La disposition peut être *héréditaire* et être fomentée par une manière de vivre malencontreuse ; l'orgueil et l'incrédulité ne sont pas les dernières causes de cette triste maladie.

La guérison commande le repos et le ménagement ; la circulation et le calorique doivent être réglés et la digestion doit être favorisée. La confiance et l'obéissance seules détermineront le patient à employer les remèdes efficaces. Dans la plupart des cas, un établissement est nécessaire pour faire suivre la cure indiquée. Là, le malade trouve l'ordre exact, le doux repos et les occupations fortifiantes, tandis que, dans la vie ordinaire, le régime contre nature et les tracasseries d'hommes imprudents ne font qu'augmenter le mal. Si toutes les influences funestes sont évitées, le corps et l'esprit étant traités pendant un certain temps comme il faut, une harmonie convenable se rétablira entre le corps et l'esprit.

En plaidant la cause des maisons d'aliénés, nous sommes loin d'approuver leur traitement contre nature. Les douches terribles sont blâmables. Il n'y a pas que les applications d'eau les plus simples qui puissent contribuer à la guérison, parce qu'elles calment, augmentent les forces et rétablissent l'harmonie organique. Au début, les tr. g. I, II suffisent ; les affusions douces viendront seulement en second lieu. Tout le traitement doit être individuel. Calmer les nerfs, empêcher les congestions, provoquer des sécrétions, favoriser la digestion et toute l'activité organique : voilà les directions de la thérapeutique. Comme applications les cd. et ca., *le bsg.*, *le bpd.* chaud, le châle, la chm., le pm., le gm., la chm. à l'eau salée, le 1/2 b., la marche nu-pieds, rendent les meilleurs services. Le régime végétarien est à recommander au commencement. Les épices, les spiritueux et les médecines chimiques sont à proscrire.

Manie. — Contre la *manie* on ne pratique que des applications froides.

II. — LES NERFS SENSITIFS IRRITÉS (*hyperesthésie*).

1. — *Névralgie* (nevralgia).

Douleurs. — L'irritation des nerfs sensitifs s'exagère facilement jusqu'à la douleur, qui dénonce en général les troubles de l'organisme et le deséquilibrement de l'échange organique.

Les nerfs portent le sentiment de la douleur à la conscience de l'homme : voilà pourquoi l'on peut dire qu'il n'y a que des *douleurs nerveuses*. Ces douleurs viennent et disparaissent subitement, mais elles peuvent être aussi de longue durée. Ce sont les irritations externes et internes qui les excitent, et toujours les douleurs se déclarent à la terminaison périphérique des nerfs, soit par elles-mêmes, soit par suite d'une pression.

Les douleurs nerveuses pervertissent souvent l'activité cutanée ; la peau se présente alors comme frileuse : elles exercent donc une influence préjudiciable sur toutes les forces vitales de nutrition. Les suites visibles en sont la rougeur, les éruptions et les gonflements.

La thérapeutique cherche à calmer l'hyperesthésie, à activer la peau et le procès de la nutrition ; elle procure le repos et le ménagement pour équilibrer toutes les actions vitales. Les choses irritantes et les drogues sont évitées. Peut-être faut-il changer de régime, guérir les maladies causales, comme le rhumatisme, la goutte et les maladies de la peau ; il s'agit alors de provoquer les excrétions des matières irritantes. Les applications d'eau serviront à activer les nerfs et ne les surexciteront pas. Voici ce que les indications générales recommandent : allez lentement, doucement ; faites des intervalles, revenez de temps en temps aux mêmes remèdes, employez-en plusieurs à la fois ; mais interrompez le traitement un certain temps, si les douleurs sont exacerbantes ; tâchez d'avoir *chaud aux pieds.* Un bpd.ch. de 38° fera du bien. Les grandes douleurs n'admettent pas le frottement : il faut les soulager par les cd. et les cab. toutes froides ou toutes chaudes et renouvelées souvent. La lt., le gm., l'esp., ou les bains alternativement chauds et froids, le bain total chaud, et surtout les bains de vapeur, soulagent. Localement, l'argile et l'huile malfaisante agissent ordinairement bien; un bain local, le maillot du cou, le pm. et les affusions locales sont indiqués.

Les névralgies réclament du repos ; elles demandent qu'on évite le grand soleil, la lecture forcée et le sommeil après un repas. Le régime végétarien suivi pendant quelques semaines a des effets très salutaires. On peut conseiller à tous les nerveux de faire souvent des respirations profondes, parce que de cette manière l'oxydation et toute la nutrition deviennent plus actives.

Les douleurs nerveuses ont pour la plupart leur siège dans la tête, dans les voies digestives et urinaires. Celles de la *tête* s'appellent : douleurs névralgiques de la face, migraine, ou simplement mal de tête et de dents.

2. — *La névralgie faciale* (prosopalgia) ; *tic douloureux.*

La névralgie faciale se déclare sur les différentes parties de la figure : au coin de l'œil, au front, aux joues, à l'entrée du nez et au menton.

C'est le nerf *trifacial* qui occasionne ces douleurs atroces. L'accès est véhément, subit ou de longue durée ; la douleur peut être contusive ou lancinante, toujours elle est fort sensible.

Comme l'accès de l'air est ce qui entretient les douleurs, la compresse d'argile les *apaise* le mieux et le plus vite. La science médicale préfère n'avoir pas de remèdes contre cette douleur terrible, plutôt que d'employer un remède si peu scientifique ! L'onguent d'argile est changé dès qu'il est sec. C'est un remède inoffensif, qu'on peut renouveler et continuer aussi longtemps qu'on le désire. D'autres expédients sont les suivants : compresse très froide ou très chaude d'eau vinaigrée, l'enduit de l'huile malfaisante tout près de l'endroit envahi, par exemple derrière les oreilles. Des bains de vapeur topiques ; tr. I, II, sont recommandés ; puis lb., g., pm., maillot des genoux ou du cou. Le tr. des affusions vient seulement après l'apaisement des nerfs.

3. — *Migraine, névralgie cérébrale* (hemicrania).

La migraine est l'indice d'un cerveau irrité, de nerfs faciaux surexcités par suite d'efforts, de veilles, de refroidissements, et en général de secousses morales. Les nerfs agacés exercent leur influence sur la digestion et tout l'abdomen, et provoquent ainsi l'inappétence, le vomissement, le bâillement et l'insomnie ; ils troublent la circulation du sang, engendrent des gaz en masse et causent la constipation.

La migraine a ses accès presque régulièrement

toutes les 3 ou 4 semaines, et d'une durée de 8 à 24 heures ; elle ne prend ordinairement que la moitié gauche de la tête, dans la région des tempes. Ces accès produisent des sautillements, des étincellements devant les yeux, ou ils enveloppent les yeux comme dans un brouillard et ils débilitent beaucoup la vue. Les femmes et les adolescents sont surtout affectés de l'hémicrânie.

Le meilleur remède à la migraine est le repos et l'abstinence jusqu'à la rémission de la douleur. En ce cas, la cab. est surtout indiquée, le tr. III est un calmant et un dérivant. Pour achever la cure, on emploie le pm., le maillot des genoux, le 1/2 b. la s. et la marche nu-pieds ; les efforts intellectuels doivent être restreints ; il faut éviter les refroidissements, les drogues, et suivre notre régime (Rd).

4. — *Mal de tête, céphalalgie* (cephalalgia).

La dépression des nerfs, l'irritation du cerveau causent la céphalalgie nerveuse. L'anémie y a aussi une grande part, parce qu'elle rend la digestion difficile, qu'elle provoque des gaz, des congestions et d'autres maux. La circulation du sang étant troublée, les extrémités sont exsangues et la tête est surchargée de sang ; par suite des congestions et de la transpiration de la tête, le sang devient stationnaire dans la tête, la sueur n'est pas suffisamment excrétée, il en reste des matières indurées qui entretiennent ce mal.

La goutte et le rhumatisme font des métastases vers la tête, et les douleurs se déclarent.

Le patient vous montre seulement l'endroit endolori de la tête ; il ne croit qu'à un mal topique, et ne demande qu'un remède local qui le délivrera de sa peine. La thérapeutique raisonnable attaque les causes principales; elle ne fait rien ou pas grand'chose à la tête. Elle calme les nerfs, dérive le sang, chasse les gaz, régularise la circulation et équilibre le calorique ; et voilà la céphalalgie qui est partie.

Le tr. III est préférable, à cause de la cab. A l'aide de cette *cab.*, on peut guérir rapidement et sans difficultés la plupart des maux de tête. Il est bon de prendre une tasse de lait chaud ou une soupe chaude avant l'application. Le gm. et le manteau espagnol ne conviennent pas. Les dérivants les plus énergiques sont : la lb., le maillot des genoux, le pm., la g., le bpd. chaud, ainsi que le demi-bain avec affusion de tête et le bsg. froid. Les réconfortants sont 1/2 b., le bain des mains, la marche dans l'eau et nu-pieds. Les calmants sont : le châle, la chm., le pm. Le vte. est excrétif. On peut recommander aussi la lotion froide du bas-ventre pendant la nuit ; et le patient fait bien de dormir sur un oreiller enveloppé dans de la toile cirée. Notre régime (Rd.), les bsg., la s. et d. réconfortent et font éviter les nouveaux accès.

5. — *Mal de dents* (odontalgia).

Le mal de dents provient de l'irritation des nerfs et des congestions ; les causes plus profondes sont souvent les humeurs corrompues et le mauvais sang, par lesquels les dents se carient.

La *sédation* des douleurs ou la guérison du mal se fait par l'élimination des causes. Il faut en ce cas se demander ce qu'on *ne doit pas faire*. Il faut éviter les enveloppes chaudes des joues, car elles attirent le sang et augmentent le mal ; la sédation momentanée n'est qu'apparente. L'air frais ou une compresse topique froide sont préférables. Dans l'odontalgie nerveuse, c'est souvent un seul nerf qui trouble la paix ; les autres causent de la douleur seulement par reflet. Il faut donc calmer le nerf irrité par la dérivation du sang au moyen du châle, du maillot du cou, du maillot des genoux, du pm., de la lb., du demi-bain froid ou du bain des pieds froid, au moyen de lotions partielles et surtout de la cab. Prendre de l'eau fraîche ou tiède dans la bouche, ou une décoction de fénugrec, d'orties ou d'écorce de chêne, ou appliquer du fromage blanc froid sur les joues ; tremper les joues dans l'eau froide, ou bien cuire de l'avoine et du vinaigre et prendre cette décoction chaude dans la bouche : voilà autant de moyens adjuvants. Le vte. est à recommander dans le mal rhumatismal de tête ; peut-être pourrait-on appliquer localement l'affusion fulgurante ou simplement l'affusion des oreilles. La dent cariée doit être retirée ou plombée. L'air ne doit pas avoir d'accès à une dent cariée. On doit avoir soin d'arracher les racines des dents, sans cela la douleur persiste, et une *fistule* de dent pourrait se former par suite de l'inflammation et de la suppuration de cette racine. Les astringents, comme la tr., la pr., l'ar., sont recommandés contre la fistule de dent. On appelle *fistule* en général un canal étroit rempli de pus qui se forme quelque part dans la chair et qui cherche une issue extérieure ou intérieure. *Soignez bien les dents* et les douleurs vous seront épargnées. N'employez que des mets tièdes, ne passez pas rapidement des mets chauds aux mets froids et *vice versa;* évitez les épices, le doux et l'aigre. Curez bien les dents et nettoyez-les chaque jour avec une petite brosse ; ne blessez pas les dents en mâchant des choses trop dures. Un endurcissement général rend aussi les dents saines et fortes ; pratiquez donc la lt., le 1/2 b., la marche dans l'eau, dans la neige et la marche nu-pieds. Les *ulcères* des dents se guérissent avec du fgr. et avec de la pr., par l'aloès et l'huile malfaisante.

Dentition. — La dentition *des enfants* est presque toujours sans danger, même quand la toux, la diarrhée, les éruptions et le teint rouge sont concomitants. Pour faciliter aux jeunes enfants cette opération, on leur applique la lt. et le 1/2 bain.; le bon air et la propreté font le reste. Enfin l'on peut souvent toucher les gencives avec des linges imbibés d'eau froide.

6. — *Gastralgie* (gastralgia).

L'estomac est influencé par les deux espèces de nerfs, mais principalement par le *nerf vague* (appelé aussi nerf de l'estomac), qui est le régulateur de la satiété, de la faim et de la soif, ou qui dénonce ces symptômes à l'esprit. Les ganglions mettent l'estomac en mouvement et le nourrissent. Si les nerfs de l'estomac sont surexcités, la douleur est imminente. La gastralgie saisit les nerveux, les anémiques jeunes et elle est souvent accompagnée du vomissement, de l'accumulation de gaz et d'une constipation inerte. L'appétit est changeant, la langue et le teint sont généralement assez bons. Trop souvent les purgatifs, les vomitifs et la plupart des drogues prédisposent à la gastralgie. Cette maladie est fréquemment accompagnée de l'hypocondrie ou de l'hystérie.

La thérapeutique indique le réconfortement général des nerfs ; la cab. chaude est spécifique ; intérieurement, on prend du lait atténué, une cuillerée par heure ; des ff. infusées sur le bas-ventre, procurent du soulagement. D'autres applications sont la lt., le bsg. chaud, le 1/2 b. et le lait chaud au fenouil.

7. — *Coliques d'estomac* (colica).

Ces douleurs brûlantes et tranchantes suivent facilement les refroidissements, surtout chez les personnes qui ont des hémorroïdes, ou celles dont la menstruation est mal réglée. Les nerfs des intestins, surtout ceux du côlon, sont irrités. Les gaz, les vomissements, la constipation, accompagnent les coliques. Nous pourrons donc en chercher les causes dans des matières putrides gastriques ; les pertes de sang, la goutte, le rhumatisme et les maladies sexuelles y sont pour une bonne part.

Le traitement conseille la cure générale des nerfs. La cab. chaude, le bsg. ch. à la dff., des objets chauds placés sur le bas-ventre, les boissons chaudes ou de l'eau mêlée de vin, du lait chaud avec fenouil, de l'eau miellée ou du miel avec fenouil : voilà les remèdes qui apportent un secours momentané. On peut employer la tisane de la cam., de l'ans., et un lavement de 24° c ou le bsg. chaud.

8. — *Cystalgie, névralgie de la vessie* (cystalgia).

La cystalgie peut être purement nerveuse ; le plus souvent elle est la suite d'une maladie locale ou d'une urine trop âcre. C'est une maladie fréquente du sexe masculin. Le refroidissement, les drogues et l'alcool la provoquent. Le traitement exige la chaleur. Pratiquez donc le bsg. chaud ou la cab. chaude. Tisane de gen. et de pr. chaude.

9. — *Rachialgie* (rachialgia).

La rachialgie est une névralgie du cordon rachidien. Des douleurs véhémentes se déclarent dans la colonne vertébrale et dans la région lombaire ; un grand affaissement s'empare du patient ; les extrémités sont froides et il ressent le fourmillement des jambes. Il faut les applications douces : tr. g. I, et passer après au 1/2 b. de 25°, qui durera 5'. La cd. apaisera les douleurs ; on suivra le traitement général des nerfs.

III. — ANESTHÉSIE (*anaesthesia*).

Un dérangement s'est introduit dans les centres des nerfs, dans les terminaisons périphériques ou dans les nerfs eux-mêmes, dérangement qui entrave la conscience des sensations partiellement ou totalement, momentanément ou constamment : c'est ce qui constitue l'anesthésie.

Les anesthésies momentanées proviennent de refroidissements, de lésions et d'empoisonnement, comme par le chloroforme ou l'opium ; les anesthésies prolongées accompagnent les maladies crâniennes et rachidiennes ; souvent un poison latent les provoque.

Cette maladie est moins douloureuse et moins dangereuse que la névralgie ; mais elle peut aussi se changer en inflammation, déranger et même détruire les tissus. Les lotions, les frictions, surtout le demi-bain à frictions et les affusions, doivent ranimer les sensations, et le tr. g. des nerfs fera le reste.

IV. — PARALYSIE DES NERFS (*paralysis*).

Les maladies des nerfs moteurs conduisent à la faiblesse, à la paralysie ou aux crampes.

La paralysie d'un nerf, c'est l'affaiblissement ou l'abolition de l'activité de ce nerf; l'affaiblissement de l'activité du nerf s'appelle *parèse* (paralysie partielle) ; l'abolition de cette activité s'appelle *paralysie*.

La cause est une faiblesse générale du corps ; souvent c'est une obstruction par suite de congestions, d'une pression de matières irritantes, de tumeurs ou d'exsudations. Un surcroit d'efforts ou des mouvements trop peu nombreux provoquent également la paralysie.

L'indication générale conseille d'éliminer les causes, de dériver et d'excréter les matières irritantes, et de fortifier les nerfs. L'excitation des nerfs se fait parfois fort bien par les frictions ou par des mouvements appropriés. Dépensez beaucoup de patience, de peines, et vous aurez de bons résultats. Une volonté ferme peut stimuler l'innervation; les affusions, les bains de vapeur réconfortent en provoquant les excrétions. L'huile malfaisante produit les excrétions locales.

1. — *Paralysie de la moelle épinière* (paralysis medullaris).

Cette paralysie s'annonce par des douleurs dorsales, par l'amaigrissement, par des douleurs occipitales, la paralysie de l'un ou l'autre pied, ou des deux pieds à la fois, de l'une ou l'autre main avec un pied en même temps, par une chaleur volante du dos. Plus tard, d'autres paralysies s'ajoutent : la paralysie de la vessie, des intestins, des yeux et même de l'esprit. Voir le traitement plus loin (Voyez 2).

2. — *Tabès dorsal* (tabes medullaris).

Le tabès dorsal est l'induration ou le ramollissement de la partie inférieure de la moelle épinière, qui causent la paralysie d'autres organes. Comme causes, nous mentionnons les pertes de sang, le sang corrompu, le surcroît d'efforts, les pieds transpirants, les refroidissements, la scrofulosité, la goutte et le rhumatisme, et notamment la débauche.

Les symptômes sont l'engourdissement, les chaleurs volantes du dos, la marche chancelante, les vertiges et les palpitations du cœur ; les yeux s'affaiblissent et la pensée est interrompue. La maladie est rare, et il faut bien noter que les symptômes désignés peuvent aussi être les résultats d'autres maux.

Les deux maladies de l'échine dorsale se traitent par des mouvements appropriés, un régime fortifiant et l'air pur ; ayant éliminé les causes, on emploie le tr. g. I, II ; plus tard, le demi-bain, la d., j., et souvent le bain de pieds chaud, à cause de la faiblesse des pieds. La cd. convient aux robustes. Le dos étant froid, on a recours aux frictions. Ces malades ont peu de sang, donc peu de calorique : c'est pourquoi le calorique surtout doit être soigné, et aucune application ne doit être prise après 5 heures du soir. Ces maux sont guérissables, à condition que les patients retrouvent l'appétit et la chaleur.

3. — *Paralysie dorsale des enfants* (poliomyelitis anterior acuta).

Les enfants sont affectés de ce mal de leur sixième mois à leur troisième année. Les savants disputent encore sur le siège de la maladie. C'est peut-être en premier lieu l'inflammation de la substance grise et antérieure de la moelle, qui produit l'abolition des cellules ganglionnaires et des fibres nerveuses. La paralysie de la jambe gauche est la plus fréquente ; on observe aussi la paralysie du bras droit, ou celle d'une jambe et du bras opposé.

Les causes déterminantes sont peu claires : refroidissement ; maladies secondaires, comme la rougeole, la scarlatine, un coup ; la disposition héréditaire, les efforts outrés, et peut-être aussi la dentition.

Les *symptômes* sont : douleurs lombaires et des pieds, fièvre, syncope et crampes. C'est après quelques jours seulement ou même après des semaines qu'on observe la paralysie. Les parties paralysées maigrissent, et restent en arrière dans la croissance. La paralysie de longue durée est incurable; au début le rétablissement vient assez vite, et le patient, étant encore en croissance, peut être guéri. La thérapeutique naturelle répudie la machine orthopédique. Le patient gardera le lit pendant 15 jours à 3 semaines; il prendra la position dorsale sur un matelas assez dur. Des maillots de ff. chauds feront l'apport de chaleur nécessaire à l'enfant et rendront ses membres plus libres ; les applications froides endurcissent et réconfortent le petit patient; les mouvements musculaires appropriés, les frictions, l'enduit de graisse avec frictions, une bonne nourriture, dirigent le sang vers les parties paralysées, et de cette manière la guérison est possible. Les maillots ff. s'emploient chaque jour deux ou trois fois, jusqu'à ce que le membre paralysé devienne plus mobile ; ils restent 2 heures et sont renouvelés chauds 3 fois. On peut envelopper un membre seul, les deux jambes ou les deux bras à la fois, mais jamais un bras et une jambe simultanément. La dff. est changée parfois avec la décoction de paille. On débute par le tr. g. II et le 1/2 b; puis on pratique le tr. g. III avec quelques affusions: j., d. et s. Le régime al. comprend la soupe fortifiante, le lait, le café de glands, et évite toutes les épices.

4. — *Paralysie faciale* (prosoplegia).

Le nerf facial est paralysé par suite d'un refroidissement, d'un courant d'air ou d'une lésion. Toutes les parties de la figure prennent une position oblique ; et les mouvements, comme rire, pleurer, fermer ou ouvrir les yeux et la bouche, deviennent ridicules. Si le nerf facial est tout à fait paralysé, le rétablissement est impossible ; le tr. g. des nerfs fait du bien, ainsi que, dans le cas contraire, le tr. g. III avec des compresses locales d'argile ou des compresses excitantes 2 fois ps., et le vte ; 1 fois par jour on peut appliquer 3 gouttes d'huile malfaisante derrière les oreilles.

5. — *Paralysie du pharynx ou dysphagie* (dysphagia).

C'est un symptôme ordinaire de l'hystérie ; la cause peut aussi être un spasme pur et simple, ou un gonflement des glandes dans la scrofulosité. Les mets solides s'avalent alors ordinairement mieux que les liquides. Dans la dysphagie absolue, il faut nourrir le malade avec du lait.

On peut essayer alternativement des maillots du cou imbibés de la teinture d'arnica, de la décoction de prêle, d'écorce de chêne, ou de la dissolution d'alun ; en outre, faire le tr. g. des nerfs.

6. — *Tremblement* (paralysis agitans).

Le tremblement est un mouvement involontaire des parties paralysées. Ce tremblement peut être comme une espèce de convulsion ; le patient paraît donner des coups, ou faire des percussions. Le mal naît de l'empoisonnement métallique et alcoolique, de la goutte, d'un affaissement général et de congestions. On a recours au tr. g. I, aux affusions douces, aux applications ff. et autres applications chaudes, en tâchant de fortifier le patient et d'éliminer les matières morbides. La plus grande prudence est indiquée et la guérison est rare.

7. — *Syncope* (syncope).

Dans la défaillance, la lypothimie et l'évanouissement, premiers degrés de la syncope, le pouls et la respiration sont simplement un peu diminués ; dans la *syncope*, le pouls et la respiration sont à peine perceptibles et les extrémités sont froides. La syncope est un affaiblissement ou une paralysie des muscles moteurs du cœur, qui produit l'anémie, rarement la congestion du cerveau. La cause est due au cerveau, au cœur ou au poumon malade; elle peut résulter d'une perte de sang ou d'une faiblesse générale. Les causes secondaires sont le manque d'air, une température trop basse ou trop élevée, un coup sur la poitrine, un surcroît d'efforts, une secousse morale; voilà pourquoi elle est fréquente chez les hystériques. *Traitement:* La *pâleur* indique l'anémie du cerveau et exige une position horizontale de la tête, la figure rouge démontre la pléthore du cerveau et demande une position très élevée. Dans les deux cas, on débarrasse le patient des vêtements serrés et l'on facilite l'accès de l'air pur ; on lave le visage avec de l'eau vinaigrée; aux tempes et aux ouvertures du nez, on peut laver avec du vin. Le demi-bain est proscrit. Si l'évanouissement se présente pendant une application d'eau au lit, il faut ouvrir la fenêtre, donner au patient un verre d'eau fraîche, le débarrasser des maillots et lui appliquer une lt.

Pour prévenir la syncope, on applique la s., la d.; on fait la mfr., la lt., et l'on prend des 1/2 b.

Étouffement des enfants. — Contre les étouffements des enfants on se sert de la lt., et des chff., du 1/2 b. chaud, ou du bc. de 32° c.

8. — *Asphyxie* (asphyxia).

C'est le plus haut degré de la syncope: le pouls manque, la respiration est à peine sensible, les mouvements du cœur et des poumons sont tout à fait paralysés. La cause est le manque absolu de l'air respirable, soit que le patient reste dans une atmosphère viciée, soit qu'il ait interrompu l'accès de l'air par la pendaison ou par la strangulation, soit qu'il se noie ou qu'il soit à demi gelé. L'alcool, la foudre, le soleil, peuvent produire le même effet.

Le traitement doit être appliqué avec beaucoup de prudence et de douceur. Il faut du temps pour ramener quelqu'un à la vie. Voici comment on procède : on élimine d'abord les causes ; puis le corps est placé horizontalement et doit avoir une base solide; l'accès de l'air est soigné; on excite les muqueuses avec une plume en chatouillant les narines et la bouche, en même temps que l'on fait entrer l'air dans les poumons en élevant, et en attirant et relâchant les bras. Frotter, exciter les pieds par une brosse, échauder ou arroser les extrémités : voilà ce qui ramène à la vie.

Pour échauffer un *corps gelé,* il faut débuter par le degré le moins élevé. On transporte le patient dans une chambre froide et on le fait dégeler par la neige ou l'eau froide ; puis il entre dans un bain froid ou prend une affusion.

Pour éviter les *engelures* des mains ou des pieds, on doit s'abstenir d'aborder le fourneau lorsqu'on a froid. On guérit les engelures par des compresses froides, des bains des mains froids et des affusions ; le mieux est un bain chaud de dix minutes dans une décoction (durant 25 minutes) de l'écorce de navets, et lavage froid ensuite ; on peut aussi appliquer des bains de vapeur ou faire un enduit d'huile d'amandes sur les mains, les envelopper dans des ff. ou dans leur décoction. Pour guérir les pieds gercés, on peut essayer la marche dans la neige.

Coup de soleil. — Le coup de soleil est un épaississement du sang par suite d'une trop grande perte de sérum. L'alcool, un mauvais régime alimentaire en sont les causes prédisposantes.

Si quelqu'un a eu un *coup de soleil,* il faut le débarrasser de ses vêtements, le porter dans un endroit assez frais ; d'abord on lui fait prendre un 1/2 b. avec affusion du buste, ou bien une lt. peut être pratiquée. Localement, on pose des compresses à l'eau vinaigrée, qui sont renouvelées toutes les cinq minutes. Une chm. ou une lt. rendent d'utiles services. On administre une cuillerée d'eau toutes les demi-heures, 1 c. d'huile d'olive deux fois par jour.

9. — *Apoplexie* (apoplexia).

Tantôt l'apoplexie est suivie d'un épanchement de sang dans le cerveau, tantôt il n'y a pas d'épanchement.

Dans le dernier cas, les artères cérébrales ont été obstruées par des caillots de sang et ont intercepté l'accès du sang. Cette espèce d'apoplexie est produite par le typhus, les maladies du cœur et un engourdissement général.

L'apoplexie *proprement dite* amène un épanchement de sang dans les méninges ou dans le cerveau même. Souvent le cerveau est lésé, ou simplement la moelle épinière. L'apoplexie peut être *nerveuse*, par suite de l'irritation du cerveau ou de la métastase de la goutte, de la scarlatine, ou bien à cause d'embarras gastriques. Le plus souvent, l'apoplexie n'est que la suite d'arrêts et de congestions du sang dans la tête. C'est à tort qu'on parle de l'*habit apoplectique* ou de symptômes certains de l'apoplexie. L'expérience permet seulement de dire que les vieillards sont surtout exposés à ce mal, parce que leurs méninges sont devenues dures et fragiles. Ceux qui engraissent vite sont en danger, parce que leurs méninges sont trop tendres.

Comme *moyens préventifs*, on conseille d'éviter les congestions vers la tête, les irritations du cerveau, et tout ce qui entrave la libre circulation du sang vers la tête. Les matières irritantes des voies digestives, ainsi que la goutte, doivent être éliminées ou rendues inoffensives. Au lit, il faut élever la tête à l'aide de coussins, et en général, le calorique et le sang doivent être bien répartis ; avant tout, il faut soigner les pieds en les échauffant, et, procurer les selles à temps. Les spiritueux, les intempérances et toutes les secousses morales sont à éviter.

Comme applications d'eau, nous recommandons le tr. g. II et III ; beaucoup de bains de pieds chauds ; la lt., la cab. chaude, plus tard le 1/2 b. ; les frictions des jambes sont bonnes. La *s.* doit être évitée en tout cas.

Les *causes secondaires* de l'apoplexie sont : les lésions, les échauffements ou les refroidissements de la tête, les vêtements serrés, les tumeurs du cou, les maladies du cœur, l'estomac surchargé, les surexcitations par les passions et l'alcool. Comme symptômes imminents, on peut considérer les vertiges, le bourdonnement d'oreilles, l'envie de vomir, la somnolence, la faiblesse de la mémoire, l'embarras de la langue, les paupières penchantes et le menton penchant.

La suite de l'apoplexie est une mort subite, ou une mort progressive et lente, ou une longue maladie. Les convalescents ont la langue épaisse, et sont affectés de la paralysie du côté du corps opposé à la partie lésée du cerveau, circonstance qui s'explique par le croisement des nerfs dans la moelle allongée. Le sang épanché au cerveau peut être résorbé, ou peut s'endurcir et presser ou léser le cerveau : de là naissent des maux différents. On ne peut pas pronostiquer la guérison ; mais on peut affirmer que chaque attaque d'apoplexie est une prédisposition pour une autre.

Premier secours: Frotter et brosser la plante des pieds et le dos jusqu'à ce qu'on ait chauffé un peu d'eau pour appliquer une cab. chaude, ou pour faire une lt. chaude. La lt. ne peut pas être prise à froid, parce que le calorique est trop peu élevé. Les maillots ne conviennent pas non plus, excepté les maillots des bras. Le *vte* est le spécifique, s'il est praticable; 4 à 6 heures après, on donne des bains de vapeur des pieds ou des bains de pieds chauds. En cas de transpiration, la lt. va très bien, comme aussi la s., suivie 3 heures après de l'affusion des genoux. Les lavements procurent les selles.

Les directions pour le réconfortement du patient sont: calmer le cerveau et les nerfs; éliminer les obstructions de sang, dériver le sang et régler la circulation, équilibrer le calorique et provoquer des excrétions. Les maillots ff., les bains chauds et les bains de vapeur sont indiqués. On peut arroser alternativement les parties paralysées. Le bain alternativement chaud et froid est recommandé; les autres applications sont dictées par le besoin actuel: s,; 1/2 b., cd., ca., esp. Le 1/2 b. ne doit pas être trop froid. Un régime alimentaire rigoureux est indiqué; la digestion est à stimuler, mais sans l'aide des épices ni des spiritueux.

V. — NERFS SPASMODIQUES.

Le spasme des nerfs est une surexcitation ou une faiblesse des nerfs moteurs. Le mouvement musculaire se fait contre l'incitation de la volonté, et la cause part d'un seul nerf, ou du cerveau, ou de la moelle épinière. Les spasmes saisissent différents organes et peuvent être occasionnés par l'esprit, le sang ou les muscles. Une frayeur et la colère, l'inflammation et l'ébullition du sang, les lésions, les tumeurs, la présence de matières toxiques et l'affaiblissement dû à l'anémie sont autant de causes pour les spasmes. Les spasmes saisissent très fréquemment les *enfants,* parce que le cerveau mou reflète facilement les sensations sur les nerfs moteurs. — Le spasme permanent s'appelle *tonique*, le spasme rémittent ou intermittent s'appelle *clonique* (convulsion) ; il s'exprime par des percussions et des coups réitérés. Toutes les crampes sont ou *essentielles* ou *symptomatiques*, dangereuses ou non.

Quand un spasme se produit, il faut choisir une position horizontale et respirer de l'air pur. Les compresses doivent être bien froides ou très chaudes ; les *chaudes* sont préférables au début. Les bsg. chauds de 30 à 37°c. de 15' sont recommandés. Les applications générales sont les compresses eau et vinaigre, le vte., le tr. g. des nerfs ; plus tard la s., la g., le 1/2 b., le gm. et la marche nu-pieds.

1. — *Crampe d'enfant ou éclampsie des enfants* (eclampsia).

Les convulsions des nouveaux-nés proviennent de l'indigestion ou de la fièvre ; plus tard, elles sont causées par la faiblesse ou l'irritation du cerveau, suite d'une mauvaise nourriture, de la mollesse, ou de la descendance de parents malades. Les causes déterminantes sont bien souvent la dentition, la frayeur, le refroidissement, la fièvre, la réplétion de l'estomac, les gaz et les vers. L'ictérus est souvent le compagnon de la fièvre spasmodique. La première quinzaine, les spasmes cherchent préférablement la face, puis ils attaquent la mâchoire inférieure et même tout le corps. L'enfant est inquiet dès le début et il s'effraye ; les yeux sont fixes et commencent à se tourner avec violence, les dents grincent, la bouche est difforme, écumante, la respiration entrecoupée et le teint devient bleu. Souvent la tête roule d'un côté à l'autre, les mains et les pieds font des mouvements violents. Les attaques peuvent être de courte ou de longue durée, et revenir pendant des semaines. Il est à remarquer que les spasmes sont moins dangereux qu'on ne veut l'admettre.

Le spasme de la *poitrine* est accompagné d'une respiration difficile et de grands étouffements ; il paraît être une crampe de la corde vocale.

Traitement : On commence par débarrasser l'enfant de ses langes et de ses vêtements trop serrés, on lui procure un air frais ; pour faciliter la respiration, l'on introduit un objet dur entre les dents : par exemple, un bout de bois. On détermine les selles par les lavements. La chff. est la meilleure application ; on emploie encore avec succès la chm. à l'eau vinaigrée, la cab., la lt., les bains chauds de 30° c., les frictions des pieds. Intérieurement, on donne du lait avec du fenouil ou avec de l'ansérine.

2. — *Éclampsie des femmes.*

Ce spasme se présente facilement lors de l'accouchement, par suite d'une congestion vers le cerveau, ou bien de la constipation ou de la pression exercée sur le bas-ventre. Le mieux est de donner des lavements, de pratiquer le maillot des genoux avec frictions et la lt.

3. — *Épilepsie* (epilepsia).

L'épilepsie provient d'une grande dépravation du système nerveux, du cerveau et de la moelle épinière. L'essence en paraît être une anémie active et subite du cerveau et un rétrécissement spasmodique des artères cérébrales. L'épilepsie est congéniale, en tant qu'un état maladif des nerfs (l'ivresse pendant l'acte de copulation ou pendant la grossesse) exerce son influence désastreuse sur les descendants. La maladie éclatera, fomentée qu'elle est dans la suite par un régime pervers. L'anémie, le sang corrompu, les arrêts de sang, la circulation du sang troublée, ne font qu'augmenter le mal. L'épilepsie se déclare entre la 6e et la 20e année, rarement plus tard. Les causes déterminantes sont la frayeur, les secousses morales violentes, la surexcitation des sens, les vers, surtout le ténia, les éruptions cutanées, la suppression ou l'arrêt de la menstruation. Les attaques sont ordinairement subites, et saisissent le torse et les extrémités ; elles ôtent la conscience pendant quelques minutes ; elles peuvent mettre un intervalle de plusieurs années pour revenir, mais elles peuvent aussi se déclarer plusieurs fois par jour. La maladie est assez fréquente (1 à 6 par mille).

Les avant-coureurs du mal sont souvent des sensations de froid, de chaud (*aura epileptica*) ou des vertiges, le bâillement, la faiblesse de l'esprit, des mouvements dans les bras et les jambes, et des douleurs brûlantes ou mordantes.

Tout le monde connaît les circonstances de l'épilepsie. Pendant l'attaque même, on ne peut rien faire que de protéger le patient contre tous les accidents. Débarrassez-le de ses vêtements, pour lui rendre la respiration libre ; mettez quelque objet dur entre ses dents, pour l'empêcher de se mordre la langue. Après la crise, un verre d'eau et un sommeil tranquille lui font du bien.

Les moyens préventifs consistent à ménager le patient physiquement et moralement : il se donnera raisonnablement de l'exercice ; il choisira un travail distrayant, et suivra le régime alimentaire naturel, qui évite toutes les choses irritantes. Si les symptômes se déclarent, on peut faire la lb. ou la lt.

Guérir veut dire en ce cas fortifier les nerfs, provoquer des excrétions et équilibrer le sang sous tous les rapports. Si le mal n'est pas invétéré et que les forces intellectuelles ne soient pas trop déprimées, on peut espérer un rétablissement. Le mal caduc n'est pas dangereux en lui-même, mais bien par les accidents survenants ; il finit facilement par l'apoplexie ou les paralysies cérébrales et pulmonaires, par l'hydropisie et l'aliénation mentale.

Les applications d'eau seront les plus douces. On ne peut assez recommander de soigner le calorique, surtout aux pieds. La plupart des applications concernent donc les jambes ; on doit donner rarement des affusions. Nous recommandons le tr. g. II, III, et plus tard la marche nu-pieds, la mfr., le 1/2 b., la g., le maillot du cou répété, et en hiver des bains chauds.

Les excrétions sont la chose principale à obtenir : on a donc recours aux chff., à la chm., à la chs. ; à l'apparition des éruptions, le patient se trouvera mieux. C'est pourquoi l'huile malfaisante sur la nuque, la poitrine ou derrière les oreilles, doit trouver sa place dans le traitement. Les bains de vapeur sont interdits.

4. — *Chorée ou danse de St Guy* (chorea).

Ce spasme affecte les muscles volontaires pendant des heures, des jours et même des mois ; le repos se fait seulement pendant le sommeil. Le jeu des muscles conduit aux mouvements les plus bizarres : se tordre, rire, chanter, pleurer, bégayer et hurler, telles sont les manifestations diverses du patient. Les causes sont l'anémie, la croissance précipitée, l'affaissement, les efforts intellectuels, et aussi le rhumatisme articulaire. Les causes *déterminantes* sont la frayeur, le refroidissement et les vers. La chorée attaque les enfants de 6 à 15 ans. Sans être essentiellement atteinte, l'intelligence est cependant beaucoup affaiblie. Les mouvements sont une imitation des mouvements ordinaires du patient, et passent facilement d'un muscle à l'autre. La durée aiguë est de 15 jours à 2 mois ; la chorée peut devenir *chronique*.

Le siège de la maladie est bien à la moelle épinière ; elle débute par de petits mouvements involontaires, par des maladresses et des grimaces ; progressivement, les bras, la langue, les muscles du visage et de la tête sont affectés ; parfois aussi les jambes, qui semblent se dérober sous le malade. La crampe du *larynx* produit les sons les plus bizarres. Le mal affaiblit beaucoup l'intellect.

La guérison demande le repos, la corroboration du corps et de l'esprit ; de cette manière, les muscles seront assujettis à l'esprit. Il faut suivre notre régime (Rd.), respirer le bon air, éviter toutes les surexcitations. Le sang et le calorique sont mal répartis : il faut donc y remédier par le tr. g. II, la chff., la chm., la chs., la marche nu-pieds et les bains des mains ; par des compresses ff., des bains, décoction de paille., le pm., la s. et surtout le 1/2 b.

5. — *Tétanos* (tetanos).

Le tétanos est la crampe clonique de quelques muscles, l'intelligence persistant presque toujours, malgré des douleurs atroces. La cause essentielle de cette maladie est l'irritation de la moelle ; le système nerveux se trouve fortement déprimé : donc le tétanos est un mauvais symptôme. Il accompagne souvent l'aliénation mentale, suit les opérations chirurgicales, et se manifeste par suite de l'empoisonnement par les drogues : la suppression de la menstruation, la présence de matières gastriques irritantes, d'autres maladies graves, l'hystérie enfin, peuvent le provoquer. Il peut être *aigu* ou *chronique*. Le tétanos aigu prend 3 à 7 jours, et est suivi de la mort par apoplexie ou par étouffement. La *mâchoire* est le plus souvent attaquée ; le *larynx* est aussi affecté. Le tétanos est très dangereux dans les maladies. Il s'agit alors de ranimer le corps : frotter les pieds et donner peut-être la g.

Le traitement demande des affusions énergiques, le bain alternativement chaud et froid ; surtout le 1/2 b. chaud avec affusion de tête.

Pour *les enfants* on donne la chff. et des bains chauds. Nous recommandons pour la guérison complète les mêmes applications que pour la catalepsie.

6. — *Catalepsie* (catalepsis).

La catalepsie se distingue du tétanos en ce qu'elle affecte tous les muscles, avec suspension du sentiment et de l'intelligence. Les membres restent flexibles et retiennent la position qu'on leur fait prendre. L'esprit persiste dans les mêmes pensées et dans les mêmes paroles qu'avant l'attaque. Il est donc clair que l'influence de la volonté sur les nerfs moteurs est interceptée, tandis que la respiration et la nutrition se trouvent intactes. On ne connaît pas la cause essentielle de cette maladie; peut-être est-ce une affection du système ganglionnaire. Les causes secondaires sont : une imagination exaltée, l'hystérie, l'onanisme, l'anémie, les vers et la métastase d'autres maladies.

Traitement : Fortifier les nerfs, frictionner les muscles ; compresses chaudes et maillots chauds pour les frileux, froids pour ceux qui ont chaud. Pendant l'attaque, il faut des maillots chauds. La guérison s'accomplit en continuant de fortifier les nerfs, en rétablissant tout l'organisme, en le délivrant des autres maladies qui peuvent provoquer la catalepsie ; beaucoup de mouvement et une grande activité sont recommandés.

Les applications d'eau sont en général : 1/2 b. chaud avec affusion de tête, lt., chm. vinaigrée, chff., compresses ff., 1/2 b., le pd. ch., bains des mains, la marche nu-pieds et les affusions.

7. — *Somnambulisme* (Somnambulismus).

Il a les mêmes causes et admet le même traitement que la catalepsie.

8. — *Asthme, ou la crampe de poitrine* (asthma).

Par asthme, on comprend la dyspnée spasmodique avec des accès d'étouffement. L'asthmatique a la face souvent bleue et altérée, les yeux hagards ; les muscles du cou sont tendus, la respiration est haletante et sifflante.

L'asthme, ou la crampe de poitrine, ou la dyspnée, se déclarent ordinairement avec la toux sans fièvre. L'état asthmatique provient de différentes causes, qui ne sont pas des plus faciles à trouver dans un cas donné. Parfois c'est une nervosité générale comme l'hystérie, ou une faiblesse des poumons, l'emphysème, ou une irritation pulmonaire, suite de matières morbides accumulées et non excrétées, enfin la respiration cutanée interrompue subitement.

Le diaphragme éprouve peut-être des obstructions; des maladies de cœur, comme l'hypertrophie cardiaque, causent aussi l'état asthmatique. Pour combattre l'asthme comme suite de l'hypertrophie cardiaque, on place le patient sur le dos; mais alors il faut tâcher de prévenir la syncope. Un affaiblissement général des organes respiratoires, des irritations gastriques, le gonflement du foie, et des corps étrangers provoquent l'asthme.

La phtisie, l'anémie sont accompagnées de l'asthme.

A l'attaque de l'asthme, il faut se débarrasser des vêtements serrés et respirer un air frais; pratiquer lb., d., bpd, ch. 38°. c., lavements; frotter les extrémités et le dos, cab. chaude, cd., ca et bains de vapeur *partiels* font du bien. Le pm., la mfr., la marche nu-pieds, apportent du soulagement. Un bain des mains chaud pendant 1/4 d'heure, ou un demi-bain de 25° c. avec frottement, suivi d'une s. de 16° c. sont très efficaces; il en est de même des maillots ou des affusions des bras. Il faut avant tout guérir le mal fondamental, fortifier les nerfs et régulariser la circulation du sang : 1/2 b., s., mfr.

Asthme des enfants. — Pour les *enfants,* on recommande le frottement, la cab. et les lavements. Au début, on leur introduit un doigt dans la bouche pour exciter la toux et empêcher les étouffements.

9. — *Crampes d'estomac* (cardialgia).

La neurasthénie, accompagnée de l'anémie, de la chlorose et de l'hystérie, conduit aux crampes d'estomac.

Les gaz, certains aliments, les boissons froides, provoquent ordinairement les crampes d'estomac. Le mal est accompagné souvent de vomissements, surtout chez les femmes dont les menstrues sont troublées. Le vomissement simple peut se changer en vomissement de sang. A l'explosion du mal, on place des ff. infusées sur le corps en les renouvelant chaque 1/2 heure, ou des sachets remplis de cam. chaude ; on peut manger une panade chaude, prendre un bsg. ch. ou une cab. chaude, eau vinaigrée. Pour ramener et régulariser la circulation, l'on provoque la transpiration et on relève le calorique par la chs., la chm., la s., la g., la d. et la j.; le pm. fait du bien. Contre les crampes *chroniques* de l'estomac, on emploie principalement la lt., le 1/2 b., ps. 2 à 3 pm. et des affusions. On suivra notre régime diététique (Rd).

10. — *Crampe faciale.*

La crampe faciale attaque les nerfs de la face et provient du refroidissement, des excitations véhémentes, ou de l'inflammation d'une partie de la figure. Un ou deux côtés du visage peuvent être affectés de crampes et occasionner les grimaces les plus bizarres. L'application la plus efficace est ici le vte, la lt. et le maillot du cou.

11. — *Crampe des écrivains* (mogigraphia).

La crampe des écrivains se déclare quand les muscles de la main sont employés trop exclusivement, comme certaines occupations nous forcent de le faire : par exemple l'écriture, divers jeux et métiers.

Il faut ménager autant que possible la main et les doigts en écrivant, employer des plumes légères et manier des instruments faciles; en écrivant, ne pas s'appuyer trop sur le bras malade, se servir d'un porte-plume grossier, l'entourer d'un peu de cire pour le grossir encore et lui prêter la forme la plus commode.

Pour fortifier la main, on l'enveloppe pendant la nuit dans des ff. infusées; on prend des bains des mains, des affusions ou des maillots des bras, trempés dans la dff. Voilà pour les remèdes topiques. Tout le corps est fortifié par des affusions douces.

12. — *Crampe des mollets.*

On frotte les mollets en allant vers le côté du cœur, puis on se sert de ff. infusées ou d'eau vinaigrée en compresses.

13. — *Crampe tremblante* (tremor).

Cette crampe affecte la tête et les extrémités. Elle est symptomatique d'un mal qu'on doit guérir d'avance. Affaissement, pléthore, goutte, alcool ou drogues la provoquent. Le traitement doit viser le réconfortement des nerfs, et pour le reste se conformer aux causes déterminantes. La pléthore demande la répartition égale du sang et du calorique; la goutte veut la cure de la goutte, etc. On peut essayer le tr. g. I et II, des compresses chaudes ou des maillots.

14. — *Bégayement* (balbuties).

Le bégayement est une crampe des lèvres, de la langue, de la glotte, du larynx et des muscles respiratoires. La cause doit être cherchée dans la manière de respirer plutôt que dans une faiblesse des nerfs.

Corroborer la volonté, les nerfs, et améliorer le sang: voilà les indications du traitement. Le bègue doit parler lentement et bien articuler.

VI. — NERFS CONGESTIONNÉS.

Les nerfs et leurs centres peuvent être congestionnés et affectés d'inflammation.

1. — *Inflammation cérébrale.*

L'inflammation de la substance cérébrale s'appelle *encéphalite* (encephalitis); celle des méninges s'appelle *méningite* (meningitis); vulgairement, l'inflammation du cerveau désigne les deux.

Les causes de cette inflammation sont le refroidissement, l'action des rayons solaires, une secousse morale, l'abus des liqueurs alcooliques, les lésions de la tête, et des maladies de l'abdomen. Les causes internes et locales sont souvent les tubercules et le suppurement.

Elle peut aussi être due à l'érysipèle, à la pneumonie, à la rougeole, à la fièvre typhoïde, aux hémorroïdes, à la menstruation arrêtée, aux vers et à la dentition. L'hérédité y prédispose.

L'*encéphalite aiguë* est difficile à guérir, et dans aucun cas les drogues drastiques ne peuvent l'éliminer. Ses symptômes sont : la sensibilité envers les bruits, les maux de tête atroces, le bourdonnement des oreilles; les dents grincent, les yeux sont rouges et souffrent de la lumière, la pupille est rétrécie, et le malade voit des étincellements ; la déglutition est difficile, il y a des convulsions.

Presque toutes les maladies cérébrales sont accompagnées de l'épistaxis et du vomissement ; la méningite est la plus douloureuse. L'insomnie est souvent suivie du coma avec privation de l'intelligence et avec des délires; une paralysie générale peut se déclarer, la pupille se dilater : alors la mort est imminente.

L'inflammation du cerveau étant guérie ou devenue *chronique*, les méninges peuvent s'endurcir, ce qui trouble l'intelligence. L'idiotisme, l'aveuglement, la surdité et le mutisme en sont souvent les suites. Les enfants sont facilement affectés de l'hydrocéphalie.

L'inflammation peut être nerveuse ou provenir d'une congestion.

Le traitement variera d'après la cause ; on n'oubliera pas l'influence de l'abdomen, et surtout de la suppression des flux de sang. Pour décongestionner le cerveau, on a le maillot des genoux, des pieds, la chm., le maillot des bras, le pm., la cd., la ca., et au début le 1/2 b., même plusieurs fois par jour. Il faut souvent changer et alterner les applications. Si vous voulez user de compresses froides, eau simple sur la tête, vous devez les renouveler souvent, par exemple toutes les 5 ou 15 minutes. Soignez les selles. Le patient doit suivre notre régime alimentaire et prendre un repos absolu.

Contre l'inflammation *chronique*, on emploie avantageusement la s., la d. et la j. ; les bains de vapeur des pieds, la mfr. et la marche np. sont également recommandés.

2. — *Myélite* (myelitis).

La moelle épinière est bien protégée dans son canal d'os et devient rarement malade. Les lésions conduisent le plus souvent à des paralysies incurables ou à la mort.

L'inflammation des membranes de la moelle (*meningitis spinosa*) est plus fréquente et due au refroidissement, aux lésions, aux congestions, au rhumatisme, aux hémorroïdes et à la menstruation troublée.

Le résultat de cette inflammation est la paralysie de quelques nerfs du cou, de la poitrine, de l'estomac et des intestins, maux qui engendrent les embarras les plus différents.

La myélite *aiguë* se déclare par des douleurs terribles au dos, par des paralysies, des crampes, des soubresauts, des mouvements incomplets, par le tremblement des muscles, la fièvre et la soif.

Les patients de cette espèce doivent bien soigner le calorique ; ils ne feront pas d'applications après 5 heures du soir, et ne pratiqueront que des applications douces et fortifiantes. Il s'agit de ménager et néanmoins de régulariser la circulation du sang : c'est dire qu'il faut une cure raisonnable combinée d'affusions (la g. et la d.) de la cd. et du 1/2 b.

L'état *chronique* est souvent confondu avec une autre maladie.

Cette inflammation conduit facilement à des excroissances, à l'atrophie de la moelle, à la suppuration et à la carie d'os.

Indépendamment de la myélite, la moelle est *sujette à beaucoup d'accidents* qui réclament le même traitement : ce sont l'anémie, la pléthore de la moelle, la congestion et la tendance aux crampes.

3. — *Sciatique* (ischias).

Le *nerf sciatique* descend le long de la partie postérieure de la cuisse jusque dans la plante du pied. Lorsqu'il est affecté d'inflammation, il produit les douleurs les plus cruelles sur tout ce parcours. Les causes de cette inflammation sont le refroidissement, l'excès d'efforts des jambes ; le sommeil ou le repos sur le sol humide, l'ascension des montagnes, la pression sur les jambes, une constipation opiniâtre ou la grossesse. C'est un mal terrible, qui déprime tout à fait le patient par les douleurs, l'inappétence et l'insomnie. Il se peut que la douleur ne soit causée que par une congestion.

Au début, le traitement exige le repos au lit pendant trois jours au moins; prendre la j. en sortant du lit, plus tard le maillot ff.; pratiquer le tr. g. III et le traitement des affusions; l'affusion dite fulgurante et le bsg., le 1/2 b., la marche nu-pieds et la mfr.

Les bains de vapeur sont recommandés, comme aussi des lotions locales avec une eau de 40° c.

4. — *Coxalgie* (coxagra, coxitis).

Cette inflammation cause des douleurs à l'articulation de la hanche, douleurs qui se manifestent sympathiquement dans le genou sain; elles cessent pendant le repos et n'affectent que le côté intérieur de la cuisse.

La maladie prend ordinairement les enfants de 3 à 10 ans; elle est due à un coup, à une chute ou à un refroidissement. La cause est rarement bien déclarée, quoique la scrofulosité y entre pour une bonne part. Un secours énergique dès le début peut obvier à l'augmentation du mal, qui, s'il est négligé, conduit à la luxation *spontanée* ou à la mort. Pour apaiser et pour guérir le mal, on emploie les ff. infusées, le tr. III et le traitement des affusions.

CHAPITRE II

LES MALADIES DU SANG ET DES HUMEURS.

I. — ÉCHANGE ORGANIQUE.

Les nerfs sont les intermédiaires de la vie ; le *sang* et les humeurs en sont les sources.

Ces sources amènent à toutes les parties du corps les éléments nécessaires pour l'entretien, la croissance et la propagation ; elles sont aussi, comme les fontaines, de nature dépurative, en éliminant les matières inutiles à l'organisme. Les parties du corps étant usées continuellement, il est nécessaire qu'elles se remplacent et se renouvellent constamment : c'est ce que nous avons désigné sous ce nom d'*échange organique.*

La nourriture introduite dans le corps se change par la digestion en *chyme et* en *chyle ;* le suc nourricier est transformé en sang par l'oxydation dans les poumons ; le sang passe par le cœur, qui le pousse dans les tissus pour les nourrir et les restaurer. La désassimilation se fait simultanément avec l'assimilation, puisque l'oxygène brûle les matières usées dans les tissus, et les entraîne dans le torrent de la circulation, pour être éliminées ou par les poumons, le foie, les reins, ou par la peau.

L'apport des matières nutritives, leur oxydation, leur assimilation, leur désassimilation et leur élimination sont donc le processus complet de l'entretien du corps.

Le sang du corps comprend la *sérosité* (plasma), dans laquelle nagent les globules ou les corpuscules sanguins; le sang sorti du corps comprend le *sérum* et le *caillot* (coagulum). Le sérum renferme toutes les parties du plasma, la fibrine non comprise. Les *globules* sont formés d'une gaîne bien fine et d'un noyau; la gaîne renferme le *pigment*.

A la saignée, les globules sont emprisonnés par la fibrine et forment le caillot, parce que la fibrine, se coagulant, enveloppe les globules ; le caillot nage dans le sérum incolore.

Nous ne confondrons donc pas *sérum* avec *sérosité* du sang. Le sérum est la sérosité du sang privée de la fibrine.

En fouettant le sang avec des baguettes, la fibrine vient s'attacher visiblement aux baguettes comme de petits fils blancs.

L'homme reçoit son premier sang de la mère; la quantité en est entretenue de la manière susmentionnée.

1. — *La digestion.*

La digestion se fait par le triturage des mets, par leur mélange avec la salive et les sucs gastriques, biliaires, pancréatiques et intestinaux, et par le travail de l'appareil digestif, surtout de l'estomac et des intestins.

Le suc nourricier est résorbé des intestins et rassemblé dans deux canaux, les canaux *thoraciques* gauche et droit, qui le conduisent au torrent circulatoire immédiatement avant son entrée au cœur droit.

2. — *La circulation du sang.*

Le mélange du sang veineux ou sang noir, revenant de toutes les parties du corps, avec le suc nourricier, pénètre dans l'oreillette droite du cœur, pour sortir et être oxydé dans les poumons, c'est-à-dire pour être transformé en *sang artériel* ou sang rouge. Le sang artériel passe des poumons à l'oreillette gauche du cœur, de là dans le ventricule gauche, et par l'aorte dans les artères, qui le distribuent dans toutes les parties du corps. Le sang *veineux* coule donc vers le cœur; le sang *artériel* quitte le cœur.

Dans l'état de santé, le sang artériel abandonne de ses principes nutritifs autant que le besoin l'exige; en même temps les matières superflues sont résorbées et réunies dans les vaisseaux *lymphatiques*, canaux qui longent les veines; les matières appelées lymphes forment une réserve pour les temps de disette; les *glandes lymphatiques* les changent peu à peu en sang. Cette lymphe parvient au torrent circulatoire dans la même région que le suc nourricier, pour entrer avec lui dans le cœur droit. Les glandes lymphatiques sont groupées au cou, à la nuque, aux coudes, aux aisselles, dans les aînes, au mésentère, aux jarrets et au bout des poumons.

Les forces motrices de la circulation et de l'assimilation du sang sont les nerfs et les muscles ; elles exécutent leur travail par le cœur, le thorax et les vaisseaux sanguins, qui se dilatent et se contractent dans un ordre déterminé.

Le sang nourrit aussi et surtout les nerfs : le sang malade rend donc les nerfs malades, et *vice versa* les nerfs malades appauvrissent le sang. Par cette union intime entre les nerfs et le sang, on comprend que les causes des maladies sont infinies et que personne ne peut les reconnaître toutes. Tant que le sang est bon, tant que tous les organes fonctionnent bien, le corps est bien portant, et le sang peut continuer à être sain et bien réparti. Enlevez au sang des matières essentielles, ne les remplacez pas, ou remplacez-les par des matières étrangères, nuisibles, ou bien trop abondantes, le sang sera toujours chargé de principes maladifs : il n'aura donc pas la composition normale nécessaire à la santé. S'il arrive en outre que la circulation soit arrêtée ou mal répartie, une *maladie du sang* viendra se déclarer.

Une *maladie du sang* peut se présenter sous plusieurs formes :

1° La circulation est irrégulière ; 2° quelques parties du corps sont surchargées de sang, d'autres sont exsangues ; 3° les *caillots* peuvent changer de qualité et de quantité. Leur quantité ayant diminué, la sérosité est plus grande, mais la quantité générale du sang reste la même. Nous dirons donc : *la qualité du sang change,* mais *la quantité ne change pas.*

Si le changement du sang se fait subitement, c'est la forme *aiguë* de la maladie ; s'il se fait lentement, c'est la forme *chronique* qui existe.

Nous considérons comme *maladies du sang et des humeurs* toutes les maladies qui affectent les organes digestifs, respiratoires et excrétoires : ce sont les maladies de l'appareil digestif, des organes respiratoires, des vaisseaux sanguins et lymphatiques, de la peau, des organes excrétoires (urinaires et sexuels), enfin, les maladies générales du sang et des humeurs.

II. — ÉTATS MALADIFS DU SANG.

1. — *Inflammation.*

Avant de passer à la description des maladies particulières du sang, il importe que nous donnions des détails sur ses états maladifs généraux. Le sang *malade* contient des matières malsaines et étrangères. Le sang a une tendance à se purifier, c'est-à-dire qu'il cherche à se débarrasser des matières morbides et à se charger de matières utiles. Ses efforts d'élimination et de reconstitution sont tantôt lents et doux : c'est le cas du *catarrhe sans fièvre* (l'inflammation la moins intense) ; tantôt ces efforts sont plus vigoureux : c'est le *catarrhe fiévreux* (l'inflammation plus intense), avec excrétion de sueur, d'urines et autres substances. Des efforts plus vigoureux encore conduisent à l'*inflammation proprement dite ;* enfin les efforts les plus vigoureux déterminent *la fièvre.*

Ces degrés différents demandent une explication plus étendue.

Nous voyons que l'inflammation forme la base de tous les degrés d'épuration.

Les matières étrangères ou matières usées qui restaient depuis longtemps dans le sang, ont reçu une impulsion d'une cause quelconque; elles s'accumulent dans quelques parties du corps, et ralentissent la circulation dans les vaisseaux *capillaires* (intermédiaires des artères aux veines). Les principes malsains s'amassent dans ces vaisseaux qu'ils rougissent, qu'ils rendent brûlants et douloureux: en d'autres termes, ils y produisent l'*inflammation.*

Une partie de ces mauvais principes (la plupart sont des globules blancs) s'infiltrent à travers les parois des vaisseaux et se changent en de petits corps suppurés. L'irritation produite par les matières étrangères sur les nerfs et les vaisseaux rend les parois plus extensibles; la pression mécanique de la masse de sang accumulé explique le passage des substances morbides à travers les parois sans les déchirer.

La déchirure amènerait ce qu'on appelle *hémorragie.* Cette infiltration s'appelle *exsudation.*

Les matières exsudées restent liquides ou se coagulent. L'exsudation liquide peut être de nouveau résorbée et rentrer dans le courant circulatoire ; c'est l'issue la plus heureuse de l'inflammation. L'exsudation peut aussi suppurer (abcès, suppuration) et se corrompre (gangrène). La sérosité suppurante se déclare par le catarrhe. Si la sérosité exsudée devient solide et forme un tissu nouveau, elle s'appelle *croup;* si elle devient gangréneuse, on l'appelle *diphtérite.*

L'inflammation produit donc : 1° une pléthore locale ; 2° une exsudation ; 3° la formation d'un tissu nouveau ; 4° la transformation des tissus affectés. Toutes ces circonstances troublent les fonctions organiques.

L'accumulation locale du sang est due tant à la faiblesse qu'à la surexcitation. Par suite de la faiblesse du tissu, le sang reste longtemps dans le même endroit; il se produit un ralentissement de la circulation et le reflux vers le cœur est notamment retardé. C'est ainsi que naissent les *hémorroïdes* par la faiblesse du système de la veine-porte. La surexcitation des tissus, qu'elle soit mécanique ou organique, métastatique ou idiopathique, cause une affluence énergique du sang vers les tissus enflammés ; et, puisque cette excitation n'existe pas dans d'autres tissus, le reflux est lent. De cette manière on comprend l'*irritation*, la *congestion* et l'*inflammation*. L'irritation se change en *congestion*, si le sang est dirigé de plus en plus vers l'endroit surexcité. La congestion se change en *inflammation*, si elle persiste et qu'elle produise des exsudations. L'*ébullition* du sang est une inflammation passagère sans grande exsudation. Les congestions sont la cause de beaucoup de maux: elles produisent l'asthme, la toux, les délires, la démence, les crampes d'estomac, les coliques, la diarrhée, etc.

Les causes *secondaires* de l'inflammation sont : la suppression de la transpiration cutanée (refroidissement), les vêtements serrés, les ligatures, les lésions, la pression pure et simple, les tumeurs, les tubercules, les indurations, le goître, la suppression du flux et la grossesse.

Les symptômes de l'inflammation sont : la chaleur, la douleur et la tumeur.

La *douleur* s'explique par le dérangement des forces de pression, d'extension et de nutrition ; tous ces dérangements saisissent les nerfs sensitifs. C'est seulement le privilège des natures encore viables d'être atteintes d'inflammation, puisque l'inflammation n'est qu'une tendance énergique vers la guérison.

La douleur est souvent un faux témoin de l'inflammation et de son degré, parce qu'elle a són siège en un endroit hors de l'organe affecté, et que souvent elle se manifeste simplement par la pression pratiquée sur la partie endolorie : habituellement elle est plus intense que la force du mal ; parfois cependant elle est moins intense. Il y a une douleur *convulsive* et une douleur *inflammatoire*. La douleur convulsive ne persiste pas, ne produit pas d'exsudation ; la pression ne l'augmente pas et l'urine reste claire. La douleur inflammatoire est persistante ; elle est sensible à la pression, produit des exsudations et une urine rouge.

Les frissons subits et la rémission presque totale d'une douleur inflammatoire manifestent le passage de l'exsudation à la suppuration ; la cessation subite d'une telle douleur ou la cessation complète de tout autre malaise, la diminution des pulsations et de la température des extrémités annoncent le passage de la suppuration à la gangrène, ce qui est un très mauvais symptôme. La douleur dans les membranes est beaucoup plus sensible que dans les gros muscles. Tous ces changements proviennent des nerfs, qui étant alors surexcités dans leurs terminaisons périphériques communiquent l'irritation à un centre nerveux. C'est ainsi que bon nombre de congestions naissent à la tête et aux poumons par suite de l'inflammation des nerfs de l'*abdomen*.

Le prélat Kneipp a été bien inspiré encore sur ce point, en ordonnant la cab. contre presque tous ces états maladifs. Il dit : « Je ne puis comprendre que les médecins puissent se contenter d'applications locales en tous ces cas, et ne veuillent pas attaquer le mal en son essence. L'état du sang, des humeurs et des nerfs dans les intestins et dans d'autres parties délicates, est décisif dans les maladies, et par conséquent aussi pour la guérison des malades. »

La cab. est un remède excellent, qui apporte son secours d'une manière certaine et subite, et sans danger aucun. Elle guérit bien vite les maux de tête, les vertiges, les névralgies, les maux de dents, la migraine et toute la série des maladies nerveuses et inflammatoires.

2. — *Catarrhe.*

Le *catarrhe sans fièvre* est l'inflammation la moins intense, avons-nous dit. C'est une inflammation de la *muqueuse*, membrane qui continue la peau dans l'intérieur du corps, en tapissant ces canaux et ces excavations dont l'ouverture est à l'extérieur. Les muqueuses engendrent le *mucus*, liquide qui les enduit ; elles sont très riches en vaisseaux et en nerfs.

Le refroidissement, c'est-à-dire le retrait de chaleur, rendrait bien les muqueuses plus froides, mais n'y amènerait pas d'inflammation si des matières hétérogènes ne s'étaient emparées de leur tissu. Le froid influence en premier lieu les nerfs des vaisseaux. Par leur surexcitation, ces nerfs pressent les matières usées et les mettent en mouvement. Le mouvement peut être dû au changement de température, à une secousse, à une lésion ou à un changement de régime dans l'alimentation. C'est ce mouvement qui produit les sensations douloureuses, depuis le rhume de cerveau jusqu'à la maladie la plus grave. Le froid contracte la peau : c'est pourquoi ce mouvement prend son cours vers l'intérieur du corps, au lieu de se diriger vers l'extérieur. C'est ainsi que doit naître l'inflammation. Si l'effort de l'organisme ne peut pas provoquer les excrétions nécessaires, il résulte de cette circonstance des crampes, des paralysies, des attaques d'apoplexie ou des micro-organismes, comme les excroissances, les indurations, l'affaissement et l'irritation locale.

Le monde a peur des catarrhes ; et cependant, certaines circonstances étant données, le catarrhe doit être considéré comme le meilleur ami de l'organisme, parce que l'accumulation des matières étrangères conduirait forcément à des issues plus désastreuses. Nous ne devrions donc pas dire :

Quel malheur! je me suis refroidi; mais il faudrait dire : quel malheur! mon corps est chargé de matières morbides!

3. — *Refroidissement.*

Ce que le commun des gens appelle refroidissement, catarrhe, fièvre, n'est qu'une inflammation.

Le refroidissement est dû à l'influence du froid sur la peau chaude ou en transpiration. On attrape des refroidissements lorsqu'on est tout mouillé par la pluie, lorsqu'on reste tout en sueur dans un courant d'air ou qu'on éprouve un changement trop subit de température. Lorsqu'on est en transpiration, il faut arriver à un rafraîchissement lent et progressif. Le mieux est de faire une lt. et de s'aliter un quart d'heure; cette lotion non seulement vous fait échapper au catarrhe, mais elle endurcit le corps et favorise la santé. Le refroidissement peut être *lent*, s'il naît d'un habillement trop léger, ou parce qu'on n'est pas assez couvert pendant la nuit, ou si l'on reste et dort dans des chambres humides, mal aérées, sur des matelas ou dans des draps humides. Prendre la chemise de l'armoire en *hiver* et la mettre sans la sécher, cela suffit pour produire un refroidissement, parce que le linge attire l'humidité. Il faut donc sécher le linge du corps et du lit avant de l'employer.

Les natures les plus accessibles aux refroidissements sont les natures tendres, molles et faibles, les anémiques et les imprudents qui, en automne, au printemps ou dans la transpiration, ne savent pas effectuer raisonnablement le passage du chaud au froid.

Pour prévenir les refroidissements et les catarrhes, il faut s'endurcir par l'eau.

Les Trg. I et II vous rendent ce service. Habituellement, tâcher d'avoir chaud aux pieds et au dos ; lorsqu'on est en transpiration, il faut éviter, pendant 10 minutes au moins, une pièce chauffée, et se donner du mouvement ailleurs.

4. — *Guérison des divers états maladifs qui précèdent.*

Dans le traitement de l'inflammation (catarrhe et refroidissement), on tâchera, d'après notre exposé, de dériver le sang, de contracter les vaisseaux et de faire résorber les exsudations, de régler la circulation, d'amener une bonne répartition du sang et du calorique, et de réconforter en même temps l'organisme.

Comme remèdes procurant de la chaleur, nous mentionnons la cab. chaude, les vte, le vch., le vpd., les bains et les maillots chauds, par ex., le bsg. de 30° c., et notamment le bain de *vapeur au lit*. Intérieurement : le lait chaud avec du fenouil, une soupe chaude. Il faut toujours considérer si le patient souffre du froid ou non. Les organes les plus affectés peuvent être lavés par une eau de 40° c.

Le calorique étant suffisant, on tâche de faire *dériver* le sang par le maillot des pieds, des genoux, par des compresses eau et vinaigre, par la cab. froide, le 1/2 b., le maillot du cou, le châle, le pm., la cd., la cab., la mfr. et la marche np. Souvent la s. rend de véritables services.

Localement, on emploie le fromage blanc, les compresses à l'eau vinaigrée, le fgr., la pr., la décoction d'écorce ou de feuilles de chêne et l'argile.

Les *affusions* et les *frictions* sont *contre*-indiquées.

Pour combattre le catarrhe, on peut débuter par prendre du mouvement à l'air frais jusqu'à la transpiration, puis pratiquer une lt. et s'aliter une 1/2 h. au plus. Si le refroidissement est plus sérieux, il faut s'aliter au début pendant une heure entière et faire une lt. chaque heure jusqu'à la transpiration; lorsqu'on est tout en sueur, on fait la dernière lt., on s'alite et l'on a soin que la sueur ne se produise plus ; ce qu'on atteint en mettant les mains hors du lit. Nous ferons remarquer que le patient doit tenir dans tous les cas le torse couvert : ainsi la poitrine ne doit jamais être découverte pendant une transpiration, parce qu'un catarrhe de poitrine en résulterait.

Il est permis de découvrir les mains ou bien les pieds.

5. — *Fièvre.*

La fièvre est le plus haut degré de l'inflammation. Toute inflammation n'est pas une fièvre, mais toute fièvre est une inflammation.

La fièvre est une suractivité des nerfs et du sang qui tend à expulser les matières morbifiques. Ces matières ont été mises en révolution par une cause excitante quelconque et cherchent une issue;

ou, pour mieux dire, l'organisme emploie toutes ses forces pour éliminer les ennemis qui ont pénétré dans son intérieur. L'organisme robuste seul sait produire une fièvre. La température élevée, la respiration accélérée, la circulation rapide du sang, tous les mouvements des muscles et des nerfs dénotent l'effort de l'organisme. Il veut dépurer en conduisant une plus grande quantité de bon sang dans les parties surchargées de principes malsains; il veut épurer par une augmentation d'oxydation. La fièvre n'est qu'une oxydation renforcée.

Le corps vivant a sa propre *chaleur animale*, qu'il engendre par l'activité de ses organes, et principalement à l'aide de l'oxygène qui brûle les matières nutritives et les matières usées. Dans tout organisme sain et par toutes les températures atmosphériques, la chaleur animale est en moyenne de 37°,5 c. Si la température corporelle descend subitement au dessous de ce degré, c'est le *collapsus;* si elle s'élève un peu au dessus, cette circonstance est souvent sans beaucoup d'importance. Le degré est plus élevé de 4 à 6 heures de l'après-midi que de 7 à 9 heures du matin; dans la jeunesse, il est plus élevé que dans la vieillesse ; après un repas, il se trouve également plus élevé qu'avant. Un voyage, un mouvement font monter un peu le degré normal.

Le degré normal du calorique est nécessaire pour faire du bon sang et maintenir l'équilibre de l'échange organique ; sans cette chaleur, l'oxygène ne peut pas entrer en combinaison intime avec les matières nutritives, et l'assimilation est rendue plus difficile ou impossible. Le froid rend l'assimilation impossible, et la chaleur trop élevée détruit les tissus. Donc le degré normal de chaleur et une bonne répartition du calorique dans tous les organes, voilà ce qui est le plus nécessaire à la vie.

Le corps engendre le calorique par l'oxydation; mais il en perd par le rayonnement, par le contact et l'évaporation. La sueur, l'action de la peau, les excrétions et les évacuations déterminent un retrait de chaleur, qui s'échappe par les poumons, la peau, la vessie et l'anus. Les applications d'eau diminuent aussi le calorique en attirant le sang à la périphérie et en le rafraîchissant. Si l'apport de chaleur surpasse le retrait, le degré du calorique montera. Dans la fièvre non seulement l'apport de chaleur est augmenté, mais le retrait est aussi diminué. Il semble que, quelques jours déjà avant l'éclosion de la fièvre, le corps tend à retenir le calorique : c'est ainsi que s'expliquent les *frissons* précurseurs de la fièvre.

Les nerfs moteurs des vaisseaux régularisent le calorique; ils paraissent être comme paralysés durant la fièvre : de là l'augmentation du calorique, et la répartition irrégulière du sang et du calorique. 38° c. n'indiquent pas toujours un grand changement dans la vie de l'organisme; celui qui dépasse ce degré devient fiévreux; 39° c. passés indiquent la fièvre; 40° c. passés, une forte fièvre, et au delà de 42° c., la maladie est des plus dangereuses. L'abaissement subit est également très dangereux. La température du corps se mesure à l'aide d'un thermomètre maxima, que l'on échauffe un peu dans la main, et qu'on place pendant 10 minutes ou un quart d'heure sous l'aisselle du malade. Le meilleur temps pour les constatations est le matin entre 7 et 9 heures, et le soir entre 4 et 6 heures. En même temps que la température est plus élevée, le nombre des pulsations est augmenté (90 à 100 par minute), et la respiration est accélérée (20 fois par minute). On admet aisément que de telles circonstances anormales doivent engendrer les dérangements les plus différents, surtout dans le cerveau, le cœur, le foie et les reins, dans les muscles instinctifs et les petits vaisseaux sanguins. L'élévation de la température change les tissus, ce qui cause des dérangements dans les fonctions, des paralysies, etc. ; ou bien elle détruit les tissus, et le danger de mort se présente. Le trouble du cœur s'annonce par un pouls rapide : car plus le calorique est intense, plus les contractions du cœur sont fréquentes ; les pulsations doivent donc être aussi plus répétées. Une température trop élevée paralyse le cœur, et le pouls devient plus faible. Le trouble du cerveau explique tous les phénomènes nerveux, comme les frissons, le mal de tête, l'indisposition, l'affaissement, la surexcitation, la somnolence, le délire et les embarras de digestion. D'un côté, l'accélération du torrent circulatoire, des pulsations et de la respiration augmente l'usure des principes nutritifs, et d'autre part la digestion et l'appétit sont troublés : donc les sucs gastriques seront diminués et détruits. La position critique de l'organisme est devenue celle d'un ouvrier qui, avec des forces amoindries, doit faire plus de besogne.

Faut-il recourir à des remèdes qui épuisent l'organisme et y introduisent des matières étrangères, qu'il doit ensuite éliminer avec un surcroît de travail ? La médecine naturelle ne le fera pas : elle considère la fièvre comme une tendance de la nature vers la guérison, comme une gardienne qui dénonce ce qui n'est pas en règle, qui demande du secours pour combattre l'ennemi. Si elle réussit dans le combat, elle épure et guérit la partie affectée ou tout l'organisme. Comme la fièvre est aussi un état maladif, on devra lui aider à porter l'équilibre et l'harmonie dans toutes les fonctions organiques ; après l'équilibrement, la fièvre sera partie. Pour atteindre son but, le médecin règle la circulation, répartit le sang et le calorique, et abaisse avant tout la température corporelle. Le traitement doit varier d'après l'espèce de fièvre : il s'agit donc de trouver les causes du dérangement. Les remèdes seront des rafraîchissements et des calmants, des résolutifs et des excrétifs ; ils empêcheront l'accumulation de nouveaux poisons. Les phénomènes concomitants de la fièvre sont les frissons, la soif, la sueur, l'engourdissement ; ils doivent être pris en considération dans le traitement.

Dès le début, il faut abaisser la température du patient : de cette manière on diminue le danger, et les dérangements sont plus faciles à équilibrer ; on combat ainsi le surcroît d'activité. Il ne faut pas négliger de fortifier le cœur et d'exciter les sécrétions. Par les applications de l'eau froide, on réussit à abaisser le calorique, qui ne doit pas dépasser 38° c., mais qui ne doit non plus être ramené au-dessous de 37°. Le *1/2 b.* est le *spécifique* contre la fièvre. Son degré sera au commencement de 15° c. passés, à cause des poumons ; cette température possède aussi cet avantage que le malade peut rester plus longtemps dans l'eau et perdre plus de chaleur. Nous recommandons de donner 18° c. au 1/2 b., d'y faire entrer le patient, de lui appliquer une compresse froide sur la tête. La durée du bain est de 6 à 8, et même 12 minutes.

Pendant ce temps, il est frictionné avec les mains ou avec des linges, d'abord sur les parties hors de l'eau, puis sur les parties immergées. En même temps, on ajoute de l'eau fraîche pour abaisser peu à peu la température à 12° c.

A la rémission de la fièvre, on donne au 1/2 b. 16 à 25° c.

Un tel bain vaut mieux qu'un grand nombre de maillots, qui rendent cependant beaucoup de services dans les intervalles. Si la fièvre dépasse 39°, on administre le gm. aussitôt après le 1/2 b. ; si on négligeait cette application, la fièvre reprendrait trop vite de la force ; dans ces conditions, le gm. doit être renouvelé chaque demi-heure. Nous pouvons aussi recommander la cd., la cab., ou cd. et ca. simultanément. On peut même maîtriser la fièvre par la lt. et le gm. seuls ; ces applications sont indiquées pour les cas où les bains sont impossibles. Toutes les applications sont répétées dès que la température dépasse 38° : ainsi l'on peut prendre jusqu'à 5 demi-bains en un seul jour, et en outre 2 ou 3 maillots, nombre qu'il ne faut pas dépasser.

Les pieds doivent être entretenus bien chauds,

soit par eux-mêmes, soit par des remèdes artificiels, comme les maillots ou les cruchons chauds.

Pour combattre la soif, on donne aussi l'eau intérieurement, ou l'on permet des sucs de fruits, comme ceux des framboises, des groseilles et des cerises. Contre la constipation, notre manière de donner des *lavements* doit être pratiquée soigneusement ; on peut en administrer jusqu'à trois par jour. Mais toujours il faut de la prudence, surtout au début de la fièvre. Ces lavements abaissent aussi la température interne. Après les selles ou après la diarrhée, on donne le lavement à garder. Les herbes antipyrétiques sont le fgr., le tus., la pr., les orties, l'abs. et la sauge. Nous prescrivons aussi l'huile d'olive, le petit lait, l'eau de choucroute atténuée et le lait caillé. Contre la transpiration l'on emploie 2 lt. par jour. Les maux de tête sont combattus par des compresses, des maillots, et surtout par des maillots de genoux. Le cerveau est décongestionné de la même manière. Par toutes ces applications, on active l'organisme, on excite l'appétit et on obvie à la faiblesse.

Le bain complet froid, le demi-bain froid, le bsg. froid (8-10° c) et les bains de vapeur ne sont pas ordonnés ; les maillots ne doivent pas être pratiqués dans les paroxysmes. On emploie préférablement le pm., puis seulement le gm., la chm., et peut-être l'esp.

a. — Cure antipyrétique.

En résumé, nous comprenons dans la cure antipyrétique la lt. avant tout, puis le demi-b., en alternant avec des maillots, si le degré de la fièvre l'exige.

b. — Régime de fièvre.

Le régime de la fièvre s'accommode beaucoup des liquides, et doit fournir au corps la nourriture qu'il peut digérer ; notez bien : qu'il peut digérer ; or, parfois l'estomac ne peut rien digérer. Voici la meilleure des règles : *peu, souvent,* et *rien de nuisible.*

Pendant la fièvre, les liquides seuls sont tolérés.

Comme boisson, on emploie de préférence : l'eau pure et fraîche, ou l'eau mêlée de vin, des fruits cuits et des sucs de fruits ; de l'eau de riz, de pain et de citron, la décoction de sureau (fleurs ou baies). La boisson faite avec de l'avoine ou de l'orge est excellente (voir *Médication*) : 120 grammes d'orge ou d'avoine sur un litre d'eau en tout, cuits pendant une heure.

Eau de citron : 1 p. c. de jus et 2 p. c. de sucre pulvérisé sur 1 demi-litre d'eau.

Préparation du *jus de pommes :* 20 pommes mises en minces parties sont cuites avec leur écorce dans un litre et quart d'eau avec 100 grammes de sucre ; on passe la décoction, et elle sert en boisson froide. Ce jus est un bon remède contre la toux ; on y peut mêler du miel ou du jus de citron.

Préparation de l'*eau de pain :* On dessèche des tranches de pain ; ces tranches étant chaudes, on y verse de l'eau fraîche. On couvre le vase un quart d'heure, et l'on a l'eau de pain, qui est très rafraîchissante.

Eau de riz : 100 gr. sur 1 litre et demi d'eau, cuire une demi-heure; ajouter un peu de sel ou d'écorce de citron; passer et boire avec ou sans sucre.

La meilleure nourriture est 1 c. de lait par heure; mais cette c. peut être trop pour certains malades. Nous recommandons de ne rien manger au début de la fièvre pendant 6 à 12 jours environ, et de continuer à s'abstenir de nourriture jusqu'à ce que la faim se fasse sentir.

Pour essayer, on donne au malade un morceau de pain, qu'il prend dans la bouche : si ce pain lui plaît, c'est un signe qu'il a appétit et qu'il peut manger; si le contraire se produit, c'est que l'estomac est encore trop faible pour digérer où qu'il ne peut encore prendre des mets solides. Si le lait convient à l'estomac, c'est le remède le plus substantiel et le plus propre à conserver les forces du patient.

Il est bon de mêler 3 gouttes de teinture d'absinthe à un demi-bol de lait; on en donne chaque heure au malade. Le lait est cuit seulement quand on a des doutes sur sa valeur. Les décoctions d'avoine, d'orge, de riz ou de pain séché, la soupe grillée, conviennent parfois et ne nuisent en rien, quand on en use modérément. Pas de vin, pas de bouillon, pas de vinaigre, pas de farineux. Durant la convalescence, on peut prendre des œufs, mêlés à la crème d'orge; la viande fraîche, le riz et les pois verts sont aussi permis.

Puissions-nous débarrasser tout le monde de ce

préjugé funeste que le vin et le bouillon sont des réconfortants !

N'ayant pas ou presque pas de principes nutritifs, comment fortifieraient-ils ? Ils excitent, surexcitent, et sont un poison pour les fiévreux. Nous ne comprenons pas pourquoi les médecins qui développent ces idées dans leurs ouvrages, font le contraire dans la pratique. Vous voulez avoir un réconfortant ? Bien ! mais prenez le lait qui vous fournit ce que le vin et le bouilllon vous refusent, et prenez-le peu à peu, en quantités minimes, et, si vous le pouvez, mangez-le avec du pain.

Toutes les espèces de fièvre, comme l'influenza, la fièvre intermittente, la fièvre typhoïde, le typhus, la fièvre puerpérale, etc., sont traitées de la même manière.

III. — MALADIES FIÉVREUSES.

1. — *Influenza ou catarrhe russe, grippe.*

L'influenza est une forme particulière du catarrhe, qui est *infectieuse,* et qui est par conséquent occasionnée par des bacilles propres. Ce catarrhe saisit particulièrement une partie faible. On en connaît trois formes principales : 1° la forme *nerveuse,* qui est accompagnée de douleurs nerveuses et musculaires ; 2° la forme *gastrique ;* 3° la forme *catarrheuse.*

Les phénomènes *nerveux* sont la somnolence ou l'insomnie, les vertiges, le bourdonnement d'oreilles, la peur de la lumière, les défaillances et souvent le délire. Si l'influenza attaque davantage l'*estomac*, toutes sortes d'embarras gastriques se déclarent, comme l'inappétence, le mauvais goût, la diarrhée, le vomissement et la nausée.

La forme *catarrheuse* débute par le rhume et la toux.

La durée du mal est de 8 à 15 jours et au delà. L'influenza peut être bien trompeuse et causer les maux les plus divers et les plus dangereux, par ex., la pneumonie, qui est si dangereuse pour les vieillards.

Le traitement est la cure antipyrétique et le régime de fièvre, le repos et le ménagement, un air modérément chaud. Les chff. font du bien dans toutes les maladies infectieuses.

Un bon procédé est le suivant : S'aliter une heure, et puis faire une lt. ; s'aliter une heure pour faire de nouveau après une lt. Ces opérations se continuent 3 ou 4 heures consécutives, jusqu'à la transpiration. Les affaiblis peuvent être obligés de faire jusqu'à 6 ou 8 lotions, c'est-à-dire d'employer 6 ou 8 heures pour provoquer la sueur. La transpiration étant obtenue, on reste une 1/2 h. ou 1 h. au lit; on fait ensuite la dernière lt., on met une chemise bien sèche, on va se recoucher, et l'on tâche d'empêcher une nouvelle sueur.

2. — *Fièvre typhoïde.*

La fièvre n'est pas une maladie par elle-même, mais bien le symptôme d'une maladie. La fièvre est dite *nerveuse*, si elle cause des troubles au cerveau, par exemple, la céphalalgie ou la lourdeur de la tête; si des vertiges, la somnolence, le délire, l'assoupissement, des évacuations involontaires, ou la difficulté de parler en sont les symptômes.

La fièvre *typhoïde* est la plus ordinaire des fièvres nerveuses; elle a son siège dans le bas-ventre, et s'appelle pour cela typhus *abdominal*. Le plus souvent, elle atteint les hommes de 17 à 26 ans, par suite d'une mauvaise alimentation, d'une mauvaise hygiène, de surmenage ou d'impressions morales pénibles, comme les angoisses et les grands soucis.

Les causes déterminantes sont des bacilles qui logent dans l'intestin grêle et qui causent à la muqueuse des ulcérations. Les prodrômes sont l'anorexie, la courbature, les maux de tête atroces, la langue sèche et le degré élevé de la température. Les accidents nerveux prédominent, savoir : l'excitation et les délires; des états inflammatoires peuvent aussi accompagner la fièvre, soit le catarrhe du nez et du gosier, soit le saignement du nez. Les premiers jours, il y a constipation; la douleur se déclare autour du nombril, il y a météorisme et gonflement de la rate. Vers la fin de la première semaine, viennent des diarrhées légères et même des saignements intestinaux, qui, plus tard, alternent avec la constipation. La constipation persistante est un bon symptôme. La fièvre est très capricieuse : elle change de moment en moment. Plus ses écarts de l'état habituel sont courts, moins la maladie est dangereuse.

Le type caractéristique de cette fièvre est que la température du corps s'élève lentement pendant la première semaine; au commencement de la deuxième semaine, elle est de 42° c., ou un peu plus basse; bientôt elle est presque stationnaire; elle s'abaisse pendant la troisième semaine, et devient normale dans la quatrième. Bon symptôme, si le degré est beaucoup plus bas le matin que le soir. Il y a grand danger, si le pouls bat 120 coups par minute.

Dans la *deuxième période*, le malade est appesanti, il souffre moins de la soif; les délires et les évacuations involontaires peuvent le tourmenter beaucoup. L'intervalle du 23e au 25e jour est le plus dangereux. Si la fièvre typhoïde se concentre seulement sur un organe, on peut espérer la guérison; si elle envahit tout le corps, il n'y a pas de salut.

La durée est de quatre, rarement de six semaines. L'état empire souvent quand les bacilles regagnent des forces. La poitrine et le bas-ventre montrent parfois des taches rouges, qui disparaissent assez vite.

La fièvre *typhoïde maligne* ne diffère pas de la fièvre typhoïde ordinaire. Les symptômes sont les mêmes; elle s'accompagne du catarrhe des bronches et de taches au torse et aux extrémités.

Le typhus à type rémittent (*febris recurrens*) est une maladie différente de la fièvre typhoïde; il présente deux accès véhéments, d'une durée de cinq à six jours; le second est distancé du premier de six à huit jours : de là son nom.

Pour prévenir les maladies contagieuses, il faut respirer l'air pur, boire de l'eau pure, observer la plus grande propreté en tout, particulièrement dans le blanchissage du linge.

Il faut éviter toutes les surexcitations, les mets irritants, et rendre stériles les matières virulentes en passant les vêtements à l'eau bouillante, et en éloignant les tapisseries de la chambre du malade ou en frottant les parois avec du foin frais. On verse de l'eau de chaux sur les excréments et on les enterre.

La thérapeutique pour les trois espèces de fièvre est la même : elle doit être expectante et néanmoins efficace, éviter toute médecine, et procurer le bon air, l'alimentation la plus légère et pourtant la plus réconfortante. Boire beaucoup d'eau (voir le traitement de fièvre qui est à suivre). Les écarts de régime causent les récidives les plus dangereuses ; on peut dire que la plupart des fiévreux meurent, parce que ni eux ni leur entourage ne peuvent se dominer ni se délivrer de l'erreur suivante : celui qui ne mange pas doit mourir. Et pourtant dans le cas présent, on doit se dire : celui qui mange, qui mange trop, ou trop tôt, ou qui mange des choses nuisibles, se condamne lui-même à la mort.

La température de la chambre sera de 15° c.; le lit ne doit pas être surchargé.

Nous remarquons que le malade ne doit pas reposer sur des plumes : un lit de plumes est toujours nuisible à la santé ; dans cette maladie, il peut être la cause de la mort.

La propreté et le changement fréquent du linge de corps sont indispensables.

Toutes ces règles étant suivies, toutes les fautes étant évitées, la guérison n'est pas trop difficile. On réglera le traitement de telle sorte que la fièvre ne surpasse pas 39° c. Le remède pour ainsi dire spécifique est le demi-bain, qu'il faut prendre comme nous en avons déjà donné le détail. Le manteau espagnol et le gm. ont aussi de bons effets. Somme toute, il ne faut rien brusquer et ne rien forcer.

Les *petits enfants* sont traités par la lt., la chm , la chm., eau vinaigrée, deux ou trois fois par jour, pendant 1/2 heure ou 1 heure chaque fois ; par la chff. ou par trois demi-bains chaque jour.

La *prophylaxie* exige la lt. journalière, les amers 1 c. par heure, ainsi l'abs., la pr., la sauge ou la cent. et le milp.

3. — *Fièvre intermittente* (malaria).

1) La *fièvre intermittente pernicieuse* s'engendre le plus souvent sous les tropiques. Elle a beaucoup de ressemblance avec la fièvre typhoïde : la peau est sèche, la couleur jaune, les yeux sont mats et congestionnés, la figure est enfoncée.

Les applications d'eau seront les plus douces, à cause de la grande prostration : donc employer la lt., plus tard le 1/2 bl., et les affusions depuis les plus faibles jusqu'aux plus fortes.

2) La *fièvre intermittente simple* a des périodes froides d'une durée de 1 à 6 heures ; ces périodes sont suivies d'une chaleur extrême durant 3 à 4 heures, puis une transpiration de 2 à 4 heures se manifeste. Donc un accès a une durée de 6 à 10 heures ; il est suivi d'une apyrexie de deux à quatre jours, qui peut alterner de nouveau avec un état pyrétique.

Le traitement se fait selon les accès : le froid demande des maillots chauds ; néanmoins, si le froid est trop intense, le gm. froid avec frictions doit diriger auparavant le sang vers la superficie du corps.

La chaleur exige des applications froides ; pendant la transpiration, l'on pratique la lt. ; pendant l'apyrexie, il faut ménager le patient et lui donner un peu à manger. L'eau est encore en ce cas un meilleur remède que tous les poisons minéraux.

4. — *Fièvre puerpérale* (peritonitis puerperalis).

Cette fièvre est contagieuse et très dangereuse, à cause de l'inflammation purulente des vaisseaux lymphatiques, des veines et du péritoine.

La prophylaxie exhorte à la propreté depuis l'acte de naissance, et de la part de la mère et de la part des assistants.

Le traitement est celui de la fièvre en général : on choisit principalement la lt., les lotions partielles, le pm. et la cab.

CHAPITRE III

LES MALADIES DES ORGANES DE LA DIGESTION.

I. — MALADIES DE LA BOUCHE.

1. — *Inflammation de la muqueuse buccale et gutturale.*

Comme la muqueuse tapisse la bouche, le nez, les oreilles, la gorge et les voies digestives, son inflammation commençant dans la bouche peut se propager sur toutes lesdites parties. Les lésions, une température trop élevée ou trop basse, des corps étrangers et des microbes amènent cette inflammation, dont les causes essentielles sont ordinairement les humeurs morbides du corps en général ; ce qui explique les ulcères et la suppuration. Si l'inflammation est très intense, elle s'accompagne de délire et de crampes.

a) L'inflammation *chronique* de la *muqueuse buccale* la rend flasque, prolonge la luette, et engendre des tumeurs.

b) La *gencive* est souvent atteinte d'inflammation par l'influence de dents malades : c'est ainsi que se produisent les *ulcères dentaires*.

c) La *langue* et ses muscles sont susceptibles d'inflammation; la langue peut être blessée par des dents pointues et se gonfler énormément.

d) La *parotide* est due au refroidissement, aux irritations et à d'autres maladies, comme le ptyalisme, la rougeole, la petite vérole, la scarlatine, la pneumonie et le choléra. Cette inflammation débute par la fièvre, l'envie de vomir et la douleur des oreilles ; elle provoque la raideur et le gonflement de la mâchoire gauche au devant de l'oreille ; elle aime les pérégrinations et peut se précipiter sur les méninges, même sur les organes sexuels, et déterminer la mort.

La parotide demande le traitement chaud de compresses et de bains de vapeur. A la suppuration on doit ouvrir la tumeur.

a). Le *ptyalisme* (flux de salive) naît de l'irritation des glandes salivaires, de la muqueuse et surtout du pancréas. Sa présence démontre aussi une irritation nerveuse ; enfin elle peut encore être due à la grossesse.

b). L'inflammation des *amygdales* vient du froid aux pieds, d'un refroidissement général, ou bien elle est la suite de la scarlatine et de la petite vérole. Cette inflammation forme une tumeur douloureuse, compliquée de difficultés de déglutition et de langage : elle peut aussi causer la suppuration ou l'induration (pierres amygdales). La guérison de toutes ces inflammations se fait d'après page 161, 4. Il faut tonifier l'organisme, pour qu'il opère lui-même le rétablissement ; on expulse le pus, on amollit les tumeurs ou on les contracte par des astringents, comme la décoction de l'écorce de chêne, le fgr. et la pr. (voir *Méd.*).

2. — *Autres états maladifs de la bouche.*

a) Le *muguet* se caractérise par des concrétions blanchâtres qui se forment dans la bouche au dessus de la bucc le. La malpropreté des enfants, l'emploi d'un biberon peu propre introduit un bacille (*oïdium albicans*), qui trouve un terrain propice dans la bouche. La cause est due en général aux humeurs morbides, à la suppression de l'activité cutanée, et à l'état saburral. Ce bacille produit les difficultés d'avaler, le hoquet, la toux, les nausées, le vomissement, la crampe d'estomac, la diarrhée et l'insomnie : donc il affaiblit beaucoup ; il peut même donner la mort.

b) Les *aphtes* proviennent des mêmes causes ; ces vésicules n'existent pas à la surface de la muqueuse, comme celles du muguet, mais bien au dessous de l'épithèle, et forment des taches grosses comme une lentille, qui sont limitées par un cercle rougeâtre. Elles s'accompagnent souvent d'embarras digestifs.

Outre le traitement général pour purifier le corps (chff., etc.), on pratique des gargarismes de prêle, de mauve et de guimauve. Éviter le sucre, le miel et l'alun, qui empireraient le mal et provoqueraient des métastases dangereuses.

c) La *stomacacé* s'empare au début de la gencive, puis de la muqueuse buccale. Une sérosité nauséabonde qui détruit facilement les parties voisines, est sécrétée ; les causes sont l'état saburral ou la dyscrasie. Le traitement local demande l'amélioration du sang et la propreté. Qu'on rince la bouche par les astringents comme la pr. Un mélange d'aloès, de vin, de miel et de fleurs de tilleul cuits dans l'eau rend d'utiles services. De même la pulmonaire avec la pr. et la menthe sont à recommander.

d) Même traitement pour la *gencive saignante*.

II. — PHARYNGÉE, ANGINE GUTTURALE.

Cette inflammation est un simple catarrhe, mais qui peut parfois produire de fausses membranes (croupales). Elle prend naissance de l'inflammation buccale, de la lésion par des corps étrangers, par des spiritueux, des mets durs ou des drogues. Souvent le pharynx se rétrécit, et dans ce cas l'angine peut avoir une issue fatale. Si le vagus est affecté en même temps, l'hydrophobie se déclare. Les symptômes de la pharyngée sont la douleur, les difficultés d'avaler, l'étranglement et le vomissement.

Pour éloigner les *corps étrangers*, on frappe entre les épaules du patient, on fait des chatouillements à la bouche par des instruments enduits d'huile d'olive.

Pour expulser un corps pointu de l'estomac, on doit s'abstenir des liquides et ne manger que du pain, de la purée ou des mets concentrés.

Le traitement de la pharyngée est celui de l'inflammation. Applications locales : maillot du cou et gargarisme, par exemple de fgr.

III. — MALADIES DE L'ESTOMAC.

1. — *L'estomac.*

L'orifice supérieur de l'estomac, correspondant à l'œsophage, s'appelle *cardia.* A cet orifice, l'estomac est courbé de manière à former une concavité à gauche et en arrière ; cette concavité est la plus grande de l'estomac et s'appelle grand cul-de-sac de l'estomac. Dans cette concavité s'engendre principalement le *suc gastrique ;* elle possède des glandes particulières, appelées follicules gastriques ; d'autres glandes, situées à l'orifice opposé, appelé *pylore,* secrètent le *mucus* de l'estomac et s'appellent follicules muqueux. Le mucus ne sert qu'à faciliter les glissements des parois de l'estomac.

Le *suc gastrique* est acide ; il décompose les *albuminoïdes,* la gélatine, et délaye les graisses sans les décomposer ; il empêche la fermentation et la pourriture des mets. Ses effets sont paralysés par certaines matières, par exemple, par les acides et l'alcool. Le lait se caille dans l'estomac et n'est digéré que dans cet état : donc celui qui en prend beaucoup à la fois, le digère difficilement. Prenez plutôt le lait par cuillerée, ou mêlé à du pain. Les gros morceaux, les graisses, les gousses, la fibre ligneuse de quelques aliments, ne se digèrent pas ou ne se digèrent que péniblement, parce que le suc gastrique ne peut pas du tout les pénétrer ou qu'il les pénètre très peu. La mastication exacte facilite de beaucoup la digestion. Nous ferons remarquer à ce propos que l'estomac de la plupart des hommes est forcé de digérer bien plus qu'il n'est besoin.

Pendant la digestion, les deux ouvertures de l'estomac restent fermées : le suc gastrique vient goutte à goutte se mêler au bol alimentaire.

La digestion dure de 2 à 6 heures, rarement plus ou moins.

Le contenu de l'estomac s'appelle *chyme*. L'eau, les sels et le sucre sont résorbés par les parois de l'estomac, et parviennent directement au torrent circulatoire à l'aide de la veine-porte et du foie. Le reste du chyme est poussé dans le *duodenum* par des mouvements vermiculaires. La digestion des aliments exige un bon suc gastrique, des parois et des muscles solides de l'estomac, un calorique suffisant et la liberté d'action. La nourriture elle-même doit être digeste, et jamais nuisible, soit par elle-même, soit par intempérance, soit par une température trop élevée ou trop basse.

Ce petit exposé suffit pour montrer combien il est facile de pécher contre l'estomac. L'estomac, et en général le tube digestif, doit non seulement digérer, mais faire des sécrétions et développer de la chaleur : donc les troubles qu'il cause doivent être nombreux. Les maladies de l'estomac s'engendrent par le manque de calorique et d'activité ; ses gaz et ceux des intestins exercent sur lui une pression nuisible.

Des malaises sans nombre peuvent molester

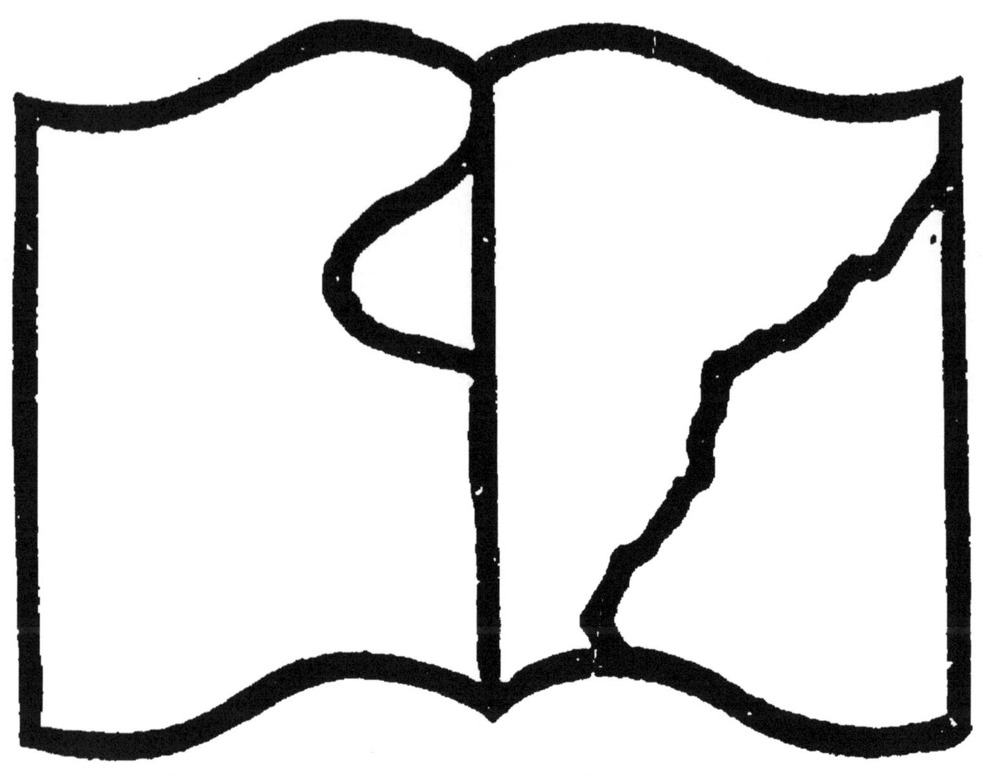

Texte détérioré — reliure défectueuse

NF Z 43-120-11

l'estomac sans qu'il se sente malade ou qu'il devienne inactif; ils sont les suites de la dépression des nerfs ou d'autres maladies.

Un mot sur le *vagus,* qui a ses terminaisons dans l'intérieur des parois de l'estomac. Ce nerf est un nerf moteur, sensitif et répressif, et doit par conséquent avoir une grande importance. Il parcourt les organes les plus indispensables à la vie animale, savoir, l'estomac, le cœur et les poumons, et il envoie ses ramifications dans les organes respiratoires et digestifs et dans la tête. Il prend son origine à la moelle allongée ; il régularise les sensations dans le tube auditif externe, annonce la faim et la soif, et aide à diriger l'action du cœur.

La description approfondie d'un seul nerf explique la relation intime de tous les organes et nous montre comment la dépression d'un seul nerf peut provoquer les troubles les plus divers dans les régions les plus différentes. L'excitation de l'estomac irrite aussi le vagus, qui fait sentir par contre son mécontentement dans tous les organes du buste, soit par le chatouillement, soit par la toux, la crampe ou les difficultés respiratoires. Ces circonstances engagent à généraliser toujours les traitements et à supprimer ainsi la cause d'un ou de plusieurs maux.

La violation du régime diététique et la négligence des soins à donner à l'estomac produisent l'acrimonie, les coliques, les crampes, les nausées, l'anorexie, les vomissements, les éructations et le ballonnement.

L'*anorexie* dénote l'état saburral, la dépression des nerfs ou une maladie quelconque.

2. — *Catarrhe d'estomac chronique.*

Les malaises que nous venons d'énumérer, sont aussi ceux du catarrhe d'estomac ; mais ils sont persistants, et se manifestent à divers degrés par l'a[illegible]issement, l'excitation, les maladies mentales, la céphalalgie, les difficultés respiratoires, ou par un état fiévreux. Le teint devient alors livide, gris-jaune ; les palpitations, les vertiges, [illegible]re et d'autres malaises accompagnent ces symptômes.

Tous les moyens curatifs naturels doivent contribuer au rétablissement : la lumière, l'air, le repos, et avant tout l'activité de la peau.

Mangez peu ; si vous en éprouvez le besoin, mangez souvent, et ne prenez que des choses digestes, qui nourrissent sans irriter.

Il y a des médecins qui prescrivent à ceux qui souffrent de l'estomac de ne prendre que deux repas par jour. Si vous mangez souvent, disent-ils, l'estomac n'est jamais en repos, et cela doit lui être préjudiciable.

Nous avançons avec Kneipp : Celui qui mange souvent et très peu à la fois, procure à l'estomac un repos presque continuel, précisément parce que cet organe a peu de peine à digérer. Certes, l'estomac doit fonctionner pour digérer une petite quantité comme pour en élaborer une plus grande ; mais les efforts sont minimes pour décomposer une quantité minime. L'estomac malade ne peut pas élaborer suffisamment les grandes quantités ;

distribuez sa tâche, vous l'aurez rendue plus facile. La règle des médecins dont nous parlions précédemment, est bonne pour l'estomac sain, mais peu convenable pour un appareil malade. Celui qui a une maladie d'estomac ne doit pas prendre de médecine, peu de tisanes, pas de spiritueux ni de viandes fumées. La viande blanche, la soupe fortifiante et le lait battu seront ses aliments. Il faut prendre le lait avec précaution, avons-nous dit, et éviter les graisses et le sucre.

Le traitement débute par le tr. g. I, II, III ; il se termine par le demi-bain, le bsg., le pm., les affusions et, au cas donné, par les lavements.

3. — *Catarrhe d'estomac aigu.*

Le catarrhe d'estomac aigu se manifeste avec ou sans fièvre. Le catarrhe fiévreux s'appelle *fièvre gastrique* (*febris gastrica*) ; l'autre, c'est la *gastrite* (*gastritis*).

Si le foie est atteint en même temps, ce qui s'annonce par un goût bilieux, un teint et une langue jaunes, par les évacuations et les vomissements biliaires, c'est la *fièvre bilieuse.*

Les causes générales de ces maladies sont : la faiblesse de l'estomac, les écarts de régime, le refroidissement, les grandes chaleurs, la neurasthénie, les spiritueux, d'autres maladies, une mauvaise médication, les hémorroïdes, la suppression des flux de sang, la goutte et les miasmes infectieux.

L'inappétence et le mal de tête sont toujours du nombre des malaises.

La langue a un enduit jaune ou brunâtre ; il y a des éructations, des constrictions à l'hypogastre ; les pieds sont froids, le vomissement est visqueux ; on constate du météorisme, une transpiration profuse, des crampes, des douleurs violentes et fiévreuses, des crampes de mollets, des étranglements ; l'urine est rouge, la syncope et le vomissement peuvent se produire. Le degré le plus élevé et l'état le plus dangereux s'accompagnent du délire.

Le traitement demande le repos. Plus on emploie les moyens curatifs naturels, moins on emploie des aliments et des remèdes internes, plus la guérison est accélérée. Les applications sont le trg. I, II, III ; on recommande les lotions et la cab. ; les bpd. froids rendent aussi de grands services. Les bains et les mets mucilagineux, le lait battu conviennent à l'estomac ; les lavements procurent la liberté du ventre.

Il est bon de boire parfois de l'eau attiédie au lieu de prendre de l'eau froide.

Si la cause du catarrhe aigu est l'*empoisonnement,* on boit de l'eau attiédie ou du lait délayé avec de l'eau, de l'huile ou du vinaigre.

Le gruau d'avoine ou le miel feraient aussi du bien.

4. — *Dyspepsie.*

La dyspepsie est une digestion laborieuse accompagnée d'aigreurs et de pyrose.

Le goût est bon, la langue sans enduit, l'odeur de la bouche n'est pas fétide ; et néanmoins la digestion est pénible, et s'accompagne de l'inappétence ou d'un appétit médiocre, d'éructations et d'une compression de l'estomac, qui est tout engorgé.

Ces symptômes font différer la dyspepsie du catarrhe d'estomac.

La dyspepsie provient d'un régime contre nature, des boissons chaudes, de la débauche, du chagrin, du défaut de mouvement et du surmenage de l'esprit.

Les symptômes sont l'hypocondrie, la courbature, l'amaigrissement, la céphalalgie, la constriction de l'épigastre, les nausées et les dégoûts.

Le traitement à suivre est celui des nerfs. Les simples ne seront employés que rarement et avec des intervalles. Le régime alimentaire doit être strict ; la tempérance est recommandée et les aliments lourds doivent être évités ; le lait se prend à petites doses. Le mouvement et le repos corporels ramènent les forces ; les lavements procurent les selles. On débute avec la lt., pour venir à la j., à la sp., à la d.; le bsg. et le pm. principalement, sont à employer, comme aussi les ff. ch. sur le bas-ventre, et intérieurement le lait chaud au fenouil.

5. — *Pyrose* (pyrosis).

a) La *pyrose* fait ressentir les ardeurs de l'estomac jusqu'à la gorge, produit des aigreurs ou même un vomissement aqueux, accompagné de mouvements spasmodiques. Cet état s'explique par la formation des aigreurs qui surviennent facilement chez les jeunes personnes nerveuses.

Les causes déterminantes sont les graisses, les farineux lourds, les mets acides, les spiritueux et le tabac. Éloigner les causes, calmer et tonifier les nerfs, bonifier les sucs gastriques, voilà les indications.

La poudre du bois de tilleul est efficace; tous les simples amers, pris raisonnablement, conduisent au but ; pour achever la guérison l'on suit la cure de la dyspepsie. Le patient évitera les sucreries ; la viande est ce qui convient le mieux.

b) Contre les *éructations*, on prend le suc citrique, des purées cuites longuement, des légumes, des soupes fortifiantes, peu de liquides, et en général peu de viande.

6. — *Ulcères d'estomac.*

Les crampes d'estomac sont causées souvent par un *ulcère* d'estomac.

Cet ulcère est rond et se forme ordinairement près du pylore.

Le café chaud est la cause principale de cet ulcère : voilà pourquoi c'est un mal qui affecte surtout les femmes. Le mal peut percer la paroi stomacale ; il reste guérissable mais dangereux, si le bol alimentaire se précipite dans la cavité épigastrique, et cause la péritonite.

Les crampes occasionnées par un ulcère stomacal sont bien douloureuses ; le hoquet, l'étranglement, le vomissement, les coliques, les palpitations et la syncope sont concomitants.

Le traitement prescrit un régime sévère, qui interdit tout aliment irritant : sur les ulcères externes, on ne mettrait certainement pas du sel ni du poivre. Ménagez l'estomac, améliorez les sucs gastriques, et la nature usera de ses forces curatives pour achever le rétablissement.

Le régime exige le pain au son (bien mâché), le lait battu, le fromage blanc, les mets mucilagineux comme le gruau d'avoine. Mangez la farine de pain à l'état sec, buvez de l'eau de choucroute préparée de la manière suivante : 1 c. de cette eau et 8 c. d'eau simple ; on prend par heure 1 c. de ce mélange. Comme applications l'on emploie le pm. et la cab., vch., maillots ff. L'abdomen étant extrêmement sensible dans cet état, on le couvre d'un linge sec avant d'appliquer la cab. ou le pm., qu'on peut aussi poser à sec et arroser avec une décoction de ff., de prêle et de pics de pin.

En dehors des applications locales, il faut en faire de générales, qui sont individuelles. La cure peut toujours débuter par le trg. I, pour arriver progressivement au trg. II et III et au tr. des aff. ; il faut voir si le patient peut recouvrer ses forces.

7. — *Ulcères d'intestins.*

Les ulcères d'intestins se guérissent comme les ulcères de l'estomac. Ils s'engendrent souvent par suite de la phtisie, de la dysenterie, de la fièvre typhoïde, ou d'autres maladies qui affectent la muqueuse intestinale. Les sompresses chaudes prêtent momentanément le meilleur secours.

8. — *Vomissement* (vomitus).

Le vomissement dénote un estomac irrité, ou annonce l'irritation exercée sur l'estomac par un organe voisin, comme le foie notamment, les intestins, les reins, la matrice, le cerveau et la moelle épinière. Les excitations de l'esprit, une hernie, la constipation, l'empoisonnement, la migraine, l'hystérie, les œdèmes, la période, la grossesse, les calculs biliaires et rénaux, provoquent également le vomissement. Souvent ce n'est qu'un mal de nerfs qui se déclare de grand matin, ou après des excitations morales.

Le vomissement s'explique de la manière suivante : le diaphragme et les muscles abdominaux contractent spasmodiquement l'estomac, le cardia s'ouvre, et le chyme est lancé en haut par l'œsophage. La moëlle allongée influence ces mouvements, qui affectent aussi, par le vagus, les organes respiratoires : voilà pourquoi l'on peut faire cesser le vomissement ou le faciliter en pratiquant de fortes respirations. On sait que si le vomissement se produit immédiatement après le repas, il n'est dû qu'à l'irritation de l'estomac. Cette irritation provenant d'autres organes rend l'estomac douloureux et spasmodique : alors seulement il commence à repousser son contenu par la bouche.

La guérison indirecte demande que l'irritation étrangère soit éliminée. Aux femmes dans l'état de la grossesse, la position horizontale procure souvent la cessation du mal. Il ne faut jamais oublier d'entretenir la liberté du ventre.

Le traitement direct calme et réconforte l'estomac par des remèdes externes et internes. Ce qu'il vise principalement, c'est de régulariser la circulation du sang, d'augmenter et de distribuer le calorique, et en général d'apaiser les nerfs. Une bonne méthode est la suivante : la cd. ch. un jour, la cab. ch. un autre jour, le bpd. ch. le troisième jour. Il faut opérer surtout sur les nerfs du bas-ventre par la cab. ch. qui est renouvelée toutes les demi-heures, si la chaleur fait du bien. D'autres expédients apporteront aussi du soulagement : les ff. infusées sont excellentes. Intérieurement, le lait chaud au fenouil. Si le patient est très sensible, on ne peut pratiquer au commencement que la cab. ou la lt. en sortant nuitamment du lit, ou l'on peut simplement faire la lotion du bas-ventre. L'abdomen étant trop sensible, on pose un linge sec sur le corps, que vient couvrir la cab. ou le pm.

On peut laisser tous les linges à sec en les posant et les arroser ensuite.

Souvent le gm. ch. fait aussi du bien ; le bpd. ch. est notamment calmant. Plus tard, le patient suit le traitement des nerfs ; le demi-bain et les affusions le réconfortent.

Le meilleur remède intérieur est un peu d'eau chaude mêlée avec une petite quantité de décoction d'abs. : par exemple, on prend 2 c. de cette décoction mêlées à une tasse d'eau. Les fruits sont recommandés.

Le *vomissement* des enfants est souvent dû aux

vers, ou à une dilatation de l'estomac, ou bien à l'hydrocéphalie. Les remèdes pour les enfants sont la cab. ch., ou le pm. ch., la lt., le demi-bain, l'eau sucrée ou miellée (1 c. de miel est cuite dans 1/4 de l. d'eau) : 1 c. chaque demi-heure ; l'herbe de l'abs. avec la cent. : 6 à 8 gouttes avec du sucre ; l'huile de fenouil, 4 à 6 gouttes.

9. — *Hoquet* (singultus).

Si le hoquet se présente après le repas, il annonce le refroidissement ou l'acrimonie de l'estomac, ou simplement la neurasthénie. Ayez donc soin de rester au chaud et immobile après le repas. L'eau sucrée apaise momentanément ce mal ; on la boira lentement. Pour extirper le mal, il faut faire la cure des nerfs.

10. — *Vomissement de sang* (vomitus cruentus).

Le vomissement de sang résulte de la dilatation ou du déchirement des vaisseaux sanguins de l'estomac, d'un abcès de l'estomac ou de la rate. Des matières énergiques, comme la bile, les poisons, les vers et certaines lésions y contribuent pour une bonne part. Ce vomissement est toujours très dangereux, s'il n'est pas la suite de menstrues ou d'hémorroïdes supprimées. Il ne faut jamais essayer de faire cesser subitement le vomissement. Si la période est trop profuse, c'est une preuve que le sang ne vient pas de l'estomac, mais des poumons. Les prodrômes du vomissement sont la courbature, l'anxiété, la transpiration froide, la syncope et les crampes.

Intérieurement, on ne doit pas prendre de boisson chaude; il vaut mieux prendre de la glace, ou par demi-heure une c. d'eau froide, et manger des mets mucilagineux. Il est indiqué de ne rien manger au début, et de se contenter pendant quelques jours de liquides froids et en petites quantités. Le corps et l'estomac réclament le repos. Les lavements expulseront le sang entré dans les intestins. Extérieurement, on applique la cd. et la ca. simultanément, la cab., le maillot des genoux, le bpd. : toutes ces applications sont prises froides. Le 1/2 b. de 18° c., la s., la j., sont également indiqués. Le 1/2 b. et le bsg. froid, ainsi que les bains de vapeur, sont à éviter. Le gui et la pr. fournissent de bonnes tisanes.

11. — *Dilatation gastrique* (gastrexstasia).

Ce mal est dû à l'intempérance, à des catarrhes de longue durée, aux ulcères d'estomac, ou à des objets avalés. Les muscles de l'estomac sont relâchés, le pylore est rétréci. Si l'estomac est catarrheux en même temps, l'envie de vomir ou le vomissement se manifeste après le repas.

La dilatation gastrique s'annonce par la boulimie, la soif, l'oppression, le vomissement de masses fermentées, et par l'amaigrissement. La thérapeutique prescrit un régime alimentaire solide et nourrissant, le pain noir ou le pain au son, la choucroute, les pommes de terre cuites et les nouilles. Ne rien boire et ne pas manger de mets mous, autant que possible.

Les applications d'eau sont individuelles. La cab., la cd., les affusions en général, même l'affusion fulgurante, rendent de vrais services. On peut tremper les linges dans des astringents, comme l'éch. et la prêle.

12. — *Rétrécissement de l'estomac.*

Le mal peut être héréditaire, comme la dilatation, ou provenir des ulcères d'estomac, des cicatrices de ces ulcères, et du cancer ; il a son siège dans le cardia, au pylore ou au milieu de l'estomac.

Les symptômes et la thérapeutique sont les mêmes que pour la dilatation de l'estomac.

N. B. Le rétrécissement, la dilatation de l'estomac, le rétrécissement des intestins, l'obstruction de l'estomac et des intestins, sont d'un diagnostic difficile et leur guérison est peu sûre. Ces maladies réclament l'intermédiaire d'un médecin naturel expérimenté. Les indications générales conseillent un bon régime, une alimentation digeste, et le réconfortement de l'organisme.

IV. — MALADIES DES INTESTINS.

1. — *Les intestins.*

Le *duodénum* adhère à l'estomac et à la paroi postérieure de l'abdomen ; il reçoit le suc pancréatique du pancréas et la bile du foie. Sa longueur correspond à la largeur de deux doigts. Au duodénum se rattache l'*intestin grêle*, appelé aussi intestin mésentère. Dans les deux intestins le chyme se change en chyle par l'effet du suc pancréatique, de la bile, et du suc intestinal sécrété par la muqueuse intestinale. Le chyme perd son acidité, l'amidon sorti de l'estomac se transforme en sucre, les albuminoïdes et la gélatine sont rendus plus solubles, et les graisses deviennent susceptibles d'être absorbées par les intestins.

L'intestin grêle est suivi du *gros intestin*, qui a une longueur de un mètre et demi à deux mètres, et dont une partie s'appelle *cœcum*. Le cœcum est situé dans l'hypocondre droit, où il a un allongement vermiculaire en cul-de-sac ; le *côlon* continue le cœcum, et s'élève du côté droit jusqu'au foie ; il se dirige alors dans la région ombilicale, du côté droit au côté gauche, pour descendre et se rattacher en forme de S au *rectum* qui termine le gros intestin et dont l'issue se nomme *anus*. Le gros intestin participe peu à la digestion et à la résorption du chyle ; il résorbe les matières aqueuses et forme ainsi les fèces.

La partie de l'intestin depuis l'estomac jusqu'au gros intestin est donc la plus importante : ses malaises doivent nécessairement troubler beaucoup la digestion et la nutrition.

2. — *Accidents généraux des intestins.*

a. — Coliques en général.

Les coliques ou les douleurs du côlon se déclarent aussi dans d'autres parties du corps : par exemple, dans le foie (coliques hépatiques), ou dans les reins (coliques néphrétiques). Elles sont rongeantes et vives, souvent exacerbantes, et naissent des causes les plus différentes : les gaz, les congestions, la dépression des nerfs, les vers, l'état saburral et d'autres maux les provoquent.

Le traitement exige des applications chaudes : la cab., les lavements, le lait avec du fenouil, l'huile, les mets mucilagineux sont recommandés. Il faut s'appliquer à distribuer le sang, expulser les gaz et ranimer la peau.

b. — Constipation.

La constipation résulte de la faiblesse des muscles de l'abdomen, du manque de liquides et d'une alimentation lourde, de la vie sédentaire, d'ulcères, de la chaleur de l'abdomen, d'une diminution dans la sécrétion de la bile. C'est une affection bien douloureuse, qui trouble énormément la nutrition et la formation du sang. Certes, la constipation doit être combattue énergiquement, car tôt ou tard elle provoque différents malaises : les indurations, les hémorroïdes, l'hypocondrie et les congestions vers la tête et la poitrine.

En procurant les selles, il faut surtout s'efforcer d'éloigner les causes de la constipation. Tous les remèdes violents qui ne réagissent que momentanément, aggravent le mal, car ils rendent les intestins malades et peu à peu incapables d'accomplir eux-mêmes leurs fonctions.

Personne ne devrait jamais prendre de purgatifs, pas même ceux que Kneipp recommande; évitez donc celui qu'on nomme « fouille régulateur », et notamment l'aloès, qui provoque, chez les vieillards surtout, des congestions dangereuses.

Tous les *purgatifs* affaiblissent en déchirant les muqueuses et en expulsant les meilleurs éléments nutritifs et les meilleurs principes du sang. On ne peut se placer que progressivement dans des circonstances plus propices, et l'on ne réussit pas du tout par la force. Prendre pendant des semaines, à chaque demi-heure, une cuillerée d'eau fraîche a soulagé beaucoup de patients. D'autres moyens d'action sont : le frottement du bas-ventre en suivant le cours des intestins, les fortes respirations et les mouvements fréquents; la cab., la cd., le bsg. froid, la j., le vch., sont efficaces aussi.

Voulez-vous un secours momentané et non préjudiciable? prenez les *lavements* comme nous le disons (page 79), mais n'oubliez pas que ce sont là aussi des remèdes forcés. Souvent le bsg. froid, ou la cab. prise nuitamment et renouvelée au réveil, suffisent pour ramener les sellés; même les mets solides, comme le pain au son, le riz, les pois, le gruau d'avoine, sont des expédients, parce qu'ils déterminent les intestins à une augmentation de sécrétion. Mangez lentement et mâchez bien. Le régime naturel, l'emploi discret des liquides et les mouvements seront toujours les remèdes principaux.

Les simples inoffensifs procurent souvent les selles en excitant et en ranimant (voir *Méd.*). La graine de lin, par exemple, est un excitant et un émollient par son enveloppe et son huile ; on en fait macérer une ou deux cuillerées à thé dans une tasse d'eau fraîche, et l'on en prend trois portions par jour.

c. — Miserere.

L'obstruction de l'intestin peut être traitée par les lavements, la cab. ; la guérison ne se produit pas, si une hernie est la cause du mal. Elle doit être opérée.

Aux *enfants*, on administre des lavements un peu plus chauds ; on leur prescrit le demi-bain ou la chm., et 1 c. d'eau par heure.

d. — Diarrhée.

La diarrhée, appelée vulgairement dévoiement, est due à l'inflammation intestinale ou à des masses fécales dures, accumulées dans le gros intestin, qui, dans ces conditions, n'absorbe plus le contenu liquide de l'intestin grêle. Le dévoiement se manifeste souvent sans douleurs et sans grande courbature : il est alors nerveux ; mais il se déclare aussi avec des coliques, avec de grandes douleurs, et avec *ténesme* (ce qui signifie une évacuation supprimée ou diminuée).

Les causes de la diarrhée sont les plus diverses et les suites des maladies les plus différentes : les matières indigestes, l'accumulation de fèces, les purgatifs, les vers, les frayeurs, les boissons et les aliments froids peuvent la produire. Les diarrhées fréquentes et persistantes dénotent toujours un état maladif, la nervosité, le catarrhe, la phtisie ou les vers. L'action des intestins et surtout des vaisseaux excréteurs est augmentée, les intestins se trouvent irrités par des causes locales ou générales. L'action de la peau, la dépression des nerfs, l'augmentation de l'excrétion de la bile (par suite des grandes chaleurs, par exemple), sont pour une grande part dans ce malaise. La cab. f., eau vinaigrée, ou le pm. suffisent parfois à faire cesser la diarrhée. Si le patient souffre du froid, qu'il prenne les linges chauds. Il s'agit de scruter les causes et d'écarter la source du mal (V. *Méd.*). Un bain froid augmenterait la diarrhée; un bsg. f. la fera cesser, puisqu'il tonifie l'estomac et les intestins. Le riz, la soupe fortifiante, le café de glands, l'huile, le lait, les boissons délayantes, sont indiqués. Évitez tout aliment irritant, ainsi que le *vin*.

Aux enfants, ne donnez pas de lait, mais du café de malt, du gruau d'avoine, d'orge, et du riz; des lavements de 16°, la cab. f., de la poudre de craie ou d'os, 1 p. pg. Laver souvent le bas-ventre.

e. — Choléra sporadique ou d'été.

Le choléra d'été s'engendre pendant les chaleurs d'été par les refroidissements ou les aliments mauvais et gâtés. Cette diarrhée se manifeste par des vomissements ; sans être dangereuse pour les adultes, elle est souvent meurtrière pour les enfants ; elle n'est pas très fréquente au début, mais bientôt elle s'exaspère et s'accompagne de vomissements. Pour obvier à ce mal, il faut augmenter le calorique : le régime défend le lait; les aliments mucilagineux, qui sont plus solides que liquides, doivent avoir la préférence.

f. — Dysenterie.

La dysenterie résulte des miasmes, favorisés par les grandes chaleurs d'été et le changement rapide de température, par des aliments de mauvaise qualité et des demeures humides. La maladie devient facilement épidémique.

La muqueuse du gros intestin se trouve très irritée et comme affectée d'un violent catarrhe. La dysenterie produit les douleurs gastriques les plus atroces, avec ténesme et avec des épreintes et des déjections très fréquentes, soit d'une glaire purulente (dysenterie blanche) ou sanguinolente (dysenterie rouge), ou des masses très puantes (dysenterie gangréneuse). Il y a donc des glaires sans fèces proprement dites. Si l'état devient fiévreux, il arrive souvent un collapsus rapide, la péritonite et la mort se déclarent facilement; en cas de guérison, les maladies secondaires sont de longue durée.

On traite la dysenterie par le chaud humide; il faut avant tout soigner la chaleur des pieds et les frictionner au besoin ; on applique sur l'abdomen des compresses chaudes ou le pm. ; on administre des lavements de 24° c. au moins; on prescrit des astringents, comme l'arnica, l'ang., la val. et l'huile d'olive; il faut éviter les astringents forts. On peut aussi mêler un peu de cire au jaune de l'œuf et en prendre trois fois par jour. Le régime ne permet pas de mets irritants ou apéritifs, mais des aliments bien digestes : par exemple, le gruau d'avoine et d'orge, et des liquides échaudés. Le patient boira beaucoup d'eau.

La guérison radicale s'obtient par le demi-bain, les maillots et les affusions.

Les *enfants* prennent des compresses chaudes, des boissons délayantes, et évitent le lait.

3. — *Catarrhe intestinal aigu.*

La muqueuse intestinale est sujette à une inflammation *aiguë :* cette phlegmasie s'appelle *entérite.* L'irritation des aliments, des vers ou des fèces, le refroidissement après les grandes chaleurs, la nervosité, la métastase d'un catarrhe d'estomac, les troubles causés par les hémorroïdes et les menstrues, une hernie, le froid des pieds et l'effet d'autres maladies sont ses causes.

Si la phlegmasie occupe principalement le duodénum, elle s'accompagne souvent de l'ictérus et de la constipation ; si elle envahit l'intestin grêle, elle amène facilement des diarrhées séreuses et débilitantes.

S'il y a inflammation de l'intestin grêle, les coliques se manifestent. D'autres symptômes sont les grandes douleurs du bas-ventre ressenties à la pression ; l'abdomen est échauffé, ballonné, et, comme les mouvements des intestins se font en sens contraire, le ténesme, le vomissement, et souvent même le vomissement de fèces se produisent.

Le traitement est celui du catarrhe d'estomac. La cd., la ca. vont bien ensemble ; les maillots avec frictions sont indiqués. Contre le saignement intestinal, on emploie le pm. chaud.

Le régime permet les aliments mucilagineux, à l'exclusion des mets flatulents et irritants, et du bouillon : manger peu et rarement, prendre les mets à l'état liquide et tiède, mais éviter les tisanes et le vin chaud.

4. — *Catarrhe intestinal chronique.*

L'inflammation aiguë devient chronique par négligence, et le mal de longue durée réclame un régime sévère et l'abandon des mets fermentés et irritants.

Essayer les trg. II, III ; prendre souvent la cab., les maillots et les affusions ; avoir grand soin de tenir les pieds bien chauds.

5. — *Typhlite et pérityphlite.*

La phlegmasie intestinale se précipite aussi sur le cœcum et son appendice vermiculaire, et s'appelle *typhlite ;* elle s'empare encore des tissus environnants, et s'appelle alors *pérityphlite*, maladie dangereuse par elle-même et par les maladies consécutives.

L'inflammation saisit ces parties par suite des

fèces dures et indigestes, conséquences d'une vie sédentaire. Les corps durs peuvent s'égarer dans l'appendice vermiculaire. Des noyaux, des os et des pierres percent l'intestin et provoquent une péritonite.

Si la phlegmasie est fiévreuse, des douleurs intenses se déclarent à l'hypocondre droit, surtout si l'on exerce une pression; une constipation opiniâtre ou une diarrhée persistante, souvent l'envie de vomir ou le vomissement se font sentir. Les symptômes sont peu nombreux : c'est pourquoi la maladie a un diagnostic difficile ; elle provoque des ulcérations, des obstructions, des exsudats séreux et des suppurations.

Le traitement prescrit le lit, une alimentation légère, des soupes délayantes, la cab. froide et des lavements. Pas de purgatifs. Au lit la 1/3 l. ou la 1/2 l. est toujours indiquée.

6. — *Inflammation du rectum* (proclitis).

L'inflammation du rectum est amenée par les purgatifs, les lavements énergiques, les vers, les fèces irritantes ou indurées, les refroidissements, l'imprudente habitude de s'asseoir sur le sol humide ou sur les pierres, et sur des lieux d'aisance exposés aux courants d'air. C'est la proclite.

Les symptômes sont la douleur, le ténesme, la transpiration, la constipation, les glaires purulentes ou sanguinolentes, et une grande courbature.

La *périproclite* est l'inflammation des membranes avoisinantes du rectum; cette forme de maladie provoque facilement la suppuration et la chute du rectum.

Les lavements, les maillots, la 1/2 l. et le bsg. sont les moyens de combattre cette maladie ; le régime recommande les soupes délayantes et le lait:

7. — *Gaz, flatuosités et tympanite.*

Le corps renferme toujours des gaz, car l'air entre dans les organes avec les aliments; le travail de la digestion en fait naître aussi, entre autres l'acide carbonique, l'hydrogène, l'azote, le carbone nauséabond, et l'acide sulfhydrique. La masse des gaz ordinaires rend des services éminents à la digestion, à la respiration, à l'évacuation, en exerçant une pression et une contre-pression, et en augmentant les effets des efforts organiques.

Les gaz accumulés provoquent un malaise qui est dû à une digestion faible ou à des mets lourds. Les causes secondaires sont les refroidissements, la constipation, les crampes, les indurations et les ulcères.

Si les gaz ne trouvent pas une sortie par la bouche ou par le rectum, ils causent de vives douleurs, des maux de tête, le bourdonnement des oreilles, les vertiges, les maux de poitrine, les dépressions morales, l'anxiété, et même des hallucinations.

La *tympanite* peut provoquer des inflammations et causer la perforation des intestins.

Le traitement éloigne les causes et fortifie l'organisme.

Localement on exerce le frictionnement; on arrose le bas-ventre; on applique des compresses abdominales chaudes, et le pm. Les applications générales sont le gm. chaud, les demi-bains, les affusions et les lotions.

Le régime alimentaire défend les boissons, les soupes chaudes et la boisson en mangeant.

8. — *Maladies abdominales.*

Pour comprendre les maladies de l'abdomen, il faut connaître l'influence de la *veine-porte.*

Le sang est poussé par l'aorte dans la cavité abdominale; une portion de ce sang se distribue dans les parties inférieures du corps, et revient de toutes ces parties pour se rendre de nouveau, par la veine-cave supérieure, dans le cœur droit. Une autre portion suit un chemin plus court, mais beaucoup plus pénible. Ce sang parcourt la rate, le pancréas, l'estomac, les intestins, y compris le rectum, et se rassemble enfin dans une seule veine, qui porte le sang dans le foie et s'appelle *veine-porte.* Toutes les veines de cette circulation de sang sont désignées sous le nom de *système de la veine-porte.*

Le sang de la veine-porte parcourt les capillaires des dits organes et ceux du foie; il est peu liquide, renferme beaucoup de matières morbides et des corpuscules sanguins, avec lesquels le foie élabore la bile.

Différentes forces agissent de concert pour diriger le cours de ce sang : ce sont les forces du cœur, des poumons, de l'estomac et des intestins, et la pression des vaisseaux sanguins ; mais ce cours est lent et difficile, puisqu'il doit se faire contrairement à la loi de la pesanteur. On comprend que les stases de sang soient fréquentes dans ces organes et dans le foie, si les forces motrices sont diminuées ou que le sang soit surchargé de matières malsaines.

Les stases de la veine-porte produisent les différentes *maladies abdominales.*

Il est évident qu'un régime contre nature rend le sang impur et débilite les organes ; comme ce mauvais régime est généralement suivi, on doit en conclure que les maladies du bas-ventre sont innombrables. Celui qui veut éviter la multiplicité de ces maux doit s'astreindre à un régime naturel ; celui qui veut guérir ces maladies doit également user de ce régime naturel. Endurcir, réconforter, respirer l'air libre, se donner du mouvement, employer une alimentation et un habillement raisonnables : voilà la ligne de conduite à suivre.

Les compresses, les maillots, les frictions, les lavements et la boisson d'eau procurent un secours momentané.

La d., la g., la j., le bsg., aussi le pm. et la cab., souvent même la cd. et la ca. sont recommandés. Pensez toujours aux trg. I, II, etc.

9. — *Hémorroïdes.*

Les hémorroïdes sont dues à la métamorphose régressive changée ou diminuée des corpuscules sanguins ; elles aggravent les maladies abdominales. Toutes les stases de sang de la veine-porte sont désignées sous le nom de *disposition hémorroïdale*. Les hémorroïdes proprement dites ont leur siège dans les veines hémorroïdales du rectum et n'en sont que la dilatation. Si ces dilatations s'ouvrent, les hémorroïdes sont fluentes. Le flux hémorroïdal n'est souvent que de la mucosité; ce sont les hémorroïdes *glaireuses* qui affectent le rectum et la vessie. Le flux *purulent* accuse l'inflammation de la muqueuse du rectum. Les dilatations qui ne causent pas un écoulement de sang, s'appellent hémorroïdes *sèches*. Les hémorroïdes produisent différentes congestions dans la vessie, la matrice, la moelle épinière, les poumons et le cerveau, et elles causent des éruptions cutanées.

La formation des hémorroïdes est due à la circulation embarrassée du sang depuis le rectum jusqu'au foie ; les stases de sang de la veine-porte ou les accidents topiques ralentissent en effet le reflux du sang.

Les symptômes des hémorroïdes sont : les douleurs dorsales et lombaires, la chaleur et les picotements, la constipation, les démangeaisons et des sensations de brûlure au rectum.

Nous ne saurions assez insister sur l'observation suivante, que les hémorroïdes provoquent les maux les plus différents : elles peuvent avoir des métastases dans toutes les parties du corps (estomac, poumons, vessie) et provoquer les malaises les plus gênants.

Toutes les évacuations sanguinolentes du rectum ne sont pas le résultat des hémorroïdes; elles peuvent être dues aussi à des ulcères ou à de simples stases de sang, et être causées par la mollesse, des aliments irritants et des boissons échauffantes.

Pour éviter les hémorroïdes, on abandonne les épices, les médecines, et notamment les purgatifs, par exemple, l'aloès ; on ne prend pas de café ni de spiritueux; on mange peu de viande, et seulement avec des légumes, des pommes de terre, du pain au son et des farineux. L'action de la peau est entretenue par les applications d'eau; donner par les lavements la liberté au ventre; éviter la compression de l'abdomen et faire beaucoup de mouvements. La vie naturelle ignore les hémorroïdes.

Comment les guérir? Il ne faut pas appliquer un traitement direct; il suffit de régulariser la circulation du sang, les selles et le calorique, et de suivre le régime naturel. Comme applications, nous recommandons surtout la j., la d. et le 1/2 b.; ou bien la lt., le 1/2 b. et la s. Les personnes qui ont de l'embonpoint, pratiqueront la cd. et le bsg. chaud ou le vch. aux ff. Intérieurement, la prêle est efficace. Dans un cas urgent, on administre un lavement de 16° c. Les hémorroïdes sorties s'apaisent par une compresse d'eau de 35 à 37° c., ou par un bsg. de 25° c.

10. — *La chute du rectum* (prolapsus ani).

Les selles difficiles, les diarrhées affaiblissantes ou le catarrhe font sortir la muqueuse du rectum.

Si la muqueuse ne rentre pas, il faut y remédier, pour éviter de plus grands maux, comme les inflammations, le suppurement et les douleurs atroces.

La thérapeutique prescrit le réconfortement général. Le traitement local se fait par le bsg., mêlé de la décoction d'éch., de ff.; par des lotions d'eau et des lavements. On peut brûler des morceaux d'étoffe de laine imbibés d'huile et saupoudrer le résidu sur le rectum; ou cuire de l'armoise et du bouillon-blanc dans du vin et en faire une compresse.

11. — *Fistules du rectum.*

Les fistules du rectum sont dues aux humeurs morbides qui forment des ulcères et des suppurations. Le bsg. et les lotions sont les mêmes que pour la chute du rectum.

12. — *Cancer du rectum.*

Contre le cancer du rectum, on fait des injections de la décoction du fgr. User d'une grande propreté et opérer sur tout le corps (voir *Cancer*). Prendre des bsg. mêlés d'arnica, de la décoction d'éch. ou de camomille.

13. — *Vers.*

Les vers peuvent se développer dans toutes les parties du corps; ils entrent principalement dans les intestins, soit comme germes soit à moitié développés.

Le meilleur remède contre les vers sera le régime alimentaire naturel.

a) L'*oxyure vermiculaire* ou l'*ascaride* est le plus petit ver de tous; il se trouve dans le rectum et le gros intestin des enfants; il peut s'égarer dans le vagin des jeunes filles et conduire à de mauvais penchants.

b) Le ver *lombric* (ascaris lumbricoïdes) est connu de tout le monde : c'est le ver ordinaire des enfants, qui ressemble au ver de terre. Il peut atteindre une longueur de 0m,25. Il habite l'intestin grêle ; mais souvent il remonte à l'estomac et provoque le vomissement ; de là, il sort par la bouche ou le nez. De l'œsophage, il peut même parvenir au larynx et provoquer la toux et les étouffements. S'il rencontre les voies biliaires, il engendre l'ictérus.

Le nombre de ces vers peut atteindre la centaine; ils peuvent s'enrouler et causer des inflammations en irritant les muqueuses ; de même, ils engendrent des congestions, des troubles dans la digestion, des maladies des nerfs et des engorgements, des hémorragies et des crampes.

Les *signes* de leur présence sont: leur sortie par le rectum ou la bouche, les picotements au nez et à l'anus, les douleurs à la région ombilicale, les difficultés d'uriner, l'amaigrissement et la pâleur.

La *cause* de leur propagation est la faiblesse des organes : voilà pourquoi ils pullulent chez les enfants ; la viande et les aliments lourds sont leur pâture.

Pour les expulser, on se sert des lavements, des herbes flegmagogues (voir *Méd.*). Contre les douleurs occasionnées par les vers, on emploie à jeun du lait, de l'huile d'olive, la val., l'abs., la racine de la carotte mêlée à du sucre : tous ces remèdes sont très efficaces.

c) Le *ver solitaire* (tinea solium) peut entrer dans l'organisme humain comme tanne vivante (le cœur, le diaphragme et la partie postérieure de la langue du porc la renferment) ou comme vésicule de la grosseur d'un pois. La tête est alors grosse comme celle d'une épingle. Dans sa croissance un membre vient s'ajouter à un autre membre, et chaque membre est un animal complet.

Le ver peut prendre la longueur de trois mètres et atteindre un âge de 10 à 12 ans. Il établit son domicile dans l'intestin grêle, où il cause des malaises plus ou moins grands. On est assuré de sa présence à la vue de morceaux expulsés ; les autres symptômes sont trompeurs. Il se montre mécontent quand son maître mange peu ou rien ; de même quand celui-ci mange des oignons, de l'ail, de la choucroute, du miel et des fruits. Le lait et le pain beurré l'apaisent.

La cure radicale consiste dans un régime strictement observé pendant 4 à 6 semaines, régime qui défend la viande et tout ce qui nous vient des animaux ; ce régime permet le pain au son, les légumes et les fruits, mais peu de sel. Les repas seront aussi simples que possible. En même temps, il faut tonifier l'organisme par des applications d'e[illegible] individuelles.

Rem[illegible] *intérieur* : dégousser 1/4 de livre de

pépins de calebasse, les piler et les dessécher; on y mêle 1/8 de livre de sucre pulvérisé. Pendant 1/2 journée on s'abstient de manger, ou l'on prend seulement un hareng. Le mélange est avalé vers le soir, dans l'intervalle de deux heures; on en boit chaque fois une cuillerée à thé. Pour obvier aux défaillances, on reste à l'air frais. On peut aussi manger de ces pépins pendant plusieurs jours ou les cuire dans du riz, manger le soir un hareng et boire le matin le remède mentionné; quelques heures après, on prend un purgatif ou mieux un lavement de 16° c. Il est bon de pratiquer pendant la nuit la cab., et de continuer encore un certain temps à manger des fruits et du pain au son. Les pépins de calebasse se prennent aussi avec le suc de l'airelle ponctuée, par exemple, la dose d'une tasse.

Le ver expulsé doit être rendu stérile par l'eau bouillante.

14. — *Hernie* (herniæ).

Dans la paroi abdominale, il y a 3 petits nœuds de muscles qui donnent facilement lieu à des ouvertures: une de ces ouvertures se forme dans la région du nombril, l'autre dans l'aîne, et la troisième dans la région crurale. A la dilatation de ces ouvertures, une partie des intestins ou des viscères du bas-ventre s'échappent par le trou, et forment ce qu'on appelle la hernie *ombilicale*, *inguinale* et *crurale*.

La cause est héréditaire ou provient de la faiblesse des muscles. Les causes déterminantes sont les efforts pour se lever, sauter, tousser, éternuer, et l'accumulation des aliments et de gaz dans les intestins.

Le symptôme d'une hernie est une tumeur qui disparaît à la pression ou dans la position dorsale, et qui revient par la toux ou les efforts. Les phénomènes concomitants sont la constipation, le vomissement, le vomissement des fèces et la douleur.

Les parties échappées se trouvent dans une espèce de sac, formé par le péritoine et qui se nomme *sac herniaire;* l'orifice de ce sac s'appelle *col* de sac herniaire. Si ce col est trop rétréci, la hernie se dit une *hernie étranglée :* elle excite les douleurs les plus terribles, des éructations, des vomissements, l'inflammation et la mort.

Pour réduire une hernie étranglée, on place le patient sur des coussins durs, de sorte que le séant ait une position élevée: de cette manière, les viscères rentrent d'eux-mêmes ou se réduisent facilement. Les lavements doivent procurer les selles; on peut pratiquer la cab , ou prendre un bain chaud de 37° c.

S'il est impossible de réduire la hernie, il faut se résigner à une opération chirurgicale : car l'inflammation conduit à la mort, ou à la perforation de l'intestin et à la formation d'un anus contre nature. Dans la vieillesse, les hernies sont difficiles à guérir. Le *bandage* est nécessaire pour les hernies incurables.

La guérison complète réclame la tonification des muscles, l'endurcissement, la tempérance, les mets simples, la liberté du ventre et l'absence des gaz; il faut éviter tous les efforts. Nous aurons donc comme applications d'eau la lt., le 1/2 b., les lotions partielles, les compresses rafraîchissantes, le pm., les affusions locales souvent répétées, et notamment les maillots ff.

Le bandage doit être convenable, pas trop serré, mais ayant une pression suffisante. Peut-être pourrait-on trouver un expédient dans l'emplâtre de poix, ou dans l'emploi d'un grand rondeau de liège qui est attaché par un emplâtre agglutinatif. L'endroit endolori sera frotté souvent avec de l'axonge de renard ou avec l'huile de camphre.

V. — MALADIES DU FOIE.

1. — *Le foie.*

Le foie est situé à l'hypocondre droit au dessous des côtes, et est formé par des cellules, des vaisseaux capillaires et les canaux biliaires. Les fonctions du foie sont : 1) la *formation* du sang : il s'empare des matières usées et des anciens caillots, et purifie ainsi le sang; 2) la *formation de la bile* qui devra digérer les graisses, lesquelles ne se mêlent pas à l'eau et par conséquent ne peuvent être ni digérées ni absorbées par l'estomac; 3) la *formation de la glucose* du foie, laquelle est oxydée dans les tissus pour engendrer du calorique; 4) la *formation de l'urée*.

La bile forme l'urée des éléments morbides du

sang, en rassemble une partie dans la *vésicule biliaire*, et envoie l'autre avec le contenu de la dite vésicule par le *canal cholédoque* dans le duodénum. La boisson d'eau et la viande augmentent la bile ; la faim et la nourriture végétale la diminuent.

Le sang purifié de la veine-porte se rend du foie au cœur par la *veine-cave inférieure*. Le foie est donc un organe très important. Par bonheur, il devient rarement malade de lui-même, et chaque teint jaune ne dénote pas une maladie de foie. Les maladies de foie sont dues à celles du cœur, des poumons et du sang : le sang de la veine-porte ne parvient pas au foie en bon état ni en quantité convenable ; il reste stationnaire dans le foie ; les canaux cholédoques se rétrécissent et s'obstruent : voilà autant de causes des maladies de foie (voir traitement des calculs biliaires).

2. — *Inflammation du foie (hépatite).*

Toutes les inflammations du foie, de la rate, du diaphragme et du mésentère sont traitées en général comme nous l'avons dit précédemment (voir tr. de l'inflammation), et, en particulier, comme la péritonite.

3. — *Hypertrophie du foie.*

Le foie est hypertrophié, si la faiblesse du cœur ou des poumons ne peut diriger le sang comme il faut vers le cœur, ou si, par un régime irritant ou par le développement d'une trop grande chaleur, le sang vient en trop grande quantité vers le foie. C'est surtout l'abus de l'alcool qui amène l'inflammation du foie et qui forme des ulcérations et produit l'engraissement.

Les symptômes sont l'oppression, les douleurs, la digestion laborieuse, les maladies mentales, la constipation et les hémorroïdes. Les 1/2 b, le bsg, les maillots, les lavements et la boisson méthodique de l'eau sont indiqués.

4. — *Atrophie du foie.*

Par l'atrophie, les cellules du foie se rétrécissent ou disparaissent. Ce mal est rare. Il s'annonce par l'inappétence, les douleurs, l'envie de vomir, la céphalalgie, le délire, l'assoupissement et les crampes.

La maladie est difficile à guérir ou incurable. On peut essayer les tr. I, II, III, le pm. et des maillots excitants.

5. — *Calculs biliaires.*

Les calculs biliaires ne sont que l'induration des matières biliaires; ils se forment des résidus de la bile, et atteignent la grosseur d'un pois ou d'une noix.

La colère, les secousses morales, les mets gras, le manque de liquides, la mauvaise habitude de se serrer trop fort, sont les causes occasionnelles des calculs.

La présence des calculs biliaires s'annonce par des coliques, la nausée, les crampes d'estomac, le vomissement, la dyspnée, l'anxiété, la pâleur, le froid et la défaillance. Une jaunisse éphémère peut se former après les douleurs les plus sensibles.

La thérapeutique prescrit le mouvement et la liberté du ventre; les meilleurs aliments sont les végétaux, les fruits et les légumes; une cure de raisin et la boisson méthodique de l'eau font du bien.

Les œufs, le fromage et les poissons sont à éviter dans tous ces cas.

Nous conseillons volontiers *contre les maladies du foie* la d., la p., le bsg., la ca., le pm., des compresses ch. ff. et les maillots convenables. Prendre à l'intérieur du lait avec de l'ansérine, de la poudre de charbon (tilleul), et la tisane de l'aigremoine eupatoire (*agrimonia eupatoria*).

6. — *Ictérus* (icterus).

Dans l'ictérus, le canal cholédoque est fermé : donc les vaisseaux respiratoires et lymphatiques résorbent la bile et la conduisent dans le sang qui va colorer les muqueuses ou la peau. Le jaune se montre d'abord au blanc de l'œil : c'est un jaune faible, qui s'accentue jusqu'au jaune noir. L'urine et la sueur tachent le linge ; les excréments sont gris-blanc et nauséabonds, à cause de l'absence de bile.

Tout ce qui fait gonfler le foie ou qui engorge

les canaux cholédoques d'une manière ou de l'autre, peut déterminer la jaunisse : ainsi les refroidissements, les catarrhes, la suppression de l'action cutanée, les irritations métastatiques, le chagrin, les tumeurs, l'obstruction des calculs biliaires, la constipation et les sueurs en sont les causes fréquentes.

L'ictérus s'engendre rarement par la fièvre ou la dyscrasie ; dans ce dernier cas, les corpuscules sanguins se décomposent et renferment ainsi les éléments de la bile. Deux causes font précipiter la bile directement dans l'estomac : ce sont la colère et l'absorption de graisse concentrée.

L'ictérus n'est pas très dangereux par lui-même, mais bien par les embarras digestifs importants qu'il cause, par la dyscrasie et la mauvaise assimilation. Il exerce une influence désastreuse sur tout le système nerveux, et produit un pouls très lent (souvent 40 coups seulement par minute). Les nausées, les embarras gastriques, l'anorexie, la somnolence, la dépression morale, les maux de tête et l'affaissement en sont nécessairement les suites. Si le foie est sain, la guérison ne sera pas difficile. On doit éviter tout refroidissement, tout surmenage et toute excitation. Il faut suivre notre régime (Rd), prendre des lavements d'eau et faire des applications douces pour exciter la peau : donc débuter par les trg. I, II, III, et pratiquer plus tard le tr. des affusions.

Les simples rendent de grands services (voir *Méd.*).

Bon remède : les graines de chanvre (chènevis) cuites dans du lait. On en prend 3 c. en les mêlant à un demi-litre de lait. La dose est 1 c. de la décoction chaque heure.

VI. — MALADIES DE LA RATE.

La rate se trouve à l'hypocondre gauche, au dessous du diaphragme, et est protégée à l'extérieur par les dernières côtes. Elle a la forme d'un grand haricot, la grosseur d'un poing d'enfant, et semble faire partie du système lymphatique : c'est dire qu'elle serait une grande glande lymphatique.

La rate est peu sujette aux maladies ; mais elle devient malade par métastase, comme pendant la petite vérole, la fièvre typhoïde, intermittente et puerpérale. Elle se trouve souvent engorgée par suite d'une course rapide, de grands efforts, par la constipation ou la cessation des flux de sang ordinaires ; cet engorgement s'annonce par ce qu'on nomme *points de côté.*

L'engorgement *aigu* s'efface ordinairement avec la maladie qui l'a produit.

L'engorgement *chronique* provoque des saignements et même l'hydropisie. Le malade dit avoir des douleurs au côté gauche; il a le teint pâle, des frissons et une digestion laborieuse.

Les maillots, comme le pm., la cab. et le bsg. sont indiqués ; les affusions sont contre-indiquées.

VII. — PÉRITONITE (*peritonitis*).

Le péritoine est un tissu élastique qui entoure les intestins, les rattache au foie et à l'estomac, et tapisse les parois abdominales.

Il renferme une sérosité propre qui doit faciliter les mouvements des viscères et en empêcher le frottement dur et la pression.

Le péritoine fixe la position des organes abdominaux par ses ligaments, par des replis et des liens nombreux.

L'*épiploon* est son lien le *plus grand,* qui commence aux courbures de l'estomac et à la convexité de l'arc du côlon, et se prolonge sur l'intestin grêle.

Une de ses expansions les *plus petites* s'appelle *gastro-hépatique :* comme son nom l'indique, elle joint le foie à l'estomac ; d'autres petits feuillets se répandent entre les intestins et enveloppent, sans les contenir, les vaisseaux sanguins et lymphatiques, les glandes lymphatiques et les nerfs. Ainsi les liens du péritoine s'étendent d'un organe à l'autre.

L'*inflammation* du péritoine est causée par le refroidissement.

La plupart de ses maladies proviennent de la pression et des lésions extérieures ou d'une métastase intérieure : une hernie étranglée, l'inflammation de la matrice ou les abcès intestinaux en causent la phlegmasie. Comme il renferme beaucoup de nerfs sensitifs, ses maladies sont extrêmement douloureuses et dangereuses.

Après le rétablissement, il survient souvent des maladies secondaires, principalement une digestion laborieuse.

Les symptômes de la péritonite sont : les frissons, le ballonnement, les douleurs exacerbantes qui répondent à la pression, une grande soif, les nausées, le vomissement fréquent d'une sérosité jaune et verte, la constipation opiniâtre, les flatuosités, la dyspnée et l'envie d'uriner.

La thérapeutique prescrit la position dorsale, le repos absolu et un régime alimentaire doux : le lait cuit pris à froid, les soupes délayantes ; elle défend les mets solides et les boissons laxatives. Le patient peut prendre de la glace dans la bouche, mais il ne doit pas en avaler l'eau.

Les compresses sont froides ou tièdes, et sont renouvelées à chaque 1/2 heure ; la cd. et la ca. sont prises simultanément. Pendant la convalescence, on administre des lavements. La boisson méthodique de l'eau est indiquée. Le châle peut rendre des services, mais la s. est interdite.

CHAPITRE IV

MALADIES DES ORGANES RESPIRATOIRES.

I. — LA RESPIRATION.

Les organes de la digestion préparent les principes nutritifs ; ils accomplissent cette tâche à l'aide des organes de la respiration. Ces organes leur fournissent les éléments qui décomposent et transforment les principes. L'influence de l'air par son *oxygène* est indispensable à l'assimilation des éléments nutritifs.

L'*oxygène* ne brûle pas, mais il oxyde les matières, et engendre ainsi les principes de la vie animale. L'oxygène pur serait nuisible ; dans l'air, il se trouve atténué par l'azote, qui cependant ne participe pas à l'échange organique dans cette composition.

L'oxygène produit le calorique et exerce son influence sur la circulation des humeurs et du sang.

L'*air* entre dans les poumons par le nez, la bouche, le larynx, la trachée-artère et ses ramifications. Les voies respiratoires l'échauffent et le débarrassent de presque tous les éléments nuisibles.

Dans les poumons, l'air échange l'oxygène contre l'acide carbonique et l'eau.

L'*acide carbonique* s'engendre dans l'organisme par l'oxydation des carbures (comme la graisse, le sucre et l'amidon) ; la vapeur d'eau provient de l'oxydation des matières aqueuses du sang et des tissus.

L'oxygène se combine avec les globules rouges ; cette combinaison est d'autant plus parfaite, que le sang renferme plus d'éléments rouges : voilà ce qui explique le calorique intense des hommes riches de sang. L'oxygène exerce aussi son influence dans les tissus : il est en effet résorbé par le sang et introduit dans les vaisseaux sanguins, où il oxyde les matières d'usure pour les éliminer de l'organisme. L'oxygène participe donc à l'échange organique et à la métamorphose régressive, et par conséquent à l'épuration du corps.

La combinaison chimique de l'oxygène avec le sang est rendue plus intense et la formation du bon sang est augmentée : 1) par une digestion robuste ; 2) par le travail, le mouvement et une respiration énergique ; 3) par l'abaissement de la température atmosphérique, parce que dans cette circonstance le corps développe plus de calorique pour entretenir l'équilibre avec l'air extérieur. Nous en concluons que l'air pur, une digestion active et un travail convenable sont extrêmement utiles à la santé.

L'acide carbonique doit être éliminé du sang, pour ne pas troubler l'échange organique. Lorsque l'air ambiant est surchargé d'acide carbonique par les exhalations dans une pièce fermée, ou que la respiration n'est pas assez énergique pour expulser l'acide carbonique, des malaises ou la syncope, et même la mort, peuvent malheureusement se produire.

L'acide carbonique ne trouble pas seulement l'échange organique instantanément, mais aussi progressivement, s'il n'arrive pas au corps dans la proportion convenable. Ses mauvais effets s'annoncent par le vertige, le bourdonnement d'oreilles, les palpitations, la dyspnée et la céphalalgie : autant d'avertissements qui nous sont donnés de veiller au renouvellement de l'air, et d'opérer des respirations profondes et énergiques.

Pour la bonne respiration, l'on a besoin d'organes respiratoires robustes : c'est dire que le thorax et ses muscles doivent être forts. Nous pouvons réconforter la poitrine par les exercices de la gymnastique, du chant et de la promenade.

La respiration est triple : peu profonde, profonde, ou très profonde.

Chacun devrait pratiquer journellement la respiration très profonde pendant 6 à 10 minutes. Il est bon de respirer souvent profondément pour chasser le mauvais air des poumons, de l'estomac et du bas-ventre, pour en augmenter l'oxydation et par conséquent la force vitale.

Il est indifférent de respirer par le nez ou par la bouche.

Dans les froids intenses, on ménage les poumons en respirant par le nez.

II. — LE LARYNX.

1. — *Laryngite* (laryngitis).

Ce mal est dû à l'air froid et piquant, au surmenage du larynx, ou à l'inflammation des organes avoisinants; il se déclare par des brûlures, des picotements, la raucité, et souvent par une toux alarmante, et il produit au début une glaire diaphane et une glaire épaisse.

La laryngite des *enfants* est dangereuse, à cause de la dyspnée et des étouffements.

Cette phlegmasie s'accompagne parfois d'une toux convulsive, et son évolution ressemble au croup, sans former de membranes. La toux est criante; elle devient menaçante par les accès d'étouffement, et se termine en quelques minutes par le crachat ou le vomissement d'une glaire visqueuse.

Le refroidissement cause facilement cette forme pendant la dentition des enfants amollis.

La thérapeutique prescrit l'air tempéré, un bon régime alimentaire, et, comme applications, le maillot des genoux et du cou, des lotions partielles, la cab. et les gargarismes.

Dans la *laryngite chronique*, provenant de la laryngite aiguë mal traitée, la voix est rauque, criarde ou éteinte; il y a au cou un chatouillement qui excite la toux. Pour obtenir un soulagement ou une amélioration, l'on peut essayer les remèdes de la laryngite aiguë, les gargarismes, et l'on doit savoir ménager le larynx.

2. — *Autres accidents du larynx.*

Les accidents les plus différents du larynx sont provoqués par les refroidissements, les lésions de corps étrangers, les mets chauds, la métastase des maladies pulmonaires (par exemple, de la phtisie), par les stases de sang, les tumeurs et la nervosité.

Les maux qui en résultent sont l'œdème, les abcès, les polypes, la dyspnée, la raucité, l'extinction de la voix, les crampes, les suffocations, la phtisie et la mort.

Tous ces accidents réclament un secours énergique. Il s'agit de tonifier les muscles et les nerfs par l'air pur et un régime alimentaire convenable. Les meilleures applications d'eau sont les suivantes : le maillot du cou, des genoux, la cd., la ca., plus tard les affusions, et sans oublier les affusions du cou et les gargarismes.

Contre les accès de suffocation, l'on frotte la plante des pieds et des mains, on frictionne le dos ou l'on administre une affusion, par exemple, la s.

3. — *La voix.*

Le *larynx* est l'organe de la voix ; les organes adjuvants inférieurs sont la trachée-artère, les poumons et le thorax ; les supérieurs sont la gorge, la bouche et le nez. La voix se forme par les vibrations que l'air produit en passant des poumons par le larynx. Cet organe est tapissé par la muqueuse et desservi par des muscles volontaires; ses nerfs sont des ramifications du vagus. Dans sa cavité se trouvent les deux *cordes vocales,* disposées horizontalement ; entre les cordes nous voyons l'ouverture appelée *glotte*. L'air se presse par la glotte et met les cordes vocales en vibration, en les faisant résonner. Les *ventricules* du larynx se trouvent immédiatement au dessus des cordes : ce sont des renfoncements latéraux qui humectent les cordes vocales par leur mucus. La glotte est couverte par l'*épiglotte,* qui ferme le larynx, pour laisser libre passage aux mets introduits dans le pharynx.

4. — *Culture de la voix.*

Pour cultiver la voix, il faut cultiver à la fois le corps et les organes phoniques. La muqueuse du larynx ne doit pas être irritée, ni exposée à l'inflammation que produirait un air froid, vif et impur ; on ne doit pas manger des mets âcres, ni prendre des liquides ou des súbstances qui exercent une influence fatale sur le larynx, notamment quand il est fatigué.

Il faut éviter les trop grands efforts. Les conditions générales pour ménager et fortifier le larynx sont l'air pur, la respiration profonde, les nerfs calmes, la tempérance, l'esprit paisible, l'endurcissement, le régime naturel, la prononciation distincte, le chant, la culture des dents, et principalement l'endurcissement du cou.

L'*extinction subite* de la voix provient de la nervosité, et par conséquent de la surexcitation du vagus. L'extinction *persistante* est due à un catarrhe, ou à un organisme scrofuleux ou tuberculeux. Cette extinction est le symptôme d'une faiblesse générale ou d'une dépression maladive des nerfs, spécialement des nerfs pulmonaires et cardiaques.

Le traitement se déduit de notre exposé : l'endurcissement se fait en général par les moyens curatifs naturels, et particulièrement par les trg. I, II, III; l'élimination des principes malsains est déterminée par les vte., vpd., l'esp. ou le gm.; la dérivation se produit par le châle et le maillot du cou; la s. et la g. sont de bonnes affusions au début; plus tard on suit le traitement des affusions (gargarismes, voir *Méd.*). Le patient peut aussi employer la tisane de bourgeons de sapin et la pr. comme gargarisme.

5. — *Le goître* (struma).

Le *corps thyroïde* peut se gonfler et dilater les vaisseaux sanguins : cette circonstance produit une substance particulière et forme un tissu anormal glandulaire. Si l'évolution est énergique, la pression exercée sur le larynx, la trachée-artère et le pharynx cause différents malaises. La formation du goître est favorisée par tous les efforts des muscles, par toute cause qui atteint le sang ou qui en entrave le reflux.

Le traitement régularise la circulation et la dérivation du sang, et il prescrit les astringents (voir *Méd.*) ; il est individuel, c'est-à-dire il réconforte les faibles et prête un secours raisonnable aux robustes. C'est par les affusions, alternées de temps en temps avec les maillots que la circulation se régularise le mieux. L'affusion dite fulgurante est pour le goître un réconfortant et un dérivatif.

III. — MALADIES DE LA TRACHÉE-ARTÈRE.

1. — *Bronchite.*

La muqueuse de la trachée-artère est atteinte d'inflammation par suite d'un refroidissement, d'un courant d'air et du froid aux pieds. Ce mal attaque surtout les personnes amollies.

Si la phlegmasie se continue jusqu'aux bronches, elle s'appelle *bronchite.* Celle-ci se déclare par les symptômes suivants : les frissons, la toux sèche, la fièvre et les maux de tête ; elle débute par un crachat rare mais visqueux. La bronchite *aiguë* peut paralyser les organes de la gorge.

L'air bon et tempéré, le maillot du cou et la d. soulagent les robustes. Les alités suivront le trg. Ils feront souvent la lb. ; ils emploieront le maillot des genoux et la cab., ou le bain de vapeur au lit.

La *bronchite chronique* cause des accès de toux fréquents et des crachats de glaires ; elle rend parfois les poumons malades, et produit la dilatation de la trachée-artère par l'accumulation de glaires. La trachée-artère est parfois affectée de crampes, qui provoquent facilement des accès de suffocation pendant la nuit. Le traitement exige beaucoup de vigilance.

Pour éviter toute irritation, les tisanes et les gargarismes seront bien rares.

La bronchite demande le repos, l'air tempéré, les trg. I, II., le maillot du cou, celui des genoux et la cab. Pour le reste, voir le tr. général de l'inflammation.

2. — *Croup.*

Le *croup* est une inflammation de la muqueuse du larynx et de la trachée-artère, avec exhalation de fibrine, qui forme des *membranes.*

Ces membranes obstruent les voies respiratoires, notamment la glotte, et causent nécessairement des malaises respiratoires et des étouffements.

Le *croup* s'empare principalement des enfants forts, des jeunes garçons de 2 à 5 ans, par suite d'un refroidissement, et il a une durée ordinaire de 3 à 8 jours. Ses 3 périodes sont : 1° une voix rauque et comme éteinte ; 2° grand picotement ; 3° exsudat de lymphe et formation de membranes.

Tous les symptômes sont *catarrheux :* le rhume de cerveau, l'éternuement, la raucité, la toux, les difficultés d'avaler, une fièvre peu intense ou l'apyrexie et un sommeil inquiet. La nuit la fièvre augmente beaucoup, la respiration est accélérée, la toux plus fréquente et la déglutition plus douloureuse. A l'accès, la respiration devient sifflante et la toux criarde. L'enfant transpire et tend le cou, et le teint devient bleu.

Les accès se succèdent à des intervalles plus ou moins longs ; la mort survient par suffocation ou apoplexie.

Si l'enfant est sauvé, il reste longtemps bien souffrant, avec les lèvres bleuâtres et les extrémités froides. La peau est rugueuse, la respiration difficile et la voix éteinte. Peu à peu l'état devient meilleur, non sans des crampes réitérées ; les glaires sont expulsées avec facilité, et les membranes aussi sont expulsées ou avalées. Il semble que le croup n'est pas contagieux. Une alimentation irritante et les sucreries, comme aussi la viande, le vin et l'air sec, y disposent fortement.

Le traitement est le suivant : air tempéré, boissons tièdes, maillot du cou, 1/2 b., maillot des genoux, pour attirer le sang dans les jambes et les réchauffer, et enfin le bain de vapeur au lit. L'affusion du cou peut être indiquée ; les lavements procurent la liberté du ventre. Suivre la cure de la fièvre (voir p. 162). Le maillot du cou et le gm. peuvent vaincre le croup. Le maillot du cou peut être pris tout chaud ou tout froid ; il reste six heures et est renouvelé tous les trois quarts d'heure ; aussitôt après, on donne le pm. pendant une heure. Contre une chaleur extraordinaire, on place le maillot du cou et le maillot des genoux simultanément. La chff. s'emploie au lieu du maillot du cou 3 fois chj. ; un bain chaud de 30° c. suivi de la s. fait également du bien. Une rechute n'est pas à craindre.

Le faux croup n'est qu'une variété de la laryngite ; c'est une inflammation sans production de fausses membranes.

3. — *Diphtérite* (diphteritis).

La diphtérite est la plus terrible de toutes les maladies d'enfants : c'est une inflammation de la gorge qui se continue facilement dans le larynx, la trachée-artère et le nez. Elle forme aussi des membranes croupales qui se gangrènent et détruisent les tissus. L'exsudat *croupal* est une exhalation d'épithèles avec des caillots purulents ; l'exsudat *diphtéritique* lui ressemble beaucoup, mais il est plus compact et s'ulcère plus vite ou se gangrène.

La diphthérite est très contagieuse ; elle est causée par des bacilles qui pénètrent dans l'estomac ou qui restent dans la gorge. De l'estomac ils parviennent en quelques jours par la muqueuse dans le torrent circulatoire.

Ils trouvent leur pâture chez des individus hypertrophiés, scrofuleux et malpropres, et surtout chez ceux qui mangent beaucoup de porc et qui sont vaccinés.

Les prodrômes sont : un frisson léger ; la toux manque ordinairement ; il y a difficulté d'avaler et un affaiblissement rapide ; beaucoup de sommeil, et pendant le sommeil un teint pâle avec des taches rouges aux joues ; la peau est sèche, le front chaud, le pouls rapide ; beaucoup de soif, haleine chaude et nauséabonde ; les amygdales sont gonflées. Le mal peut débuter avec violence, par une fièvre intense et des douleurs atroces de la tête et du cou.

La muqueuse du gosier et de la gorge, notamment celle de la luette et des amygdales, montre au commencement des fils minces, allongés et gris-jaunâtre, ressemblant à des grains de millet ; ces points sont blancs, puis deviennent jaunes, gris ou bruns. L'haleine fétide provient de la dyscrase. Au début, les points sont discrets ; ensuite, confluents, et ils s'accumulent. Dès que la matière diphtéritique s'étend sur les muqueuses, le saignement du nez, un écoulement puant, l'extinction de la voix, une respiration sifflante et des accès d'étouffements se manifestent. Lorsque la diphtéritie se précipite dans le sang, la mort arrive bientôt, précédée de délire. Le rétablissement provoque souvent à la gorge et aux yeux des maladies secondaires qui se guérissent tôt ou tard. Puisque cette maladie est si terrible et si contagieuse, tous les parents devraient préserver leurs enfants en les endurcissant dès leur premier âge, en refusant la vaccination, ou en éliminant les suites de cette opération.

Dès que la maladie s'est déclarée, il faut veiller à la propreté, procurer un air tempéré et pur aux enfants, et éloigner ceux qui sont sains ; entretenir aussi la propreté dans les pièces et autour de la maison, rendre stériles les crachats, désinfecter les vases et la chambre du malade, et passer à l'eau bouillante le linge de corps.

Il y a différentes manières de guérir la diphtérite. Voici le moyen principal : s'efforcer avant tout de rendre le *cou* libre, puis de combattre la *fièvre*.

Première Méthode. — A l'éclosion du mal, on

pratique donc la cd. froide pendant 2 heures, et on la renouvelle toutes les 5 à 10 minutes ; elle est suivie pendant 2 heures du gm., qui est renouvelé ou répété tant que le besoin l'exige, c'est-à-dire tant que la peau est chaude ou sèche, ou que le patient est inquiet, ou jusqu'à la présence de la transpiration.

On sera parfois forcé de renouveler 5 fois pendant 10 heures continues.

On enveloppe un pinceau d'un peu d'ouate, on le trempe dans de l'eau au citron sucrée et l'on barbouille la gorge. Après les applications générales, on emploie le maillot du cou, le pm. ou la cab. et on les répète 5 ou 6 fois par jour. Comme application froide, on peut aussi pratiquer la s., et la répéter au bout de 3 heures jusqu'à la transpiration. La guérison radicale s'obtient par le 1/2 bain, répété au début 2 ou 3 fois par jour. Le fgr. sert en décoction, et on en prend une pc. par heure.

Deuxième Méthode. — Le maillot du cou est pris tout froid, renouvelé toutes les vingt minutes et pendant 2 à 6 heures ou plus ; puis la fièvre est combattue par le traitement de la fièvre (voir p. 162), c'est-à-dire que le 1/2 b. est pris avec la s. Barbouiller la gorge, et donner par jour 3 p. c. d'huile d'amandes.

Troisième Méthode. — La première application est un vte., puis toutes les 20 minutes et pendant six heures on pratique la lt. ; ensuite, on pose le châle pendant 2 heures et on le renouvelle toutes les demi-heures ; suit maintenant le vpd. avec lb. et 1/2 b. ; enfin on recommence avec le châle, et l'on fait gargariser avec la décoction de prêle, avec le fgr. ou avec le jus de citron sucré, 4 à 5 fois par jour. Bref, on ne doit pas être avare de l'eau fraîche et des applications jusqu'à ce que le danger soit éloigné.

Le patient peut aussi être traité au début par l'eau chaude. Il met pendant 1 h. 1/2 ou 2 h. une chff. ou un gm. qu'on peut renouveler après un intervalle de 2 heures; de même, le maillot du cou peut être chaud, renouvelé toutes les 1/2 heures et continué pendant 2 heures au plus; le maillot des pieds peut également servir seul, ou simultanément avec le maillot du cou.

Les *adultes* sont plus faciles à guérir, parce qu'ils expectorent.

Les symptômes de la diphtérite des adultes sont : chaleur des oreilles, fourmillement chaud du dos, douleur de la nuque, soif et courbature. En été, la guérison se fait assez vite.

Le régime permet le lait, le gruau d'avoine, les soupes aux fruits, la décoction de tilleul dans du lait.

Le même individu n'est affecté le plus souvent qu'une seule fois de la diphtérite.

IV. — MALADIES DES POUMONS.

1. — *Les poumons.*

Les poumons ont deux feuillets : nous distinguons un poumon droit et un poumon gauche. Le poumon droit se divise en 3 lobes, le gauche en 2, dont chacun est rattaché par une ramification à la trachée-artère. Le tissu pulmonaire est très mince ; il consiste en cellules et en vésicules qui sont constamment remplies d'air, et dans lesquelles se fait l'oxydation avec l'élimination de l'acide carbonique et de la vapeur d'eau. Les deux poumons ont la forme d'un cône au sommet rond qui s'élève jusqu'en arrière de la première côte. Le fond des poumons repose sur le diaphragme, et entre les deux se trouve le cœur, la trachée-artère et l'aorte.

On appelle *plèvre* la séreuse qui se réfléchit sur les poumons. La *plèvre costale* rattache la poitrine, le péricarde et le diaphragme aux poumons. Les plèvres forment un sac pour chaque poumon ; leur surface interne sécrète une lymphe séreuse.

Les poumons sont les organes qui servent à la purification et la transformation du sang : ils ont donc une grande importance.

Le bon sang et les nerfs robustes, le bon air, un thorax bien développé et des muscles de poitrine vigoureux entretiennent les poumons sains.

On comprend que les poumons sont sujets à beaucoup de maladies, à cause de leur tissu tendre, de la pléthore et de l'influence directe et continue de l'air.

Contre les maladies des poumons, on doit en général être très circonspect dans l'emploi des 1/2 b. et bsg. f. ; au début il vaut mieux essayer des températures plus élevées.

La s. ne convient pas contre l'hyperhémie et la faiblesse des poumons.

2. — *Pneumonie.*

Si les poumons sont atteints d'inflammation, une sérosité coagulante se précipite dans les vésicules d'un lobe, et rend cette partie incapable de fonctionner.

Les causes secondaires de la pneumonie sont la faiblesse des poumons, le refroidissement, la température, les lésions par secousse, les corps étrangers, les boissons échauffantes, les mets irritants, et la suppression des flux de sang.

Les symptômes sont des frissons, le point de côté, la dyspnée, le pouls rapide, la fièvre intense, les crachats qui au début sont mêlés de sang. Si les glaires sont jaune-blanchâtre, c'est un symptôme favorable. D'autres symptômes sont une peau sèche, l'envie de vomir ou le vomissement, le mal de tête, la courbature et l'inappétence.

La pneumonie ne s'accompagne pas de douleurs comme la pleurésie, mais la poitrine est plus oppressée, gênée, et cette gêne produit l'anxiété. La toux se déclare aussi par suite d'une respiration profonde ; la toux sèche est le symptôme le plus inquiétant.

Grâce à un secours opportun et actif, cette maladie est le plus souvent bénigne ; la fièvre et les malaises s'apaisent après 5, 7 ou 9 jours. La véritable pneumonie s'attaque ordinairement d'une manière subite et violente aux individus pléthoriques. Les enfants, les faibles, les vieilles gens sont affectés plutôt de la pneumonie catarrhale, qui se déclare et se guérit lentement. Ceux qui ont de l'embonpoint, les vieillards et surtout les ivrognes courent de grands dangers, s'ils sont atteints par cette maladie.

Un traitement défectueux rend cette inflammation fatale. Le danger est à redouter si la fièvre est très intense et que plusieurs lobes soient atteints, si le pouls est dur et qu'il se ralentisse subitement pendant le paroxysme.

Le traitement est celui de la fièvre en général (v. page 162). Le mieux est de faire pendant 1/4 d'heure une compresse topique de fromage blanc, qui est renouvelée jusqu'à ce que la douleur cesse, ce qui arrive ordinairement assez vite. Ensuite on pratique la lt. et on la répète toutes les heures ou toutes les demi-heures, jusqu'à ce que la fièvre reste au dessous de 39° c. La cab., le pm., le gm., la cd., sont des moyens curatifs adjuvants : il faut les renouveler très souvent.

Le demi-bain de 18° c. est aussi indiqué. Le 1/2 b. f. et le bsg. f. ne sont pas admis. Après la cessation des douleurs, on ne pratique pas d'applications locales ; il faut éviter notamment de prendre le châle. Intérieurement, le patient prend de l'huile d'amandes 1 c. chaque heure ; il peut aussi boire des sucs de fruits. L'air sera tempéré ; le repos, le régime alimentaire simple de la fièvre (voir p. 162), les lavements et les tisanes résolvantes sont indiqués.

Le danger étant éloigné, le malade doit encore, pendant un certain temps durant la convalescence, se tenir sur ses gardes et chercher à se débarrasser de la toux. Le mieux est de garder encore le lit pendant une huitaine. Pendant 4 semaines aussi, les poumons doivent être ménagés, et le patient s'endurcira par la lt., le 1/2 b., la marche nu-pieds, la p. et la s.

Dès que la faim se manifeste, le malade pourra manger la soupe fortifiante, préparée avec une crème aigre.

Les *enfants* sont traités par le b., la chm., 1 heure; on leur donne de l'huile d'olive, 10 à 20 gouttes et 3 fois par jour; ils prennent les boissons en petites quantités.

. — *Le catarrhe des poumons ou de leurs sommets.*

Ce catarrhe se guérit en pratiquant la s. ou la lt., la d. en sortant du lit et en y rentrant. On gargarise avec la décoction de l'éch. et de la pr. D'autres applications sont la mfr., les maillots, le châle et surtout le maillot des pieds.

4. — *Œdème des poumons.*

Dans l'œdème des poumons, il y a gêne de la respiration, des râles et de la dyspnée. Le crachat est spumeux et la sueur visqueuse. Un exsudat séreux, causé par d'autres maladies, s'est infiltré dans les vésicules pulmonaires : c'est ce qu'on appelle *œdème pulmonaire*.

La thérapeutique recommande de guérir la

maladie primitive, puis de dériver la sérosité. Les applications d'eau sont les tr. I, II, les bains des mains et des pieds, le châle et la boisson fréquente d'eau.

Les autres applications d'eau sont individuelles. En général, dans les maladies pulmonaires, il faut être prudent au sujet d'applications froides et s'assurer s'il n'y a pas hypertrophie des poumons.

5. — *Saignements.*

Le saignement ordinaire est trop appréhendé. Bien souvent le sang craché ne vient pas des poumons, mais du nez, de la gorge et de la trachée-artère. Des abcès se forment dans les voies respiratoires et ils s'ouvrent ; d'autres causes sont les congestions, les irritations ou la faiblesse.

Les vaisseaux se dilatent ou se déchirent par suite des secousses morales, des mouvements, des crampes, de la faiblesse d'estomac ou de l'irritation de l'abdomen ; souvent la faute en est aux hémorroïdes ou à la suppression des menstrues. Le sang est trop séreux.

Une exhalation considérable de sang provenant des poumons s'appelle *pneumorragie.* Le sang des poumons est spumeux. Les prodrômes de la pneumorragie sont le sentiment de chaleur dans les poumons, le chatouillement, les douleurs, les palpitations et les embarras respiratoires. Il y a différents degrés de la pneumorragie : 1er *degré,* absence de douleurs et de toux avant et après ; 2e *degré,* plus dangereux : douleurs, embarras respiratoires et toux sèche avant et après ; 3e *degré*, le plus dangereux : la fièvre, la sueur froide, douleurs atroces de la poitrine, anxiété avant et après. Le sang noir dénote une exhalation antérieure de sang, qui est expulsé à ce moment ; le sang rouge annonce le plus pressant danger. L'écoulement de beaucoup de sang à la fois ne démontre pas toujours le plus grand danger momentané, car ce sang peut être dû aux hémorroïdes ; mais les suites sont dangereuses, parce que la phtisie ou la plus grande faiblesse peuvent se déclarer.

Le *prompt secours* réclame le repos absolu au lit et l'abandon de tous les vêtements serrés. Le patient pourra prendre 2 p. c. de sel de cuisine à l'état sec, le fondre dans la bouche en ajoutant de l'eau et puis avaler la dissolution. Les pilules de glace sont à recommander ; les lavements procurent la liberté du ventre. Le patient laissera pendre les pieds hors du lit ; on les frottera, ils seront baignés dans l'eau chaude ; de même les bains de mains chauds et la ca. sont indiqués. Il s'agit de diminuer le flux de sang vers les poumons et de renforcer la dérivation. Les demi-bains sont contre-indiqués. La nutrition sera douce. On peut aussi faire des gargarismes avec l'alun, le vinaigre, la sauge et la pr. ; poser le maillot du cou, le châle, le maillot des genoux et aussi la cab. ou une compresse froide sur la nuque. Une affusion sur la nuque peut être administrée.

Saignement du nez.

Le *saignement du nez* ne doit jamais être coupé brusquement. On peut s'en préserver en aspirant souvent de l'eau fraîche ou en pratiquant le demi-bain ; le saignement cesse quand on pratique la s. (*pas la d*).

On peut aussi recourir au bain de pieds, au maillot des pieds, au nu-pieds, à la marche dans l'eau, aux bains des mains, à la j. et à la cab. Le suc de la prunelle appliqué sur le front, la décoction de la prêle, ou du vinaigre aspiré dans le nez ont un effet styptique.

Comme tisane : tr. + pr. + bourses à pasteur.

Le *saignement* du cou s'engendre par le serrement, les stases de sang, le gonflement et la perforation des vaisseaux sanguins. Les remèdes sont le maillot du cou et la prêle.

L'*hémoptysie* se guérit par la lb., la s., la g., la mfr., le bsg. et les astringents, comme l'ortie, le plantain, l'éch. et la pr. La lt., et le 1/2 b., la cab. et les compresses de prêle achèvent la guérison.

En combattant tous ces malaises, il faut parler peu, aérer beaucoup et suivre un régime alimentaire bien doux.

6. — *Hyperhémie des poumons.*

Les mouvements violents, l'augmentation de l'action du cœur, l'élévation de la température, l'abus de l'alcool, les menstrues et les hémorroïdes causent un flux de sang redoublé vers les poumons. Différentes maladies peuvent empêcher le reflux : de cette manière se forme l'hyperhémie des poumons, qui s'annonce par des embarras respiratoires, par une toux sèche, des crachats spumeux ou sanguinolents, par des palpitations et des congestions vers la tête.

Tous les dérivants sont bons, ainsi que le maillot des pieds, des genoux, la cab., le pm., la cd., etc.

7. — *Emphysème* (emphysema).

Une toux négligée brise les vésicules pulmonaires ou en fait de petites cavernes ; les efforts dilatent ces vésicules, les surchargent d'air et les rendent mates, parce qu'il n'entre pas assez d'air frais dans les poumons. C'est cet état qu'on nomme *emphysème.*

La crase et la circulation du sang en souffrent beaucoup ; le cœur peut se dilater et être hyperhémié ; il peut être pressé sur les côtés par les poumons. La circulation du sang troublée dans le buste provoque aussi des stases au bas-ventre et notamment dans le foie, la veine-porte, la rate et les intestins : de cette manière naissent les hémorroïdes et les embarras digestifs, la respiration asthmatique et la toux sèche. La guérison de ce mal est rarement radicale.

Il s'agit de débarrasser les poumons, de régulariser la circulation : donc avoir soin d'entretenir la chaleur des pieds, et faire des rospirations profondes. La d. et la s. conviennent aux robustes; de même l'esp., le pm., la cd. et la ca. D'autres essayeront les bpd. chauds, la cab. chaude, la g., le 1/2 b., la lt., la mfr. et aussi la s. Tisane: tus. + pl. + pr. + gvr. + lierre terrestre.

Les *accès de suffocation* sont souvent dus seulement à des gaz, à une faiblesse générale, à un commencement d'albuminurie. En ces cas, on se sert du pm., de la cd., ca., 1/2 b.; plus tard, de la s., du bsg., de la mfr., de la d. et du 1/2 b.

Ceux qui ont l'*haleine courte* devraient faire des respirations profondes par le nez. Les maillots avec frictions leur font du bien. La *d.* ne commence pas aux pieds dans tous ces cas, ou il faudrait que ceux-ci fussent bien chauds; elle commence aux épaules.

8. — *La phtisie pulmonaire.*

On peut se préserver de cette maladie tant appréhendée, par la vie naturelle, par l'air pur, la propreté, l'endurcissement et le réconfortement de tout le corps. Il s'agit d'endurcir la peau et les muqueuses, de préparer des humeurs saines, d'éviter les catarrhes et les inflammations, ou de les guérir vite et radicalement. La cause principale de la phtisie est toujours le mauvais sang. L'anémie, les matières nuisibles introduites dans le corps, les exsudats putrides, les lésions de la muqueuse, donnent dans l'organisme accès à des éléments destructeurs. Prêtez à ces éléments morbides le nom de bacilles, si vous voulez. L'organisme malade fournit la nourriture aux principes morbides et les fait pulluler ; il ne sait pas assez résister ; tandis que l'organisme sain vaincra les ennemis de la vie.

Parfois la phtisie est seulement de nature *inflammatoire.*

Par suite de l'inflammation, les cellules pulmonaires meurent et se changent en une matière caséeuse ; la substance pulmonaire peut se figer ou s'ulcérer.

La phtisie débute souvent par des *tubercules* et arrive ensuite l'état inflammatoire. Dans ce cas les cellules pulmonaires sont parsemées de tubercules et se trouvent détruites. Les recherches exactes contemporaines démontrent la présence de microbes qui peuvent être introduits dans le corps par l'intermédiaire du lait ou de la viande de vaches tuberculeuses ; ils peuvent aussi venir, apportés par l'air, nicher dans les poumons et se développer.

Les parois des cellules, le crachat des phtisiques renferment des bacilles : ce qui rend la maladie *contagieuse.* Ordinairement une petite partie seulement des poumons est prise par les bacilles. La nature les combat, en les enveloppant par des caillots blancs de sang. Grâce à cette explication, l'on comprend que les poitrinaires peuvent être guéris ou vivre longtemps. Beaucoup de femmes phtisiques vivent jusqu'à l'âge critique.

Les tubercules se dessèchent ou deviennent caséeux ; ils se ramollissent, et deviennent des matières rongeantes qui détruisent les tissus. Les tissus altérés forment des cavernes. Les résidus sont ou expulsés, ou desséchés, ou calcinés. Les ébullitions de sang, les mouvements violents font circuler les tubercules rendus inoffensifs ; ils restent facilement dans la muqueuse du larynx, de la trachée-artère, du cerveau et de ses membranes, dans la muqueuse de l'appareil digestif, des organes urinaires, de la rate, mais rarement dans celle du foie. La nature opère la guérison en formant des tissus anormaux qui séparent les parties malades des poumons des parties saines.

La toux peut durer longtemps. La phtisie n'est donc pas si dangereuse qu'on le croit, si elle est bien traitée, c'est-à-dire si l'organisme est endurci et réconforté.

Quelquefois la phtisie devient *galopante*, ce qui veut dire que la maladie atteint tout son développement en quelques semaines.

Les tubercules occupent en ce cas toutes les parties des poumons, en commençant par les sommets.

Les causes de la phtisie sont tout ce qui affaiblit ou surexcite, notamment un catarrhe négligé, la pneumonie, le surmenage, la croissance, le mauvais régime alimentaire, la scrofulosité, les congestions et les corps étrangers.

Les symptômes comme la toux, la sueur, la fièvre, la dyspnée, les crachats, le picotement et l'amaigrissement, ne démontrent pas toujours la présence de la phtisie, mais ils avertissent de courir au secours de la nature et de ne pas l'affaiblir davantage.

Si la phtisie a fait de grands progrès, elle est incurable. Dès que l'appétit diminue, il n'y a plus beaucoup d'espoir. Jamais on ne doit permettre des applications générales à ces patients-là ; peut-être les trg. I, II, conviennent-ils encore. Si les forces ne reviennent plus, que l'envie d'acides ou de sel surgisse, que les crachats augmentent beaucoup, on ne saurait être assez prudent. Ainsi en tentant la guérison il faut savoir si le malade est fort ou faible. Si la toux se manifeste après les premières applications, cette circonstance n'est pas à craindre. Elle doit être prise en considération, parce que la cure sera des plus douces, et qu'elle sera interrompue un jour ou l'autre jusqu'à ce que la nature ait repris des forces. Les plus faibles commencent par le trg. I et passeront progressivement aux trg. II et III ; si les forces reviennent, ils pratiquent des affusions faibles, comme la g., la f. et le 1/2 b. D'autres applications sont dictées par les circonstances. Si le calorique ne s'augmente pas, on ne peut que tenter le trg. I ; si l'envie de tousser est augmentée, il faut restreindre les applications ou les interrompre. Les résultats sont-ils bons, faire la lt. et la s., la j., la g., d. et a. On pratique rarement le 1/2 b. et la mnp. Il faut avant tout décongestionner les poumons et activer la respiration cutanée ; on peut pratiquer aussi en alternant la g., la j., la d. et même la t ; mais toujours il s'agit de savoir si la nature a assez de force pour supporter ces applications. Comme tisane, le mélange d'éch. + sauge + pl. + abs. et lierre terrestre réconforte beaucoup (Les mêmes tisanes que pour l'emphysème). Tous les poitrinaires prendront peu de viande, des fruits, du fromage blanc, mais beaucoup de lait, des soupes fortifiantes et des légumineux. Le lait sera pris par heure et une cuillerée seulement chaque fois. Il faut faire des aspirations et des expirations profondes et tâcher de dilater et de fortifier le thorax par les respirations dans le bon air. Le climat des hauteurs ne convient pas aux phtisiques. La courbature demande le repos. Les boissons rafraîchissantes sont prises de préférence, c'est-à-dire celles qui n'irritent pas, comme les décoctions d'avoine et d'orge, etc.

La mère n'allaitera pas l'enfant, le célibataire ne se mariera pas, les mariés ménageront leurs forces; à tous l'alimentation végétale convient le mieux.

On rendra stérile le crachat de ces malades. Contre la diarrhée on emploie les lavements d'eau de 24° c.

Les *enfants* font souvent la lt., et ps. 2 fois 1/2 b.; ils prennent comme nourriture le café de glands, mêlé de miel ; la soupe fortifiante, le lait atténué, de l'eau sucrée, pas de viande, pas d'œufs; intérieurement, du fenouil mêlé de miel, et de la poudre d'os blanche.

9. — *Consomption ou amaigrissement* (consumptio).

Nous ne parlerons ici de la consomption que comme de l'émule de la phtisie.

Par suite de cette maladie, la graisse du corps est consommée en premier lieu; cette consomption de graisse est suivie de l'anémie, de l'atrophie des muscles ; puis une fièvre lente (la fièvre dite hectique) se déclare par une transpiration profuse. La consomption a différentes causes. A proprement parler, elle est incurable. Si l'on réussit à éliminer la cause essentielle, la guérison peut être essayée, non certes par des médecines, mais par le régime alimentaire naturel et par une cure d'eau raisonnable; tous les moyens naturels sont à employer avec discrétion ; il faut éviter tout surmenage et les plaisirs sensuels surtout. Les faibles ne feront que des lotions partielles comme le trg. I. Contre les diarrhées on emploie les lavements.

V. — MALADIES DES PLÈVRES.

1. — *Inflammation ou pleurésie* (pleuritis).

Les plèvres deviennent facilement malades par elles-mêmes ou par métastases et elles ont une tendance à masser des sérosités.

La *pleurésie* se manifeste par les douleurs rongeantes de la poitrine, par une toux sèche, une respiration rapide et superficielle. Le côté gauche est affecté le plus souvent par suite d'un refroidissement ou par une lésion. Il peut y avoir un exsudat de fibrine qui rattache les poumons à la plèvre costale : cette espèce de pleurésie est une inflammation *sèche*. Des sérosités ou du pus vont s'accumuler; ces éléments sont expulsés par la toux ou par leurs masses. Le mal est guéri, si l'exsudat est résorbé. Le poumon peut se concréter avec la paroi pectorale et provoquer des malaises différents. L'exsudat dure-t-il plus de deux mois, les poumons en souffrent énormément, et la phtisie n'en est que trop souvent la triste suite.

Le traitement doit être très sérieux. Au début, on essaye la lb., le maillot des genoux, la cab., le pm., le châle et les lotions partielles (trg. I, II). Les diaphorétiques et les diurétiques sont prescrits.

On peut aussi essayer la boisson méthodique de l'eau froide.

Le 1/2 b. et la s. sont interdites.

2. — *Hydropisie de poitrine* (hydrothorax).

L'hydrothorax est ordinairement la suite de l'hydropisie générale, de la pleurésie, ou encore des maladies du cœur, des poumons et des reins.

Les symptômes de cette maladie sont la douleur, la cyanose, la toux, l'asthme pendant la nuit, le gonflement de la face et des mains.

La guérison est difficile, sinon impossible. Il faut avant tout supprimer les causes ; puis on tâche de tonifier les muscles et les nerfs, d'éliminer et de dériver par des moyens curatifs externes et internes.

Les trg. I et II et puis III seront employés de préférence ; la cab., le pm., le maillot des genoux seront souvent utilisés ; peut-être aussi la chm., le gm., la cd. et la boisson méthodique de l'eau.

VI. — MALADIES GÉNÉRALES DES ORGANES RESPIRATOIRES.

1. — *Rhume de cerveau* (Coryza).

a) Le *rhume de cerveau* est un catarrhe de la muqueuse nasale qui se continue jusqu'au front, dans les yeux, dans les oreilles et même dans la trachée-artère. Il est dû au refroidissement, à l'irritation ou à la contagion. Le rhume peut être guéri par la cure de l'inflammation (voir p. 161). surtout par les bains de vapeur comme le vte., le vpd., le bain de vapeur au lit, et par les maillots des pieds et des genoux chauds.

b) Le rhume de cerveau *chronique* s'appelle *coryza sec*. Il est dû à une faiblesse générale. La muqueuse nasale est comme gonflée et bouffie. Le traitement tâche de réconforter le corps : il faut faire souvent des aspirations de la décoction de pr. ou de l'eau simple.

c) Les *polypes du nez* ne sont que des accumulations du sang. Le médecin naturel n'admet pas le bistouri. Il distribue le sang, le dérive, et, localement, il agit par des astringents, comme par la pr. et l'éch.

d) Contre l'*ozène* (ozæna), on emploie le même traitement. L'ozène est une maladie amenée par la scrofulosité ou par une autre dyscrasie. L'odeur fétide vient des ulcères qui se forment à l'extrémité des fosses nasales, ou elle est due à une glaire putride. Le médecin naturel s'efforce de corriger le sang et les humeurs, puis de dériver, de guérir localement par les astringents : maillot du cou, affusion du nez, np. ; on recommande la tisane du galanga (*alpinita gelanga*) pour aspirer par le nez.

e) Pour expulser du nez des *corps étrangers*, on provoque l'éternuement par le chatouillement du nez.

2. — *Toux*.

La toux est due au refroidissement. La respiration subite, courte et sifflante, qu'on nomme toux, est occasionnée par des gaz, des corps étrangers, des sérosités, des inflammations, des ulcères, et en général par tous les maux qui exercent une irritation dans les voies respiratoires et qui excitent les nerfs. Ainsi les poumons sont irrités par des tubercules, par le rhumatisme, la goutte, les maladies de la peau, les catarrhes ou les métastases de l'estomac et du foie malade. Les congestions vers les poumons, causées, par exemple, par la suppression des flux de sang, peuvent aussi produire la toux; le gonflement de la luette suffit à l'exciter. Les causes secondaires sont le changement subit de la température, le vêtement contre nature, l'air malsain, humide et rempli de poussière et de fumée, un mauvais régime alimentaire, le surmenage, la poitrine rétrécie et la mollesse. La marche rapide, la circulation du sang ou la transpiration troublées et les habits serrés provoquent également ce malaise.

La toux humide a pour cause des sérosités non

excrétées. La toux peut être considérée comme une tendance de la nature vers la guérison. Elle nettoie les voies respiratoires et empêche l'engorgement et l'étouffement. Certes, il est préférable de se soigner dans l'état de santé, pour n'avoir pas besoin de ces avertissements. Cette observation est sérieuse, principalement pour les enfants, parce que les maux que leur cause la toux sont très dangereux, à cause de la faiblesse de leurs organes.

On peut se préserver de la toux en respirant un air pur et tempéré, et notamment en l'aspirant par le nez. On évitera toutes les irritations, tout surmenage, et l'on s'endurcira complètement.

La guérison n'a de la valeur que si elle élimine les causes. Ainsi, faites la lb. pendant les trois premiers jours, puis suivez les trg. I, II, III ; pratiquez le maillot des genoux, le châle et le 1/2 b : prenez des émollients.

Chaque toux négligée peut conduire à des maladies dangereuses ; il faut surtout guérir radicalement la toux sèche, si l'on veut éviter la phtisie.

3. — *Coqueluche* (tussis convulsiva).

La coqueluche se manifeste par des accès de crampes périodiques (qui se répètent toutes les 3 ou 4 heures) des organes respiratoires ; accès qui durent jusqu'à deux minutes, pendant lesquelles ils rendent les aspirations très pénibles. La respiration et la circulation sont troublées ; l'expiration bruyante est suivie d'une aspiration retentissante ;

la face devient bleue (toux bleue et convulsive), les yeux sont rouges, la langue aussi est bleue et sort de la bouche. Des crampes de la figure, des vomissements sont souvent concomitants de cette toux; des saignements, des évacuations involontaires d'urines et de sang ont lieu. Le moindre mouvement ou la moindre secousse provoque les accès, qui sont rares au début.

La première période est fiévreuse, la deuxième est apyrétique mais spasmodique, la troisième cause des difficultés d'avaler. La maladie dure 1 à 2 mois et plus. Ce sont encore les bacilles qui créent cet état : c'est dire que la coqueluche est *contagieuse*. Elle paraît être plus nerveuse qu'inflammatoire; le vagus surtout est excité spasmodiquement.

L'endurcissement, le soin de guérir radicalement chaque catarrhe, l'isolement des patients, le ménagement et la suppression du chatouillement sont autant de moyens préservatifs.

La thérapeutique prescrit les bains de vapeur et les affusions, le frottement des pieds et l'apaisement des nerfs. Les lavements procurent les selles; à l'intérieur, on prendra des aliments réconfortants.

Débutez par les trg. I, II, III; prenez la chm., le maillot des genoux, des pieds; pratiquez le vte., le vpd., le bain de vapeur au lit, le maillot du cou, les bains chauds de 20° c. durant 1 minute et le gm. chaud.

4. — *Les douleurs de poitrine.*

Les douleurs de poitrine sont de nature inflammatoire ou nerveuse, avec ou sans toux et crachats, et accompagnées de palpitations, d'asthme ou de crampes. Toutes les douleurs sont les symptômes d'une maladie primitive; elles naissent aussi par le rhumatisme métastatique, par les hémorroïdes ou les menstrues troublées. La cause principale peut provenir des poumons ou de leurs annexes.

Celui qui veut guérir ou être soulagé doit connaître autant que possible les causes de son mal et y remédier. Les tisanes pectorales n'apaisent que momentanément; elles n'ont pas la force de guérir radicalement.

Le traitement sera donc général et visera la cause essentielle.

Dans le doute, on peut essayer les trg. I, II, III; aux frileux, donnez des applications chaudes et v-v., dérivez et fortifiez.

Le 1/2 b. et s. ou le bsg. f. sont indiqués; le gm. et l'esp. sont contre-indiqués.

CHAPITRE V

MALADIES DES VAISSEAUX SANGUINS.

I. — LE CŒUR.

Le *cœur* est un muscle charnu et creux de la grosseur du poing de son possesseur ; il est partagé dans son milieu par une paroi verticale et une paroi horizontale qui forment les quatre cavités. Le *péricarde* est une séreuse qui enveloppe le cœur ; une autre membrane tapisse l'intérieur de cet organe. Dans la paroi horizontale se trouvent quatre ouvertures, munies de valvules, lesquelles donnent libre passage au sang pour son flux et son reflux, dans les poumons (petite circulation), et dans tout le corps (grande circulation). Les valvules empêchent le retour immédiat du sang au cœur. Si les orifices du cœur sont rétrécis, si les valvules sont insuffisantes, il en résulte des troubles très graves au cœur, dans la circulation et dans toutes les fonctions nutritives. Les *maladies de cœur* se déclarent par des bruits de râpe et de scie.

Le nombre des battements du cœur est le même que celui du pouls ; un nombre exagéré de palpitations est le symptôme d'une maladie de cœur. Le cœur est actif par lui-même, il possède des nerfs centraux qui l'excitent et en régularisent les coups; néanmoins le cœur est sujet aux influences de tout le système nerveux, car il y a quelques ramifications des nerfs qui ralentissent son action, d'autres qui l'accélèrent. Les nerfs qui entrent dans la masse charnue du cœur l'excitent et régularisent en général son action.

Les *fibres du vagus*, qui naissent de la moelle allongée, ralentissent son action ; les fibres du sympathique, qui naissent aussi de la moelle allongée, accélèrent son action. D'autres nerfs du sympathique augmentent la pression du sang dans les vaisseaux sanguins en les contractant. Le grand nombre des nerfs du cœur explique sa surexcitation facile. Les secousses morales augmentent les palpitations du cœur, les fortes secousses peuvent en arrêter momentanément les battements tandis que les nouvelles joyeuses les accélèrent. Toutes les excitations des nerfs peuvent augmenter l'action du cœur, de même que les efforts extraordinaires, la débauche, l'abus des spiritueux, la fièvre et l'anémie.

Dans la position dorsale et pendant le froid, le cœur est plus calme; le matin et pendant la digestion, il est plus agité; de même pendant l'absorption des poisons.

II. — LES VAISSEAUX SANGUINS.

Les *artères* ont des parois solides, les *veines* ont des parois minces. Les veines sont plus nombreuses, plus larges et plus superficielles que les artères, et n'ont pas de pulsations, mais beaucoup de valvules pour empêcher le retour du sang. Toutes les veines et toutes les artères peuvent communiquer entre elles ; cette circonstance permet d'équilibrer les troubles du sang. Plus la circulation du sang est libre dans les vaisseaux, plus l'échange organique est énergique.

III. — LES VAISSEAUX CAPILLAIRES.

Les *vaisseaux capillaires* sont les extrémités ou les commencements, c'est-à-dire *les points de communication de tous les vaisseaux sanguins*. Leurs membranes sont juste assez fortes pour donner passage aux corpuscules sanguins ; elles sont donc les intermédiaires entre les différents vaisseaux, et forment un réseau dont la trame loge pour ainsi dire les tissus.

Le corps, le poumon et le foie ont chacun des capillaires particuliers. Ceux du corps effectuent l'acte de nutrition, les sécrétions et les excrétions ; ceux du poumon servent à l'échange entre l'oxygène et l'acide carbonique ; ceux du foie débarrassent le sang des corpuscules sanguins devenus impropres à la nutrition et qui servent à la préparation de la bile.

Le rhumatisme, la goutte, les inflammations et la vieillesse produisent des granulations *calcinées* (formations adéromateuses) dans les vaisseaux sanguins ; ces granulations causent des troubles dans le cœur et dans la circulation du sang. Le mal est incurable. Le régime alimentaire et le repos peuvent cependant y apporter un soulagement. On doit essayer les applications les plus douces; les fortes seraient très dangereuses.

IV. — MALADIES DE CŒUR.

Les maladies de cœur proprement dites sont rares ; toutes les palpitations et autres accidents du cœur peuvent se manifester chez les personnes bien portantes et sont fréquents chez celles qui sont affligées d'embonpoint.

Tous les nerfs exercent par reflet leur influence sur le cœur. Les anémiques et les nervosiaques sont très faciles à agiter, c'est pourquoi leur cœur est vite surexcité. Personne n'a donc à appréhender beaucoup les symptômes cardiaques, car ils sont bien rarement les suites des maladies du cœur.

a) Les *palpitations nerveuses* sont souvent dues à des maladies nerveuses et abdominales, comme à l'hypocondrie et à l'hystérie, à la constipation et aux gaz, à la faiblesse et aux irritations, à la métastase de la goutte et à des maladies cutanées. On réussit à apaiser le cœur par le repos, les mouvements modérés à l'air libre, et par des maillots, des lotions partielles (trg. I, II).

Celui qui se procure un sang pur, des nerfs et des muscles solides, ne connaîtra pas les maladies du cœur. Vivez naturellement, évitez les irritations, les excitations, et le cœur restera sain.

La membrane du cœur, le péricarde, les valvules et les muscles du cœur sont sujets à des maladies particulières qui sont toujours difficiles à diagnostiquer, puisqu'elles ont des symptômes communs avec ceux d'autres maladies.

b) *L'inflammation de ces parties du cœur* est due le plus souvent au rhumatisme articulaire ou à une maladie contagieuse ; elle est dangereuse à cause de la pneumonie éventuelle, et aussi à cause des maladies secondaires, comme la dilatation et la paralysie du cœur, les troubles de circulation, la cyanose et l'hydropisie. On la distingue de la pneumonie, en ce que les inspirations n'excitent pas la toux tandis que le patient est plus exposé à la syncope et au froid des pieds.

La *péricardite* engendre, comme la pleurésie, une sérosité qui se précipite dans sa cavité. La *thérapeutique* est celle de la pneumonie.

c) Dans la *dilatation du cœur,* les quatre cavités du cœur sont plus étendues, ou leurs parois sont plus atténuées. Si la valvule mitrale est insuffisante, le sang est refoulé dans l'oreillette gauche au lieu d'entrer dans l'aorte ; donc l'oreillette ne se décharge pas entièrement, et le sang est rejeté aussi vers les poumons. Cette circonstance se déclare par les symptômes suivants : palpitations, dyspnée, œdème des pieds, et albumine dans l'urine. La partie charnue du cœur s'hypertrophie ou s'engraisse, c'est l'*hypertrophie* du cœur.

L'*épaississement* ou l'*engraissement* des muscles n'est souvent que le résultat d'un effort du cœur pour obvier à d'autres maux. L'hypertrophie s'engendre facilement chez les ivrognes et chez les personnes ayant de l'embonpoint, mais elle se produit aussi chez les personnes maigres par suite des troubles de l'assimilation. L'issue sera la paralysie ou l'apoplexie du cœur. L'hypertrophie n'admet qu'une faible action du cœur.

Toutes les maladies du cœur réclament, pour être guéries, une âme tranquille et surtout le calme des nerfs. Un régime alimentaire simple, peu de liquides, des légumes verts et peu de viande sont indiqués. Il faut éviter tout refroidissement. La crase du sang demande les liquides nécessaires, une respiration forte, des mouvements convenables et le ménagement raisonnable. Ceux qui sont affectés d'une maladie du cœur ne doivent pas faire un somme après le repas, parce que l'estomac exerce des pressions funestes sur le cœur.

Le traitement vise les causes : il n'y a peut-être qu'à régulariser le sang ou bien il y a des excrétions à faire ; en tout cas il faut débuter par les applications les plus douces, comme les moyens d'endurcissement, par la respiration salutaire de l'air frais du matin, et un repas convenable. La cab. soulage ordinairement tout de suite ; la cd. doit être vivement recommandée ; la lb., la g., la mfr., conviennent aussi le plus souvent ; plus tard la s. ou bien la d., la t., la j. seront les affusions les plus efficaces. Les maillots avec frictions font beaucoup de bien, de même que la boisson méthodique d'eau. Contre l'*apoplexie* du cœur, on emploie le bpd. chaud. Il faut éviter l'affusion dite fulgurante et le vte, ainsi que le 1/2 b. et le bsg. froids ; on essaye des températures plus élevées. Les palpitations du cœur réclament la position horizontale, une respiration profonde et un bpd. avec frictions. Ne manger ni trop chaud, ni trop froid, parce que le vagus serait excité et les vaisseaux atteints d'inflammation.

d) *L'essouflement* (*cardialgie*) des enfants n'est probablement qu'un refroidissement. Un bain chaud ou des maillots ff. apaisent le petit enfant, et les lavements procurent les selles.

V. — MALADIES DES VAISSEAUX SANGUINS ET LYMPHATIQUES.

Vaisseaux sanguins et lymphatiques.

Il y a inflammation des veines et des artères par les maladies des organes voisins ou par les lésions externes.

a) L'*artérite* fait souvent dégénérer les artères, les ramollit ou les calcine. La circulation du sang doit donc être entravée, et des troubles divers s'en suivront. Chez les vieillards, l'inflammation des artères produit facilement l'épanchement du sang dans le cerveau, l'apoplexie, la paralysie du cœur et la gangrène (*sénile*).

b) La *phlébite* est bien douloureuse et souvent accompagnée de fièvre et de frissons; on voit des taches rouges aux veines. La phlébite est dangereuse à cause de ses suites. Des coagulations de sang se forment et entrent dans le torrent circulatoire; ces indurations restent souvent dans les poumons et produisent la pneumonie, une toux avec expectoration sanguinolente, la dyspnée ou une inflammation purulente. Si ces matières sont suppuratives ou putrides, il y a grand danger. parce que la paralysie du cœur ou l'hydropisie peuvent s'engendrer. L'action du foie est changée par la phlébite, ce qui est indiqué par un ballonnement à l'hypocondre droit. Le goût est amer; les palpitations, la dyspnée et souvent la syncope surviennent. Le cœur droit est souvent affecté sympathiquement.

La phlébite s'attaque facilement aux personnes affectées d'hémorrhoïdes, aux femmes enceintes et aux irascibles; elle se manifeste dans les jambes par suite d'une longue station, de congestions ou d'une étreinte trop forte.

La thérapeutique réclame le repos, la position élevée au lit, les maillots froids, l'air frais, l'abandon de boissons chaudes, la boisson copieuse d'eau, les lavements, et pour le reste, la cure de l'inflammation. A ceux qui ont des hémorroïdes conviennent le bsg., le 1/2 b., la d., la j. ou la lt. 2 fois par chj. Plus tard on essaye la d. et la s.

c) On appelle anévrisme, la *dilatation des veines* ou la tumeur des artères qui peut atteindre la grosseur d'une tête. Les anévrismes s'engendrent par suite d'une pression ou de lésions tout près du cœur, à la crosse de l'aorte et aux jarrets, à la cuisse et aux bras. Ces tumeurs sont mortelles quand elles se déchirent.

d) La *dilatation des veines* produit aussi les *varices* des jambes. Ce mal est dû à une station prolongée, et à la grossesse ou aux jarretières. Les veines se dilatent aussi dans d'autres parties du corps, par exemple au cordon spermatique, c'est ce qu'on désigne sous le nom de *varicocèle*.

Le traitement emploie des compresses froides, des affusions douces, et régularise avant tout la circulation. Les *variqueux* emploient le bpd. seulement jusqu'aux varices. Sur les *varices* percées on peut poser des linges enduits de saindoux, ou des astringents : compresses eau vinaigrée, à la décoction d'éch., de pr. et de tr.

e) Dans la jeunesse les *vaisseaux et les glandes lymphatiques* sont facilement atteintes d'inflammation et forment des foyers purulents. Les glandes enflées atteignent la grosseur d'un pois ou d'un haricot. Ces tumeurs sont ordinairement indolentes, pérégrinantes, molles, et forment des lignes tortueuses ; elles deviennent grosses et suppurent ou s'ulcèrent (voir scrofulosité).

Les applications générales sont les mêmes que pour la scrofulosité ; les astringents prêtent leur appui local.

CHAPITRE VI

MALADIES DES VOIES URINAIRES.

L'assimilation des principes nutritifs est bien importante, disions-nous; la métamorphose régressive ou l'excrétion des matières d'usure ne l'est pas moins. La circulation du sang contribue à cette excrétion, mais l'organisme possède aussi des organes propres de sécrétion et d'excrétion. Nous avons désigné le foie comme tel, et nous allons décrire les reins et les organes urinaires.

1. — *Les organes urinaires.*

Les organes urinaires éloignent l'eau superflue et les matières solides sucrées. L'urine renferme 96 pour 100 d'eau; le reste est constitué par des sels, des métaux, des gaz, des acides, et d'autres matières comme l'urée qui se forme probablement dans le foie, et l'acide urique qui est moins oxydé que l'urée.

L'acide carbonique doit être éliminé par les poumons pour ne pas former un poison dans l'organisme; de même l'urée doit être éloignée par les organes urinaires pour ne pas causer de graves désordres.

Si l'acide urique et les sels ne sont pas complètement excrétés, ils forment des concrétions qui s'attachent au sang et aux humeurs, et engendrent les *calculs rénaux* et *vésicaux* si douloureux.

a) Les deux *reins* sont les organes urinaires excréteurs proprement dits. Ils sont situés sur les côtés des vertèbres lombaires à la paroi abdominale postérieure, au milieu d'un tissu graisseux et enveloppés d'une membrane musculaire. Ils s'appellent *reins voyageurs* s'ils changent de position, circonstance qui se présente chez quelques individus entre 25 et 40 ans.

La cause de ce déplacement des reins est due généralement à la grossesse ou à des efforts quelconques.

La thérapeutique essaie de fixer les reins par les frictions, la cab et des applications tonxifiantes générales.

L'eau se verse goutte à goutte des reins dans les deux uretères qui conduisent également l'urine dans la partie inférieure de la vessie, par un suintement continuel.

b) L'intérieur de la *vessie* est tapissé par une muqueuse ; des fibres musculaires longitudinales et circulaires constituent la membrane moyenne de la vessie, au col de la vessie elles forment le *sphincter* qui doit retenir l'urine ou la lâcher. La contraction des muscles ouvre le sphincter et presse l'urine dans l'*urèthre*, qui la conduit dehors.

c) Les capsules surrénales peuvent être atteintes d'inflammation et devenir tuberculeuses.

Cet état s'appelle maladie de bronze, ou maladie d'*Addison* (médecin anglais). Les symptômes sont une peau bronzée, et cette couleur se manifeste au visage, à la bouche et aux mains. D'autres symptômes sont la faiblesse, le vomissement, la diarrhée et beaucoup d'accidents nerveux, comme des crampes.

La maladie est dangereuse ; pour obtenir un soulagement, on peut essayer les trg. I, II, III et suivre un régime doux.

Le *système nerveux* exerce son influence sur la sécrétion rénale de l'urine; de là le changement de l'urine dans les excitations ou dans les maladies nerveuses. Si le tissu rénal est irrité ou la pression du sang rendue plus intense, la quantité d'urine est augmentée. C'est ce qui explique l'effet des diurétiques, qui devraient servir rarement, puisque leur irritation est très préjudiciable aux reins.

L'albumine, le sucre, le sang et le pus se trouvent dans l'urine en quantité plus considérable pendant les maladies, parce qu'alors d'autres organes, comme le foie, par exemple, ne fonctionnent pas régulièrement.

2. — *Néphrite albumineuse ou maladie de Bright.*

Une notable quantité d'albumine se trouve dans l'urine par suite de la néphrite.

Cette maladie s'engendre par les refroidissements, par d'autres maladies comme la scarlatine, la petite vérole, la diphtérite, le choléra, les lésions, les efforts, les médecines, la débauche, la grossesse, les hémorroïdes et les calculs séreux.

L'albuminurie débute par les frissons, la fièvre, le vomissement, la tuméfaction de la face, des mains et des pieds, et l'envie d'uriner : l'urine est sale, brunâtre.

L'*urémie* est due à la suppression de la sécrétion de l'urine ; elle est très douloureuse et mortelle.

Le traitement prescrit le lit, un régime doux, la liberté du ventre, la tonification de la peau au moyen des lotions, du 1/2 b., gm., j., d., cd., ca; la tisane : tus., ortie, pr. Les bpd. froids doivent être évités.

Les refroidissements, l'humidité, l'abus de l'alcool et d'autres maladies peuvent changer cette maladie en albuminurie *chronique,* et l'anémie, l'affaissement, la cécité et l'asthme en sont souvent les suites. Le patient évitera tout refroidissement, toute surexcitation et toute irritation.

Un régime doux est indiqué ; le lait et le lait battu feront du bien.

Le traitement est celui de l'albuminurie aiguë.

3. — *Diabète.*

La *polyurie* est une augmentation de sécrétion d'urine sans changement de qualité (diabetes insipidus), le *diabète insipide.*

Ce mal provient d'une boisson trop copieuse ou de maladies, comme par exemple l'hystérie ; il engendre l'amaigrissement.

Si la sécrétion d'urine est augmentée et la qualité altérée, on appelle cet état (diabetes verus) le *véritable diabète*. Si l'urine est augmentée et chargée de *matières sucrées*, c'est le *diabète* proprement dit ou le *diabète sucré*.

Autrefois les savants admettaient que cette sécrétion de sucre était due aux reins malades ; de nos jours, ils pensent que le foie, influencé par les nerfs malades, cesse de transformer en acide carbonique et en hydrogène, comme il le fait aux jours de santé, le sucre qu'il extrait du chyle et qu'il rend non altéré à l'organisme. Les reins doivent donc forcément excréter le sucre sans qu'il puisse profiter au corps. La présence du sucre n'est démontrée que par un procédé chimique. La quantité énorme de l'urine, l'amaigrissement extraordinaire du malade font soupçonner au médecin la présence du diabète. La quantité quotidienne d'urine peut être de 10 kilogrammes avec 1/2 kilogramme de sucre.

Le diabète s'attaque principalement aux hommes d'âge moyen, il frappe de préférence ceux qui ont de l'embonpoint, les buveurs de bière, ceux qui mènent une vie sédentaire, et ceux dont le système nerveux est profondément ébranlé par le surmenage, la débauche, les grands chagrins ou les lésions de la tête.

L'action cutanée est déprimée, la faim et la soif tourmentent beaucoup le patient, mais le meilleur régime n'empêche pas l'amaigrissement.

Les yeux sont affaiblis, la peau a des éruptions et des abcès, elle est rugueuse, la gencive devient molle et tuméfiée. La durée de cette maladie est de 5 à 9 ans. Le patient souffre beaucoup de la mélancolie.

Si le diabétique évite tous les éléments sucrés (les farineux, les mets doux et les boissons douces, le lait, etc.), ses reins n'ont pas à excréter le sucre qui n'est pas absorbé; mais cela ne guérit pas la maladie, et le patient n'obtient d'autre résultat de ce régime que d'être forcé de mener une vie pleine de privations ; il perd l'appétit et est conduit par là à l'amaigrissement et à la mort.

Au début, la guérison est assez facile. Le malade évitera les spiritueux, les épices, les acides et surtout les légumes. Tous les autres mets sont permis; qu'il mange peu à la fois mais plus souvent et lentement. La cure d'eau tonifiera son organisme. Trg. I, II, III et le tr. des affusions.

Il est reconnu que la dépression des nerfs, les surexcitations, augmentent la présence des matières sucrées dans l'urine; qu'au contraire, les mouvements énergiques des muscles relèvent l'oxydation. Les idées de la thérapeutique du diabète sont donc les suivantes : 1) les nerfs sont fortifiés pour que les masses du sucre non oxydé dans le foie ne soient pas trop grandes; 2) les muscles sont tonifiés afin que le sucre qui est flottant dans le sang soit bien oxydé. Le premier but est atteint par les trg. I, II, III, et le tr. des affusions; le deuxième, par l'exercice, le travail, l'air frais et le régime naturel. Les meilleurs aliments sont le pain au son, surtout le riz, l'avoine, l'orge, le sarrazin, le lait écrémé, peu de viande, les fruits, les pommes, les prunes et les cerises. Le vin rouge mêlé d'eau peut être pris de temps en temps.

4. — *Calculs rénaux.*

Les calculs rénaux se forment, comme nous l'avons dit, de l'acide urique et de sels. Ces concrétions s'engendrent dans le bassinet rénal, dont elles irritent la muqueuse, ce qui provoque les douleurs les plus atroces; en d'autres termes, elles causent les *coliques des reins* qui s'accompagnent de vomissements, de syncope et de frissons. A la sortie des calculs de la vessie, les douleurs cessent subitement.

La dérivation des calculs se fait par des bains paille d'avoine; les bains peuvent avoir 33° c. et durer 1 heure. Les vch. aux ff. ou à la pr. sont très efficaces, de même que les cab. à la pr. et les bsg. chauds. On peut aussi faire une compresse chaude de prêle ou employer le pm.

Intérieurement, l'huile d'olives, la tisane d'avoine, le cyn., la renouée rendent d'utiles services. Un bon symptôme est l'expulsion des calculs par l'urine.

Aux *enfants*, on donne des maillots paille d'avoine, des 1/2 b. et la tisane de renouée.

5. — *Cystite.*

L'inflammation de la muqueuse de la vessie est amenée par les refroidissements, les lésions, les irritations, les calculs vésicaux, la grossesse, la suppression des menstrues, le froid des pieds et la métastase de la goutte et du rhumatisme, ou par les reins et l'urèthre. Cette inflammation est accompagnée de douleurs, de l'envie d'uriner, d'une tumeur externe, de la tension et souvent du vomissement

L'urine devient glaireuse et sanguinolente, la fièvre et des embarras gastriques se manifestent.

La *cystite aiguë* demande le lit et un régime doux ; des compresses chaudes et des bsg. chauds; on peut continuer les compresses jusqu'à la cessation de la douleur, ce qui peut durer 6 heures ; on les répète à chaque heure. Dans ce cas, on emploie aussi la cd. chaude ; elle est très efficace et remplace avantageusement la cab.

Cette inflammation n'admet pas le bpd., ni les bsg. froids, ni le mfr.

La cystite *chronique* peut se continuer pendant des années. Toute irritation est à éviter ; le lait, le café de glands et une nourriture bien digeste sont à recommander. La guérison est réalisée par la chaleur et les moyens d'endurcissement (trg. I, II, III), ainsi que par des compresses locales froides, et plus tard, par la cure des affusions qui réconfortent.

6. — *Crampe de vessie.*

La crampe de vessie est une contraction spasmodique des muscles de la vessie, laquelle peut se continuer dans les organes voisins.

Le traitement réclame une chaleur douce ; vch., cd. chaude, et aussi le bsg. doit être chaud.

7. — *Paralysie de vessie.*

La paralysie de la vessie est traitée à froid; donc, employer le bsg. froid, des compresses froides et astringentes. Le traitement ultérieur est individuel.

8. — *Calculs de vessie ou gravelle.*

Les calculs de la vessie se forment par les stagnations de sang, par l'absorption d'un vin acide, par les épices et les maladies des reins.

Ils s'annoncent par des douleurs et par les graviers qui se trouvent dans l'urine.

Le traitement est celui des calculs rénaux qui engendrent facilement les calculs vésicaux. Les pierres peuvent atteindre la grosseur d'un pois et même celle d'un œuf de poule; elles sont tantôt solides, tantôt molles. Si les concrétions restent sablonneuses, on les appelle *gravelle*. On comprend que des difficultés d'uriner, des douleurs, et même le pissement de sang peuvent en résulter. Les catarrhes de vessie sont alors fréquents.

9. — *Difficultés d'uriner.*

La *dysurie* est la simple difficulté d'uriner; la *strangurie* est la miction douloureuse qui ne se fait que goutte à goutte.

Ces maux sont dus à l'inflammation, au rétrécissement de l'urèthre, lequel peut être complet.

La thérapeutique prescrit le vch., des cab. chaudes à la pr. Tisanes (voir *Méd.*).

L'*ischurie* est l'impossibilité d'uriner : où les reins ne secrètent pas d'urine (anuria), ou les uretères sont obstrués ; la vessie peut être paralysée, irritée ou fermée par la tumeur de la prostate.

D'autres causes secondaires sont les congestions de sang, les hémorroïdes, la grossesse, l'inflammation et les calculs.

Le vch., la cd. ou la ca. chaude ou un bain chaud paille d'avoine de 37° c., compresses ff., cab. chaudes, les g. chaud, gm. et maillot des genoux, les lavements et les affusions sont autant de remèdes qui apportent du soulagement. Les tisanes de paille d'avoine, de pin, de pr., d'avoine, de hièble 3 à 4 clj. font du bien aussi.

Les *enfants* prendront un bain paille d'avoine de 32° c. pendant 10 à 15 minutes, et immédiatement après, une lt.

L'*incontinence d'urine* (enuresis) est l'écoulement involontaire de l'urine. La vessie ou le sphincter sont paralysés, ou la maladie est causée par les muscles et les nerfs : irritations, congestions, hémorroïdes, tumeur et paralysie déterminent l'incontinence.

Les *enfants* affectés de ce mal ont des vers, ou sont anémiques et nervosiaques ; la vessie peut être replète par suite d'un sommeil profond, de l'urine par trop irritante, et l'incontinence s'en suit.

Nous conseillons de ne pas manger de choses irritantes ou indigestes le soir, de ne pas prendre trop de liquides, de souper de très bonne heure, et de ne pas choisir un lit amollissant.

Endurcissez le patient par la mfr. jusqu'aux genoux, par le 1/2 b, la s., la marche nu-pieds et les affusions.

Le *pissement* de sang (hematuria) vient des voies urinaires.

Le froid et les astringents, le bain avec alternance paille d'avoine 3 fois ps., le bsg., le 1/2 b, le pm. sont les moyens d'action contre cette affection.

10. — *Mal. ̓es des organes sexuels.*

Quant à la thérape ˈique des maladies des organes sexuels, nous nous permettons les remarques suivantes : ces maladies sont provoquées par la faute du patient ou non. Si elles sont dues à l'immoralité, aux écarts du régime alimentaire naturel ou à des négligences, il 'aut éviter les causes, endurcir le corps, et les mau : s'en vont bien souvent d'eux-mêmes. Celui qui a le courage d'endurcir sérieusement son corps par une cure d'eau raisonnable, se convaincra (et il saura défendre cette conviction devant tout agress ur) que la cure d'eau rend énergique et sérieux, de sorte que toutes les inspirations de Satan et de la chair ne sont que plus faciles à répudier et à vaincre. Le corps robuste est exempt de beaucou de tentations, et la volonté se trouve plus forte.

Pour la *prophylaxie* des maladies et pour leur guérison, nous recommandons fortement en général outre le régime naturel, l'abandon de toute mollesse, de toutes les irritations, la recherche du bon air, de la lumière pure, les occupations sérieuses et le repos convenable. Nous exprimons ces mêmes principes et nous y insistons encore plus énergiquement pour éviter et guérir les maladies sexuelles.

Que l'*onaniste* prenne des résolutions énergiques, qu'il s'endurcisse et qu'il méprise toute mollesse, et il sera vainqueur; d'autres maladies des hommes se guérissent par l'endurcissement, et des bains de siège mêlés des décoctions d'éch., de prêle et de ff.

Le régime naturel, les occupations raisonnables, le mouvement et l'endurcissement règleront aussi et guériront les femmes.

La *période* ou les menstrues ne sont ordinairement troublées que par suite d'autres maladies, ou proviennent d'une faiblesse générale du corps. Il s'agit donc d'éliminer les causes, et les maladies céderont d'elles-mêmes. Avant tout, il faut éviter les moyens forcés et obvier aux refroidissements, aux mets de mauvaise qualité, aux surexcitations et aux médecines. La cab., le maillot du genou, le bain des mains chaud, la cd., la d., la j., la g., le vpd., le bpd., les lavements sont les applications les plus efficaces. Les bains de vapeur au corps inférieur combattent l'aménorrhée et la dysménorrhée; les bains de vapeur au corps supérieur, avec des compresses simultanées apaisent le flux de sang. Dans les cas rénitents, la j. et la d. sont excellentes. Les lotions conviennent bien aussi pendant la période; néanmoins on fait bien de les abandonner avec toutes les autres applications jusque trois jours après les règles. Pendant la grossesse, toutes les applications sont permises, si des circonstances extraordinaires ne les défendent pas.

Contre l'*aménorrhée*, on emploie aussi le bsg. froid de 3" et le 1/2 b. Quelques heures après l'*accouchement*, la femme peut faire une lt.; on prendra un bsg. froid de 3" ou un 1/2 b. Les brg. froids, pratiqués pendant plusieurs jours et une fois par jour, ne sont pas à craindre ; au contraire, ils sont le meilleur remède pour remettre tout en ordre et pour préserver d'autres accidents. Les timorées peuvent hardiment commencer cette cure 3 jours après l'accouchement.

La d. et la t. conviennent bien avant la parturition ; ensuite la cab. et le pm. rendent de vrais services. Pendant la grossesse, le café est défendu, et les lavements fréquents doivent procurer la liberté du bas-ventre.

Dans les fièvres très dangereuses, on ne peut pas toujours avoir égard à la période ; il est évident que les applications doivent s'adapter autant que possible à toutes les circonstances.

Contre les *tumeurs*, les cd. et cab. sont avantageuses ; on les traite par la décoction de pr.; on peut quelquefois employer des bsg. de 32-37° c. et d'une durée de 1 à 2 heures. Si les parties sont très irritées, on évite le bsg. froid et le bpd. froid.

En général, on n'emploie pas les bsg. f. contre les tumeurs, on préfère les bains de vapeur.

Les femmes souffrent bien souvent de la digestion, et de l'appauvrissement du sang, et par conséquent du manque de calorique à l'abdomen ; il faut remédier en premier lieu par des applications chaudes, et intérieurement, par l'absinthe et d'autres simples stomachiques. Contre les gaz, le médecin naturel prescrit les bpd. chauds et d'huile d'aspic, la mille-feuille et le mille-pertuis.

Les applications générales à recommander sont : la cab., le pm., la j., la d., la lb. et la g. La chm., l'esp. et les autres maillots conviennent aux personnes chargées d'embonpoint..

Contre l'avortement, la thérapeutique naturelle prescrit le 1/2 b., et jusqu'à 5 fois par semaine.

Les *flueurs blanches* (fluor albus) sont un catarrhe fréquent de nos jours, parce que l'endurcissement est répudié, et que la mollesse et la nervosité dominent. L'anémie, la chlorose, la scrofulosité y conduisent déjà. Elles peuvent aussi être dues à l'inflammation de la matrice et au cancer.

La propreté locale et générale, et surtout l'endurcissement, rendent le mal supportable ou le font disparaître. Pour la guérison locale, on se sert des bsg., des décoctions de l'éch., de la sauge, du romarin et de la pr.; une dissolution d'alun peut aussi servir. Pour le reste, nous recommandons la s., la g., le 1/2 b., l'affusion antérieure, la mfr., la marche nu-pieds et parfois un bsg., de 18 à 25° c. et d'une durée de 5 minutes. On emploie la poudre de craie intérieurement. Les maladies de *la matrice* (métrite, flux de sang, déplacements, chute, ulcères et tumeurs) réclament un médecin naturel qui réussit mieux à guérir par les moyens naturels (compresses, bsg., décoction d'éch. et alun) que par le bistouri, les cautérisations, les pessaires et les poisons, puisque ces derniers remèdes sont contre nature. Le bsg. est froid ou chaud selon les circonstances.

Contre la chute de la matrice, contre les fausses couches et pour l'expulsion des secondines, on prescrit le bsg. f. Contre la tumeur des ovaires, la s. est à éviter ; de même, les bains froids sont impraticables contre les inflammations et les irritations du bas-ventre. Aucune femme ne devrait se soumettre facilement à une opération du cancer de sein ou de la matrice, parce que les moyens naturels guérissent ou adoucissent le mal plus facilement, s'il n'a pas été opéré. Les moyens naturels guérissent là où les remèdes forcés sont douteux ou mènent à une ruine certaine. Dans les cas seulement où la médecine naturelle est impuissante, l'opération peut être conseillée.

Contre *le flux de sang*, des bsg. froids sont indiqués ; la cd., la lb., le 1/2 b , la ca., la s., la g., la j. et la décoction de prêle le sont aussi. Pendant l'écoulement, le bsg. froid est contre-indiqué, de même que la mfr. et le bpd. froid, ou simplement la lotion des pieds. Le mieux est de faire des cab., mais en restant un peu au-dessus de la région vésicale ; on peut aussi essayer des irrigations locales par l'eau toute froide ou toute chaude, ou en alternant. Intérieurement, on prescrit le gui, la moutarde blanche, l'éch., et la pr. Pour la guérison radicale, employer les trg. I, II, III, surtout le bsg., et le 1/2 b. froid, la g. et la s. Pour les *flexions* de la matrice, on fait des injections de la décoction d'éch. et de prêle, et on pose des compresses des mêmes décoctions qui seront de courte durée. A l'intérieur on prendra la décoction d'éch. et d'ansérine pulvérisée, quelques pincées par jour. La thérapeutique tonifie en général les muscles par une cure d'eau raisonnable, et, par ce moyen, cela tonifie en même temps les ligaments de la matrice beaucoup plus efficacement que ne le feraient toutes les tortures des allopathes.

CHAPITRE VII

MALADIES GÉNÉRALES DU SANG.

Le sang entretient l'échange organique, et lui-même varie continuellement : il devient vieux, il se meurt progressivement, se débarrassant de ses principes usés, et il se rajeunit sans cesse. La *quantité* de sang diffère d'individu à individu, d'après l'âge, la constitution et le régime alimentaire. En moyenne, le sang forme 1/13 du poids du corps, chez les nouveau-nés 1/15 ; les hommes qui ont de l'embonpoint en possèdent relativement le moins. On compte un globule de sang blanc sur 350 rouges ; dans la rate, un blanc sur 70 rouges. Les femmes ont moins de corpuscules sanguins rouges que les hommes. Dans le sang, on voit constamment de petites masses irrégulières de globules incolores qui ont l'aspect d'une substance cellulaire usée. Les globules rouges se développent aux dépens des blancs, et dépérissent dans la rate et dans le foie après 3 ou 4 semaines. Les globules blancs, arrivant dans le sang, viennent de la rate, de la moelle des os ou de la lymphe.

Le sérum contient 90 parties d'eau, plus de 8 parties d'albuminoïdes, puis des sels, des matières colorantes et odorantes. Les quantités de graisse, de sucre et de matières d'usure changent continuellement. La fibrine s'engendre par la combinaison de deux albuminoïdes. C'est elle qui se fige dans les blessures et arrête l'écoulement en fermant l'ouverture.

Les stases ou les troubles sanguins généraux ou locaux entraînent des perturbations dans l'échange organique et dans les fonctions des organes, et souvent même une altération de la masse du sang. La *qualité* du sang exerce réciproquement son influence sur la circulation, le sang épais ayant un cours plus paresseux, et provoquant plus facilement des stases.

Nous ne pouvons admettre qu'aucun homme ait trop de sang ; mais quelques organes peuvent être surchargés ; c'est ce qu'on appelle *hyperémie* ; d'autres organes ont trop peu de sang, c'est l'*anémie.*

La crase du sang doit être normale ; cela veut dire que tous les éléments doivent être proportionnés et bien distribués dans tous les organes.

Les globules du sang et leurs principes élémentaires subissent un changement en quantité et en qualité. Si la crase ou la distribution du sang ne sont pas équilibrées, l'échange organique est aussi déséquilibré, donc une maladie a pris naissance.

Une altération générale de la masse du sang s'appelle *dyscrasie ;* si elle devient chronique, on la nomme *cachexie.* La cause essentielle de ces altérations est toujours le régime contre nature.

Les causes des maladies du sang sont donc : 1°

la présence de matières étrangères ou morbides dans le sang ; 2° la mauvaise proportion et l'insuffisance des principes élémentaires du sang ; 3° l'élimination défectueuse des matières d'usure.

Dans ces circonstances le sang ne nourrit pas suffisamment les cellules et les tissus; l'altération dans les tissus exerce réciproquement une mauvaise influence sur le sang et les humeurs. La dégénération des cellules qui en résulte peut être seulement locale : la circulation du sang et des humeurs se trouve alors ralentie ou obstruée. Des cellules isolées dépérissent ou deviennent gangréneuses. La gangrène *sèche* présente les cellules comme une masse morte noire ; la gangrène *humide* consiste dans une substance brunâtre et putride. La dégénération des cellules détruit leur force attractive pour les principes nutritifs qui restent alors dans le sang et agissent comme causes morbifiques ; ces principes devenus morbifiques engendrent des tissus *néoplastiques* à contre-temps et à contresens Ces tissus néoplastiques sont mous ou durs, permanents ou passagers, c'est-à-dire qu'ils sont résorbés et entraînés dans le torrent circulaire ou lymphatique. De cette manière se forment les *fausses membranes*, les *ulcérations*, les *tumeurs* et les *suppurations*.

L'*hypertrophie* s'engendre par l'augmentation, l'*atrophie*, par la diminution de l'activité des organes affectés, par une nutrition et une crase de sang défectueuses.

1. — *Anémie* (anæmia).

L'*anémie* est une diminution ou une altération dans la formation des globules du sang; c'est donc un appauvrissement du *bon* sang. L'anémie est causée par la perte de sang et d'humeurs à la suite de maladies, par la débauche, le surmenage, et évidemment aussi par une alimentation défectueuse, par le manque de mouvements, d'air et de lumière.

Les *symptômes* sont la pâleur, le teint jaune ou de cire. La pâleur se manifeste principalement aux lèvres, à la gencive et à l'intérieur des paupières.

D'autres symptômes sont les frissons fréquents, le froid des pieds persistant. La peau est mince et sèche, les muscles sont flasques. La dyspnée se manifeste par le bâillement, les soupirs, l'inappétence, les désirs des acides, les borborygmes, la constipation ou la diarrhée, les crampes d'estomac et la tendance aux hémorrhagies. Le cerveau, la moelle épinière et les nerfs surtout ont à souffrir; de là viennent la migraine, la mélancolie, les caprices, le besoin de pleurer, le bourdonnement d'oreilles, l'étincellement des yeux, les vertiges, la défaillance, les palpitations, les douleurs de tête, du dos et des lombes, les dépressions morales et les crampes.

Certaines régions du corps sont plus pâles que les autres ; leur température est plus basse, leur activité et leur force excrétive ont diminué, leur nutrition peut cesser progressivement, et l'*atrophie* ou la gangrène vont se produire.

Les suites de l'anémie des enfants sont facilement la mort par écoulement de sang, par les palpitations, les crampes ou la phtisie abdominale et une croissance déviée ou chétive. Chez les adultes, la nervosité, la chlorose, l'hystérie et l'hydropisie se déclarent.

La guérison ne doit pas être amenée de force, et d'autre part, elle ne se fait pas d'elle-même. Il s'agit de former du sang par les aliments, la respiration, le ménagement et les mouvements.

L'endurcissement est nécessaire : il protège le corps contre les ennemis internes et externes, il le rend actif, lui procure l'appétit et la vie. N'essayons jamais de devancer la nature de l'anémique, en d'autres termes, relevons progressivement son calorique, son activité, et le reste se fera de soi-même.

Il est faux de prétendre que l'eau froide est préjudiciable aux anémiques, parce qu'ils n'ont pas la chaleur naturelle exigée. Aucun homme vivant n'est sans calorique; généralement parlant, aucun n'est incapable de l'augmentation du calorique. La marche vers la guérison peut être difficile, mais chacun peut avancer par l'emploi des moyens d'action naturels. Certes, l'excitation occasionnée par nos remèdes doit être une augmentation et non une suppression de la chaleur animale. Il s'agit de trouver la meilleure manière d'agir sur le corps. L'alimentation, les mouvements et tous les moyens naturels sont préjudiciables, s'ils sont pratiqués sans mesure ; il faut compter avec les forces présentes et tâcher de les augmenter.

L'ensemble des remèdes naturels est d'une indication plus stricte pour l'anémie que pour toute autre maladie, et chaque remède doit intervenir dans les doses les mieux adaptées. Le lait est pris par cuillerée à chaque heure; le pain au son est desséché et pris, pour la plupart, sous forme de soupe; le mouvement ne sera pas poussé jusqu'à la fatigue, mais il sera régulier et accentué progressivement de jour en jour. Le repos vient à temps convenable.

Les lotions doivent être faites avec grande précaution, les maillots seront employés avec plus de précaution encore; les lavements servent seulement pour les temps de nécessité.

Le trg. I, II, et beaucoup plus tard le trg. III, sont à suivre ; souvent les applications chaudes augmenteront la température du corps. Au début, on peut prescrire quelques 1/2 b. de 18-22° c.; ensuite le 1/2 b. froid surtout est réconfortant. *Aux jeunes gens,* on accorde plutôt les affusions ; la s. principalement leur est favorable.

2. — *Cyanose* (cyanosis).

La cyanose révèle que le sang noir ne se change pas suffisamment en sang rouge à cause de la faiblesse du cœur ou des poumons.

La cyanose des enfants est un signe que la relation directe du cœur droit avec le cœur gauche existe au moyen du trou dit *oval.*

Le traitement a pour but la formation du sang

et la tonification des muscles cardiaques et pulmonaires. Une perte de calorique réelle ne doit pas survenir. Faites donc le trg. I, II, et sachez adapter le traitement à chaque individu. La lt., le 1/2 b., et le pm. sont indiqués.

3. — *Chlorose* (chlorosis).

C'est une forme particulière de l'anémie qui attaque principalement les jeunes filles de 14 à 24 ans, par suite d'un régime contre nature, du manque d'air et du surmenage. Cette maladie semble provenir de la rate et les glandes lymphatiques.

La chlorose n'est autre chose qu'une disproportion entre l'épuisement et la réparation du sang; c'est le développement sexuel qui est embarrassé, et la période est arrêtée. Manque de calorique, anorexie, désirs de choses extraordinaires, affaissement, palpitations fréquentes, et souvent tumeur des pieds, voilà quels en sont les symptômes.

Les chlorotiques ne supportent que rarement la viande; elles doivent manger peu, mais souvent, et ne pas abuser du nombre de vêtements. Les applications débuteront en augmentant le calorique et néanmoins on évitera les bains chauds. Le mieux est de faire pendant les trois premiers jours des lotions chaudes, ou de prendre des chs chaudes ou le bain avec alternance; puis de pratiquer le trg. I, II, les bains de vapeur, les bains de mains, la mfr., la marche nu-pieds et la cab., plus tard, la s. et le 1/2 b, et surtout les affusions des bras.

Intérieurement, prendre la poudre de craie, d'os, une tisane de ff. cueillies dans des prairies sèches et l'extrait de glands séchés. Chaque heure, 1 c. de lait préparé dans un 1/2 bol et mêlé de 3 gouttes de la teinture d'abs. ; manger des soupes mucilagineuses et fortifiantes.

4. — *La Pléthore* (plethora).

Dans la pléthore, les globules sont trop nombreux relativement au sérum ; en d'autres termes, le sang est trop épais. L'haleine est courte, les extrémités sont froides, les congestions et les hémorragies en résultent.

Le mouvement, l'activité de la peau et un régime alimentaire sont indiqués.

Il faut être prudent dans l'emploi des affusions. Le bsg. f. est recommandé.

5. — *Adéliparie* (adiposis).

La graisse donne au corps la forme et la souplesse, et le protège contre les pressions et la température ; elle peut former de 9 à 19 0/0 du poids du corps, et les femmes peuvent même arriver à 23 0/0 ; si la relation devient 30 ou 40 0/0, le mal de l'adéliparie s'est développé.

La graisse est riche en acide carbonique et en hydrogène, mais pauvre en oxygène. Sa formation est donc le résultat d'une oxydation trop minime des éléments nutritifs.

L'embonpoint s'engendre par une diminution dans l'énergie des oxydations, et par une nourriture trop abondante ou mal appropriée, par le défaut de mouvement et par un sommeil trop prolongé. Les hommes chargés d'embonpoint ont peu de sang, donc une oxydation moins intense, c'est-à-dire que les albuminoïdes et la graisse sont trop peu oxydés. Il est clair que l'homme qui a de l'embonpoint use moins d'aliments que celui qui est maigre.

La boisson fréquente de bière, d'alcool, de café et de chocolat aggrave cette maladie. Elle n'est à proprement parler qu'une anémie, et dénote un foie malade. L'activité de l'organisme est affaiblie, les poumons reçoivent trop peu d'air et la circulation du sang est gênée.

L'*adéliparie* et l'*embonpoint* sont différents. Le corps grossit au terme moyen de l'âge: si l'embonpoint n'est pas gênant et dénaturé, il n'est pas un mal ; il le devient si la dyspnée, les vertiges, les palpitations, la faiblesse du cerveau, l'enflure des pieds et un affaissement général l'accompagnent ; la maladie peut facilement causer l'hydropisie et l'apoplexie.

La bonne thérapeutique ne dit pas : Mangez moins, car le manque d'aliments ne guérit pas, mais devient dangereux en produisant l'anémie et l'affaiblissement. L'alimentation doit être suffisante, mais les principes nutritifs doivent être mieux oxydés. Que l'homme qui a de l'embonpoint multiplie ses exercices musculaires et augmente son calorique, l'oxydation sera plus intense, et la formation de la graisse diminuera. La respiration doit être accélérée, le cœur fortifié, la circulation du sang rendue plus rapide, et tout le procès de la nutrition plus intense. De cette manière, le sang et les nerfs sont vivifiés. L'activité des muscles doit être proportionnée ou progressive, sans cela, elle affaiblirait. Il est bon d'abaisser la température du corps avant les efforts, puis de les pousser jusqu'à la transpiration et de finir par une application froide de l'eau. L'élément humide endurcira et ranimera la peau et tout l'organisme. Par l'activité de la peau, beaucoup de graisse superflue est excrétée et sa formation arrêtée. Réduire les heures de sommeil, abandonner la sieste après le repas de midi, éviter de prendre beaucoup de soupes, manger sec et lentement, peu de viande, peu de sel et d'épices, observer la tempérance en toutes choses, voilà un régime qui serait des plus favorables à la santé.

Les applications d'eau sont la j., la s., la d., la t., la g., l'affusion dite fulgurante, la *cd.*, la ca. et plus tard les bains de vapeur, parfois un bain complet froid ; intérieurement, on prescrit l'abs., le gv., la renouée et la pr.

6. — *Hydropisie.*

Le sang et les petits vaisseaux sanguins sont forcés de sécréter beaucoup de matières séreuses, quand des organes importants tels que le cœur, le foie, les poumons, le péritoine, les reins et le sang lui-même sont souffrants. Ces matières ne sont ni résorbées ni excrétées, et vont s'amasser dans les tissus ou dans les cavités, comme dans le cerveau, dans la poitrine, au péricarde et à l'abdomen.

L'hydropisie se manifeste par la tumeur, par des mouvements fluctuants; les organes voisins sont pressés de côté, ou oppressés, causent des troubles digestifs, nutritifs, et ralentissent l'activité générale.

L'*ascite* s'engendre par les maladies du foie, etc.; l'*hydropisie générale* provient des maladies du cœur et des poumons ; l'*œdème des pieds* dérive des maladies abdominales, des pertes de sang, de l'affaiblissement, des maladies invétérées, des matières irritantes, des excrétions supprimées, même d'une pression mécanique, de compressions et de l'anémie.

Les symptômes de ces maladies sont : l'abattement, l'amaigrissement, la somnolence, ou son contraire, la surexcitation, l'insomnie, le manque de calorique, l'inappétence et une diminution de l'excrétion d'urine.

L'hydropisie se guérit, si la maladie primitive est éliminée. La thérapeutique tâche donc de ranimer la peau et ses excrétions.

Le régime et les applications d'eau sont les deux expédients du traitement. Il faut être circonspect dans l'emploi de l'eau froide, et savoir que l'eau chaude ne peut servir que très rarement. Ordinairement, les lotions partielles doivent suffire.

Les applications sont : la cab., le pm., la chs, le gm. trempé de sel ou de la dff., la cd., l'esp., le 1/2 b., le maillot des genoux. On peut essayer les affusions, excepté la s., et les bains de vapeur partiels. Intérieurement, la mén., la racine de la laitue, le romarin, la hièble et la boisson méthodique de l'eau froide rendent les meilleurs services.

Les lotions, le 1/2 b. et les maillots paille d'avoine suffisent aux enfants.

Les différents phénomènes de l'hydropisie sont: l'*anasarque*, l'*hydrothorax* et l'*ascite*.

a) L'*anasarque* se manifeste par la tuméfaction cutanée qui ne résiste pas à la pression du doigt. Les parties séreuses du sang deviennent stationnaires, les autres parties deviennent plus épaisses. La tuméfaction de l'un ou de l'autre organe s'appelle *œdème*.

Les causes de l'hydropisie générale sont la suppression de l'activité de la peau, l'affaiblissement et l'anémie.

La thérapeutique doit endurcir et animer la peau, tonifier les muscles et amener l'excrétion des parties séreuses. La ponction ne fait qu'accélérer la marche de la mort. Voir le traitement de l'hydropisie ci-dessus.

b) *Ascite.* Le bas-ventre est ballonné, on entend résonner les masses séreuses. L'urine est brune comme la bière, la peau est rugueuse, la respiration difficile, la soif est ardente ; la toux sèche, bientôt la fièvre, l'inappétence et la constipation se déclarent.

Les causes de l'ascite sont le refroidissement, les maladies de foie, la goutte, les lésions, l'abus de l'alcool, la suppression de la transpiration des pieds, les maladies des poumons, des reins et du cœur, les tumeurs, et particulièrement la tumeur du péritoine.

Le traitement ranime la peau et élimine les causes ; il augmente l'excrétion urinaire et d'autres excrétions qui sont les plus faciles à obtenir chez le patient.

c) Pour l'hydrothorax voir page 251.

7. — *Scrofulosité* (scrophulosis).

La scrofulosité paraît être une tuberculose des glandes lymphatiques, un trouble de la nutrition, accompagné de phénomènes inflammatoires. Ce sont la peau, les muqueuses, les os, le nez, l'oreille et les yeux, et principalement les glandes du cou, des aisselles et des aines qui sont affectées d'inflammation ; il se présente aussi des tumeurs articulaires.

Les glandes lymphatiques peuvent s'amollir, suppurer ou s'endurcir.

La scrofulosité est tantôt plus ou moins *aiguë*, tantôt plus ou moins *latente*. Cette dernière forme se manifeste surtout chez les enfants aux cheveux noirs, dont le corps est tendre, mou, maigre, et dont l'esprit est précoce. Les blonds ont le corps et l'esprit souvent bien lourds.

Les fibres des scrofuleux sont flasques, tout le corps est comme gonflé ; cet état se remarque notamment à la tête, au nez et aux lèvres supérieures. Le développement corporel est lourd, capricieux, et diffère de frère à frère qui ne se ressemblent pas. Avant la septième année, ce sont les glandes abdominales qui se gonflent davantage ; viennent ensuite celles du cou et des aisselles. Des ganglions se forment dans les poumons, le foie, la rate, le mésentère et le cerveau ; des inflammations chroniques des yeux et des oreilles, des maladies de la peau et des ulcérations en sont les suites. La scrofulose peut amener la consomption, le cancer, l'hydropisie, le rachitisme et le crétinisme; elle cause les maladies les plus différentes, et est elle-même influencée par tous les accidents possibles, par des aliments de mauvaise qualité, par le changement de température, les surmenages et les drogues.

L'inflammation des yeux provoque la fuite de la lumière, le flux des larmes et la carie des os. La scrofulosité peut se changer en affaissement et en phtisie; elle est congéniale ou provient d'un mauvais régime alimentaire, du manque d'air, de la malpropreté et de la vaccination. La guérison par les drogues est impossible. On conseille de vivre d'après les lois naturelles, et de suivre un régime alimentaire qui nourrisse et ne rende pas malade. Le régime végétal n'est pas préjudiciable comme un régime de viandes fréquentes.

Les applications d'eau viennent endurcir le corps, le tonifier et l'activer. Il faut savoir individualiser. Pas de purgatifs, pas d'huile de foie de morue qui peut bien produire de la graisse, mais qui ne purifie pas. Contre le gonflement des glandes on emploie la chm. ou la chs., et rarement les maillots; mais les tumeurs supportent les compresses locales. La lt., la chff. et les affusions sont les applications principales.

Aux enfants très jeunes, on donne des bains chauds de paille d'avoine ou le bain avec alternance; au début, plusieurs par semaine.

On peut leur mettre aussi deux fois par semaine

et durant 1 heure, des chemises trempées dans une décoction de paille d'avoine. Contre les éruptions de la tête, ils pratiquent le vte.

8. — *Cancer* (cancer).

On peut admettre que le cancer est une dyscrasie qui fait des dépôts dans une certaine partie du corps.

Le cancer détruit les tissus et engendre des formations néoplastiques différentes ; il peut se précipiter sur tous les tissus, mais il cherche de préférence les glandes des seins, les lèvres inférieures, le pharynx, le foie, l'estomac et les organes sexuels. Il se produit souvent par l'irritation continuelle d'un endroit et par la malpropreté. Tout bouton rongeant n'est pas un cancer. On le reconnaît en ce qu'il est au début dur, cérébriforme et très douloureux ; qu'il devient mou et laisse écouler une matière putride et nauséabonde. La peau du cancéreux devient livide, il maigrit à vue d'œil ; la mélancolie, l'insomnie et l'inappétence s'emparent de lui.

Le cancer n'est pas contagieux, et il affecte plutôt les vieillards que les jeunes gens. Nous conseillons l'opération du cancer quand un médecin consciencieux assure la guérison locale ; dans les cas douteux ou négatifs, et aussi après l'opération, nous conseillons l'endurcissement par une cure d'eau, et le réconfortement par notre régime diététique. Bien souvent, si la formation du sang est bonne, le mal est guéri ou affaibli.

Le cancer *aigu* s'accompagne de fièvre et de délire.

Le cancer chronique peut produire la fièvre. Le thérapeutique vise la bonne crase de sang et, à l'aide des applications locales, elle a soin que le mal ne ronge pas les tissus environnants.

Les remèdes sont donc généraux : lt., chff., affusions. Les compresses locales sont ou froides ou tièdes, et trempées dans des décoctions de l'échc., d'abs., de sauge, de tr., de rom. et de pr. ; on peut employer les dissolutions d'alun et d'aloès, ou l'onguent de fgr. avec du miel. Le miel n'est pas cuit pour cet emploi. Bon remède : 1 c. de miel dans 4 c. d'eau, plus 1 feuille d'abs. ; cuire le tout ; lotionner deux fois chj.

Le *cancer* de la *langue* est traité par des applications générales et par la pr.

Ceux qui sont affectés du *cancer d'estomac* doivent manger du pain au son, des pommes grillées ; ils doivent bien mâcher, soigner la liberté du ventre, le bon air et l'activité de la peau.

9. — *Scorbut* (scorbutus).

Le scorbut est causé par l'anémie, la courbature, la fragilité des tissus, l'épanchement du sang dans les tissus et les cavités, ce qui explique les taches à la peau et les écoulements de sang. Le scorbut est la suite d'une vie indigente, d'une demeure froide et humide et du surmenage.

Il s'engendre facilement sur les vaisseaux par l'absorption d'une viande et d'une eau gâtées, par l'abus de l'alcool et le manque de mouvement.

La maladie débute par une grande courbature, surtout aux pieds, par des tiraillements et des picotements dans tous les organes ; le teint est maladif, les lèvres sont bleues et les cavités des yeux bleuâtres. La gencive est saignante, elle s'amollit et suppure en s'ulcérant. Les dents tombent facilement, une odeur fétide vient de la bouche ; des tumeurs d'os se manifestent aux genoux. L'issue est l'affaissement, l'hydropisie, une consomption de longue haleine ou la mort.

La maladie se guérit par une nourriture fortifiante, par la propreté, le calorique convenable et l'endurcissement. Les maux locaux sont traités par les détersifs et les astringents.

Les applications d'eau réclament la plus grande précaution ; le 1/2 b. calmera le patient pendant la fièvre. Boire du jus de citron, manger des myosotis.

Localement, on peut employer des dissolutions d'alun.

10. — *Pétéchie* (purpura).

Cette maladie a en général tous les symptômes du scorbut. Les taches se manifestent d'abord aux jambes et sont très petites au début, et d'un rouge brunâtre ; plus tard elles deviennent brunes, vertes et jaunes. C'est une dyscrasie et une faiblesse du système des vaisseaux sanguins ; elle s'attaque aux enfants et principalement aux jeunes filles dans les années de développement.

Les causes de cette affection sont un mauvais régime alimentaire et le mauvais air ; ses suites sont la constipation et l'anorexie. La durée de la pétéchie est de quelques mois ; elle finit par des écoulements de sang, par l'anémie et l'hydropisie. Le traitement défend les choses irritantes, recommande le repos, l'endurcissement et les lavements, la propreté et le bon air. Les lotions et les bains d'éch. sont efficaces.

11. — *Hémophilie.*

L'hémophilie consiste dans des saignements fréquents, sans cause ou pour le moindre motif. C'est un saignement du nez, de l'estomac ou des intestins. La durée des écoulements peut être bien longue et épuiser le malade. La cause du mal est incertaine ; en tout cas, c'est une hématose dangereuse et qui indique des tissus bien fragiles ; l'hémophilie paraît être congéniale. La guérison est douteuse.

On essaie le régime alimentaire doux. L'endurcissement, le ménagement et la bonne distribution du sang doivent être pratiqués.

A l'éclosion du mal, on se sert de compresses rafraîchissantes et on frictionne les pieds.

12. — *Choléra* (cholera morbus).

Les virus spéciaux du choléra sont des bacilles qui se trouvent dans les intestins et dans leur contenu. L'estomac sain les fait périr.

Ils pullulent là où ils trouvent un terrain malade qui leur est propice, chez les ivrognes par exemple et les affaiblis. Ils retirent au sang ses matières séreuses, le rendent épais, et provoquent les troubles les plus funestes. Le sang a une circulation lourde, le calorique et le pouls s'abaissent, les vaisseaux sanguins des intestins sont paralysés, les sécrétions sont arrêtées ; alors la peau devient sèche, la soif et la raucité surgissent.

Le cœur et la peau sont presque exsangues, les nerfs excitent les délires, les muscles deviennent spasmodiques, le prolapsus affecte le corps qui souffre beaucoup.

Prodrômes. — Quatre ou six jours avant l'éclosion du choléra, le patient ressent des douleurs pongitives et lancinantes, surtout aux intestins ; l'anorexie, l'envie de vomir, la courbature et les maux de tête se déclarent.

La *prophylaxie* recommande d'émigrer dans un autre climat, d'observer la propreté, de rendre stériles les excréments, puis de pratiquer la lt., le 1/2 b., la chff., le pm. ou la cab. Le régime alimentaire abandonnera toutes les choses irritantes, ou ce qui occasionne les refroidissements ou la diarrhée. Qu'on mange des soupes grillées, fortifiantes et des mets réchauffants. Le patient prendra du lait avec du fenouil, les tisanes de l'abs., de l'ang. et de la tr. ; on lui posera des linges chauds, des briques ou des couvertures chaudes sur le bas-ventre.

Dans toutes les applications, on met un linge humide sur la peau, parce que de cette manière le chaud pénètre davantage dans le corps.

Les causes secondaires du choléra sont : les

refroidissements, l'ivrognerie, le surmenage et un régime alimentaire contre nature.

Les *symptômes* du choléra sont : au début, une diarrhée séreuse et inodore qui ressemble bientôt à l'eau de riz. Une sérosité pareille est souvent expulsée par le vomissement. Faute d'évacuations l'état est plus dangereux.

La maladie débute par un froid intense. Si la chaleur animale revient d'elle-même ou par les remèdes excitants, c'est le meilleur des symptômes ; il en est de même si l'excrétion de l'urine se fait bien.

L'idée principale de la thérapeutique est de dériver le sang des intestins, de le rendre plus liquide, de le diriger vers le cœur et la peau, et d'exciter le calorique. Ce but est atteint par des maillots froids appliqués avec frottement. La peau est en tous cas encore plus chaude que l'eau froide; donc l'humidité et le frottement augmentent, par la réaction, la chaleur animale et excitent l'activité. Intérieurement, les sucs de fruits rendent les meilleurs services, parce qu'ils contiennent de l'eau, du sucre et des sels nutritifs, et accordent tout le nécessaire au corps. Plus tard, le patient prend du lait, du gruau d'avoine et d'orge. Evidemment on doit avoir soin d'entretenir un bon air.

Le traitement de Kneipp tend à procurer une chaleur artificielle au malade, à diriger ainsi le sang vers la peau et à ranimer le corps. Mais si la peau est trop exsangue et trop froide, si les frissons ont atteint leur plus haut degré et que des crampes se présentent, les applications froides avec frictions sont seules indiquées. Le traitement de Kneipp est très facile à suivre. Chacun peut préparer une compresse chaude à l'eau vinaigrée : un ou deux draps de lit sont trempés dans cette eau, légèrement tordus et repliés 6 ou 8 fois, puis posés ainsi sur le patient. La compresse est renouvelée toutes les 1/2 heures ou à chaque quart d'heure ; cela veut dire qu'on tient prêts d'autres linges chauds pour les poser, après le temps indiqué, comme les précédents. A l'apparition de la sueur, le choléra est vaincu. A la répétition des frissons, on recommence le même procédé. Le gm. chaud, renouvelé à chaque quart d'heure, rend également les mêmes services. Quand la sueur apparaît, on fait encore transpirer pendant 20 minutes et l'on pratique la lt. La cab. est aussi recommandée; aux faibles, on prescrit la cd.

Intérieurement, on prend du lait avec du fenouil au début, chaque 1/4 d'heure, et 6 à 8 c. à la fois ; plus tard, 4 c. toutes les 1/2 h. suffisent. On alterne avec l'ang., l'ans , la cam., le gv., la tr., la sauge, la pr. et le myrtille.

La guérison radicale s'obtient par la cd., la lt., le 1/2 b. et le régime alimentaire naturel. Jamais de drogues. Pour rendre stériles les excréments, on se sert de l'eau de chaux, et l'on étuve les vêtements.

13. — *Empoisonnements du sang.*

Les *poisons* sont des matières du règne animal, végétal ou minéral, qui produisent des changements nuisibles ou mortels dans l'organisme humain. Ces matières peuvent être *solides*, ou *liquides*, ou *gazeuses*, et avoir une influence subite ou latente, locale ou générale.

Tous les poisons ont des effets nuisibles, s'ils arrivent dans le sang et y restent; d'autres ne nuisent pas, même s'ils parviennent dans les intestins, par exemple le poison des serpents.

Ces principes, démontrés par l'expérience, nous guideront dans la thérapeutique de tous les empoisonnements. Ainsi le poison ne doit pas parvenir dans le sang ou ne doit pas y rester.

Dans les empoisonnements *extérieurs*, il faut lier la blessure du côté du cœur, la presser un peu ou peut-être sucer le sang ou brûler la plaie.

Contre les empoisonnements *intérieurs*, on emploie des remèdes neutralisants. Ces remèdes ont l'effet de rendre les poisons inoffensifs en les atténuant, en les enveloppant et en les expulsant.

Ces remèdes intérieurs sont : l'albumine, la décoction de l'écorce de chêne ou de l'osier, le lait, le café, le thé, l'eau sucrée et miellée, les matières huileuses et mucilagineuses. L'albumine ne doit pas servir contre l'antimoine, mais bien la décoction de chêne et d'osier; l'albumine, le lait et l'huile ne conviennent pas aux empoisonnements de phosphore, mais bien les matières mucilagineuses. Souvent il est utile de produire le vomissement ou les évacuations intestinales.

Les empoisonnements intérieurs se font ordinairement par les drogues, ou par les mets, ou dans les fabriques, par les couleurs. Ainsi nous connaissons les empoisonnements de l'arsenic, du mercure, du cuivre, de l'étain, du zinc, de l'iode, du plomb et de différents acides.

L'empoisonnement de plomb est de la pire espèce.

Les poisons des plantes nous arrivent ordinairement par les drogues (opium, morphine, belladoné, digitale, ergot, strychnine). *La passion donne accès au* tabac, à l'alcool et à l'opium.

C'est une consolation de savoir que les poisons du règne animal, comme le virus de la rage et les poisons des serpents sont inoffensifs dans la bouche et dans l'estomac. On peut donc sucer sans crainte ce genre de poison d'une plaie (pourvu qu'on n'ait aucune blessure ou écorchure, ni si petite plaie que ce soit aux lèvres ou à la langue). Après cette opération, on lave la bouche avec du vinaigre, de l'eau salée ou de l'eau chaude.

A la piqûre d'un insecte, on retire l'aiguillon, on presse l'endroit endolori et on le suce. Les compresses d'argile, ou de la dff., ou l'eau simple guérissent les piqûres.

Les piqûres malignes ou les ulcères malins réclament une grande propreté. Qu'on emploie le linge pour les nettoyer, jamais une éponge. Ces empoisonnements doivent être neutralisés par la dff.

Les *poisons gazeux* exercent leur force destructive dans les voies respiratoires. Ils sont respirés dans les fabriques, dans les caves, les cavernes, les cloaques, les puits et pendant les opérations chirurgicales. Ces empoisonnements sont rendus inoffensifs par l'éloignement de la cause, par l'accès d'un bon air, par l'irritation de la peau et la respiration artificielle.

Les *poisons spontanés* sont la bile, le pus et l'urine quand ils entrent dans le sang ; ils provoquent alors respectivement la cholémie, la pyrémie et l'urémie.

Tous les empoisonnements *extérieurs* sont combattus avec le plus de succès par les compresses de ff. bien chaudes et renouvelées chaque 1/2 h., jusqu'à la cessation de la douleur.

L'endroit enflammé est traité ensuite par des compresses dff., renouvelées après chaque 1 h. 1/2, jusqu'à ce que la couleur bleue ait disparu. On fait alors transpirer le patient comme dans le cas de l'influenza (voir *Influenza*).

On peut aussi opérer sur tout le corps par des maillots dff., par des bains topiques et généraux, et des bains de vapeur dff. ou de pins.

Cet exposé de remèdes neutralisants démontre que la médecine naturelle n'use pas même de contre-poisons pour rendre les poisons inoffensifs.

14. — *La rage (rabies).*

Le virus *rabique* parvient au sang par l'attouchement ou la morsure ; il se trouve dans la salive ou dans le sang chaud de l'enragé. Après 8 à 15 jours, souvent après 3 à 8 semaines seulement et rarement plus tard, se manifeste la force dévastatrice de ce virus.

Tous les chiens enragés ne mordent pas ; ceux qui ne mordent pas ont la mâchoire inférieure paralysée, leur bouche n'est pas écumante, mais leur voix est rauque, ils sont mornes et tristes et cherchent les lieux obscurs. Tous ne sont pas hydrophobes.

L'homme enragé est affecté de crampes douloureuses à la gorge, il est sensible aux courants d'air, il est photophobe, sa voix est rauque, il peut être morne et bientôt après joyeux. 7 à 80/0 seulement des hommes mordus deviennent enragés.

Pour préserver de la rage, on lie la morsure du côté du cœur, on suce le virus ou l'on brûle la plaie par un cigare ou un charbon : G'est la dff. qui neutralise le mieux le poison ; les lavements sont indiqués.

15. — *Tissus néoplastiques.*

Les *polypes*, les *tumeurs* et les *boutons* se guérissent par l'amélioration des humeurs, par le ramollissement, la dérivation et l'excrétion. Le lecteur intelligent sait comment on tonifie le sang et les sucs, soit par la lt., les chff., la chs., par les bains de vapeur et le régime alimentaire.

Le fgr. ou la pr., le fromage blanc, l'eau vinaigrée, l'alun, l'argile ou d'autres astringents déterminent le ramollissement (voir Médication). Il est bon de frictionner souvent avec le saindoux.

La dérivation se fait par les maillots et les compresses. Les excrétions s'opèrent localement par l'huile malfaisante.

CHAPITRE VIII

MALADIES DE LA PEAU ET DES MUSCLES.

La peau externe enveloppe tout le corps ; elle se continue à l'intérieur par la muqueuse qui tapisse les cavités et les canaux internes. La surface de la muqueuse s'appelle *épithèle*. Sous le nom d'*épithèles,* on comprend ordinairement les particules usées de la muqueuse.

Comme organe dépuratoire et aidant à la formation du sang, la muqueuse joue un rôle important, surtout dans les maladies aiguës. L'enduit de la langue dessine aussi l'enduit de la muqueuse. Elle est molle comme le velours, plus rouge que la peau, et riche en vaisseaux sanguins et en nerfs. Elle renferme beaucoup de follicules, qui sécrètent le *mucus* protégeant la muqueuse et la rendant glissante. Hors de ces follicules, la muqueuse a encore des papilles, de petites glandes, et par conséquent beaucoup de petites cavités et de replis. Les sécrétions de la muqueuse se font régulièrement chaque jour ; elles sont *saines*, ou elles deviennent morbides *aiguës* (*catarrhe*), ou elles se font d'une manière maladive persistante (catarrhe *chronique*), ou bien encore, ces sécrétions causent le rhumatisme, l'asthme et la fièvre muqueuse.

La peau renferme trois couches : l'*épiderme*, le chorion ou derme et le tissu cellulo-adipeux.

L'épiderme protège 1) contre les lésions *mécaniques* (coup, pression) ; 2) contre les effets *chimiques*, comme résistant aux acides et aux sels ; 3) contre le froid et le chaud, étant un mauvais conducteur de la chaleur ; 4) contre la transpiration trop rapide des liquides du corps, et contre l'excrétion trop prompte des sucs contenus dans les vaisseaux cutanés.

Il n'est pas perméable aux liquides, mais bien aux corps gazeux et âcres.

L'épiderme a deux couches : la couche *cornée* et la couche *muqueuse* qui sont bien distinctes l'une de l'autre. L'épiderme n'est formé que par des cellules et ne renferme pas de nerfs ni de vaisseaux sanguins.

La couche cornée se compose d'écailles sèches superposées, dont les externes vont toujours en dépérissant et cèdent la place à d'autres plus récentes. La couche *muqueuse* renferme les cellules dites épidermiques qui sont des espèces de vésicules rondes ou oblongues, remplies de sérosité. Dans le noyau de ces cellules, se trouve le *pigment* de la peau. La couche muqueuse est bien séparée du corps papillaire.

Le derme ou *chorion* se compose également de deux couches : le *corps papillaire* et *le réseau*. Le réseau est formé de fibres élastiques, et est parsemé, sur sa face externe, de papilles qui sont très nombreuses ; il renferme beaucoup de vaisseaux et de nerfs. Le corps papillaire est parsemé de *papilles* qui sont très nombreuses à la paume des mains, à la plante des pieds, aux doigts et aux orteils. Parmi les papilles, les unes contiennent les terminaisons des nerfs; les autres forment un réseau de vaisseaux sanguins, de cellules de graisse et de vaisseaux lymphatiques. Le derme ou chorion est le tissu le plus riche en nerfs de tout le corps, le siège du tact et des sensations; donc il est la plus importante des trois couches de la peau.

Les *poils* se forment dans le derme en prenant naissance dans des follicules plus ou moins longs. Tant que les follicules sont sains, le poil tombé peut être remplacé par un autre. Les poils ont leurs propres racines au bord de ces follicules, où ils germent comme dans une petite élévation ressemblant à un oignon: c'est le bulbe pileux. Les follicules des poils sont humectés par les glandes sébacées qui les avoisinent. Les poils deviennent *gris* quand leur pigment disparaît, ou parce que les principes nutritifs de la peau ont diminué. Le but des poils est de diminuer la perte de chaleur animale, de rendre plus fines les sensations et, en général, de protéger le corps.

Le tissu cellulo-adipeux est uni à la partie profonde du derme; il contient beaucoup de cellules graisseuses, des troncs de vaisseaux sanguins, des vaisseaux lymphatiques et des nerfs. Sa masse graisseuse donne la forme au corps, le protège comme un coussin contre les chocs et les pressions; elle lui conserve sa chaleur, parce qu'elle est un mauvais conducteur.

Les *glandes sébacées* et *sudoripares* sont situées dans le derme et le tissu adipeux. Les *glandes sébacées* fournissent une graisse liquide qui conserve l'humidité et la souplesse aux poils. Le froid les fait se dresser en contractant les fibres cutanées, et provoque ainsi ce qu'on appelle la *chair de poule*.

Les glandes *sudoripares* envoient la sueur par les canaux sudorifiques qui ont leurs orifices à l'épiderme. La *sueur* renferme 38 parties d'eau, et des sels, de l'urée, du pigment et des graisses ; elle excrète, en général, les mêmes matières que l'urine, et ce sont des matières nuisibles à l'organisme. La *transpiration* n'est pas seulement une action dépurative, mais aussi régulatrice du calorique. Si le corps est surchargé d'une chaleur superflue, la transpiration amène le rafraîchissement. Une transpiration trop brusque ou trop locale est nuisible.

Hors de la transpiration, on distingue la *perspiration cutanée* qui est gazeuse, insensible, mais continuelle, et qui n'est pas le résultat des glandes sudoripares, mais de leurs capillaires. Cette perspiration échange, comme les poumons, l'acide carbonique et la vapeur d'eau contre l'oxygène ; les poumons éliminent 300 fois plus d'acide carbonique que la peau, mais celle-ci excrète plus de vapeur d'eau que les poumons. L'exhalation cutanée se change en sueur, si elle ne peut pas suffisamment se vaporiser.

La boisson d'eau, les boissons chaudes, la température élevée du corps et les efforts des muscles augmentent la production de l'exhalation et de la sueur. Les affections mentales provoquent le même résultat, ce qui prouve que les nerfs ont une influence sur les glandes sudoripares.

Le froid subit ou latent, l'humidité et la malpropreté diminuent l'activité de la peau ou l'anéantissent, de même que le manque d'air et de mouvement et les influences morales.

Les effets de la perspiration cutanée sont les suivants : la respiration, l'excrétion, la résorption et la régularisation du calorique. Il en résulte que l'action de la peau est des plus importantes pour l'échange organique. La dépression de cette action arrête ou interrompt la perspiration cutanée, la perte du calorique est trop grande, les matières morbides restent dans le corps, les nerfs sont irrités, les irritations des matières et des nerfs exercent leur influence maligne sur les organes intérieurs, et c'est ainsi que s'engendrent les différentes maladies, comme les inflammations, le rhumatisme, les catarrhes, les maladies nerveuses, l'hydropisie, la phtisie, la chlorose, les dyscrasies, etc.

La peau très affaiblie ne transpire plus, mais elle donne libre passage au sérum, et il en résulte l'*éphidrose* ou la transpiration froide, états bien maladifs.

Nous devrions donc bien soigner la peau et savoir que l'eau est le principal remède pour la réconforter. Les meilleurs symptômes pour le commencement d'une cure sont la facilité de la peau à rougir et à devenir humide.

Notez bien que la peau, est, pour ainsi dire, un poumon secondaire et un foie ; sa fonction supplée aussi à celles des reins et des muqueuses.

La peau a une grande importance comme organe de *résorption*. Quoiqu'elle ne soit pas bien perméable, ce qui est d'un grand avantage, la pression, le frottement, la lotion et surtout les maillots, les compresses et les bains chauds ont la propriété d'introduire maintes matières utiles dans l'organisme, par exemple l'arome des herbes. Les *pores* ou les orifices des canaux sudorifiques sont naturellement plus accessibles aux influences extérieures que la couche cornée de la peau.

Par la propreté de la peau (lavages fréquents), par son endurcissement, nous parvenons à exercer une grande influence sur l'échange organique. La malpropreté, le vêtement irrationnel et la mollesse arrêtent nécessairement l'action de la peau ou la suppriment et provoquent les maux les plus divers. La peau annonce bientôt ses propres altérations : ce sont les *lésions*, les maladies *éruptives*. La *couleur* peut varier beaucoup. Le mauvais sang produit une couleur pâle, gris-blanc, livide ; les troubles du foie causent un teint jaune, le teint bleu provient des affections du cœur et des poumons. Les maladies intérieures se dessinent souvent sur la peau. Il y a des éruptions fiévreuses comme la rougeole, la rubéole, la scarlatine, la petite vérole, la fièvre typhoïde maligne et l'érysipèle. Il y a des éruptions *apyrétiques* comme les dartres, la teigne, les acnés, le lupus et la syphilis.

1. — *Lésions.*

Les blessures, les piqûres d'insecte, les contusions avec épanchement, les contusions simples, les luxations, les excoriations et les fractures se guérissent mieux, dès le début, par le froid qui est un astringent, un styptique et un dérivatif : il empêche par conséquent l'inflammation. Les remèdes dits *antiseptiques* causent justement la malpropreté et l'empoisonnement du sang. Si les os sont déplacés, le traitement doit être chaud jusqu'à la réduction des articulations ; ensuite il est froid. Les indications pour le traitement des lésions sont la propreté et le repos, l'arrêt de la putréfaction en mettant la plaie à l'abri de l'air, et les applications qui peuvent amener la suppression de la fièvre.

Le traitement des blessures par l'arnica (voir *Méd.*) ne produit pas l'inflammation, comme le prétendent les anciens médecins, mais il faut en faire un emploi raisonnable.

Dans les blessures de la tête, les cheveux doivent être coupés autour de l'endroit endolori. Evidemment, il faut chaque fois extraire l'éclat ou l'objet implanté dans le crâne. Ne jamais oublier de rapprocher les lèvres de la blessure et de bien lier. Les plaies putrides ou suppurantes réclament une propreté extraordinaire. Si ces plaies causent un empoisonnement du sang, la pyémie ou la septicémie, les compresses dff. rendent de grands services. Il est permis de placer du coton sur les blessures ; les ff. ne doivent s'appliquer qu'autour des blessures (Pour les simples antiseptiques voir Méd. arnica : pr., fgr., tus., fl.).

L'hièble pulvérisée est un styptique. Les ligatures seront toujours douces, il faut renouveler à temps les compresses et nous ne pouvons pas assez recommander la propreté.

Les compresses topiques rafraîchissantes et les affusions locales peuvent être employées.

2. — *Entorses.*

Les ligaments articulaires sont trop relâchés ou sont même déchirés par des mouvements manqués ; les os s'écartent un peu l'un de l'autre, et il y a parfois un épanchement de sang entre ces os.

Les compresses froides opèrent tout le rétablissement ; pour les pieds on se sert du vpd. ; en général les bains de vapeur topiques rendent d'utiles services dans des cas semblables ; on les fait suivre de lotions froides sur les parties en transpiration.

3. — *Luxations.*

Les extrémités des articulations se sont écartées l'une de l'autre ou se sont déplacées, et les mouvements sont impossibles. Jusqu'à la réduction des membres, il faut faire des compresses chaudes, comme nous l'avons déjà dit ; ensuite viennent des compresses froides.

4. — *Fractures.*

En l'absence d'un chirurgien, il faut faire un bandage d'urgence pour la fracture. Une planche, un bâton, une règle ou un membre sain du corps peuvent servir de base. Un vêtement, ou de la laine, du foin, de l'étoupe, de la mousse, serviront à recevoir le membre fracturé. Le transport doit se faire avec précaution. Avant tout, il faut faire son possible pour réduire toutes les parties déplacées.

Le traitement est celui des blessures ou des entorses. Ce sont les compresses froides qui ont la plus grande efficacité.

5. — *Brûlures.*

Quand le feu a pris aux habits, on enveloppe le patient dans des couvertures, et on le roule sur la terre pour éteindre les flammes.

Contre une brûlure *superficielle*, on se sert de compresses froides, ou l'on tient les parties brûlées dans l'eau froide jusqu'à ce qu'un autre remède soit prêt. Les brûlures profondes forment des vésicules et suppurent; les tissus peuvent aussi être tout à fait détruits; on obvie au mal en mettant les plaies à l'abri de l'air par un enduit d'huile, de graisse, de beurre, de crème, de jaune d'œuf et de poudre de charbon.

Les vésicules seront percées.

Bon remède : albumine, huile de lin et crème acide mêlées et préparées comme onguent, et posées sur les plaies. Les parties brûlées doivent être toujours entretenues humides et propres.

L'eau de choucroute, l'huile simple, les pommes de terre râpées conviennent aussi. Les ff. opéreront plus tard la guérison radicale.

Intérieurement, on donne de l'huile d'olives; pour expulser la *chaux* entrée dans les yeux, on peut y introduire de l'eau sucrée.

6. — *Inflammation de la peau.*

L'érythème est caractérisé par la rougeur de la peau, par le gonflement et les douleurs. Il se forme par l'effet intense du fer ou des rayons du soleil.

Les compresses froides et l'huile d'olives sont les meilleurs remèdes contre cet accident.

Obs. générale: On n'emploie jamais les bains de vapeur contre les inflammations aiguës.

7. — *Panaris* (panaritium).

Le panaris est une inflammation de la pointe du doigt, inflammation qui peut aller jusqu'à l'os. Il peut être dû à une piqûre, à un éclat de bois ou à la malpropreté. Les remèdes doivent faire suppurer, et expulser le pus.

Les compresses froides, principalement celles qu'on a trempées dans la dff. et de pr., ou l'onguent du fgr. sont indiqués (voir Méd.).

8. — *Ephidrose, sueur abondante.*

Il s'agit de trouver la cause de ce mal. C'est peut-être une faiblesse des nerfs ou une faiblesse générale. Endurcissez la peau par le trg. I, II ; tout l'organisme doit être tonifié d'après la nature du mal. Les *sueurs fétides*, par exemple, celles des *aisselles*, ne doivent pas être traitées directement et seules, il faut opérer sur tout le corps. Souvent les lotions totales suivies de lotions partielles avec la décoction de sauge, par exemple, ont rendu d'utiles services.

9. — *Transpiration des pieds.*

Cette transpiration dénote des matières morbides dans le corps. Il faut donc traiter tout le corps. Les trg. I, II, III, les chff. sont les applications générales. Comme applications locales, les vpd. ; la marche nu-pieds, le maillot des genoux dff., les bains de sauge sont recommandés.

10. — *Alopécie ou calvitie* (alopecia).

L'alopécie est causée par les fièvres chaudes, par l'érysipèle, le chagrin, les angoisses, les maladies de peau, les dyscrasies et la débauche. La propreté, l'endurcissement de la tête, l'ortie, etc. (voir Méd.) peuvent aider à la reproduction des cheveux.

11. — *Quelques petits accidents de la peau.*

L'excoriation, la peau gercée ou déchirée, se guérissent par des compresses froides et par la friction avec l'huile d'amandes.

Les *verrues* (varucæ), les indurations, les cors des pieds, la croûte de lait des enfants, les ongles incarnés, se traitent avec la dff., avec l'alun, l'arnica ou la pr.

Les petites taches, le lentigo, les taches hépatiques, et les éruptions urticaires se guérissent par la dff., la chff. ou des compresses locales et l'eau de l'arnica. Toujours agir sur tout le corps. Pour prévenir les *engelures,* on évite d'aborder un fourneau tant qu'on a trop froid.

Les engelures se guérissent par les compresses froides, les affusions, et les bains de mains froids. Pendant la nuit, on enveloppe les mains gercées dans des ff. chaudes ou dans des maillots dff. On peut aussi pendant le jour pratiquer un bain de vapeur des mains ou les enduire d'huile d'amandes.

En général, les gerçures sont traitées de cette manière.

Les pieds gelés se guérissent comme les mains. Mettre de la neige dans une cuve, et y entrer avec les pieds nus pour y rester quelques minutes est un remède à recommander contre les engelures des pieds.

12. — *Maladies éruptives.*

Les éruptions sont tantôt de grands *points* ou des

boutons de différentes couleurs, tantôt des taches rouges, tantôt des *tumeurs* plus ou moins blanches, tantôt de petites *vésicules* ou des *vésicules* plus grandes ; ou bien ce sont des *écailles*, des *squames*, des *ulcères* et des *croûtes*, ou des *escarres*. Si les éruptions sont dues aux *applications* d'eau, on ne doit pas tout de suite les combattre *localement*, car on arrêterait la guérison.

Aux *enfants*, la lt. et le 1/2 b. suffisent ; on peut aussi plonger les enfants dans l'eau avec la chemise pendant 3", égoutter cette chemise quelques minutes, puis aliter les petits patients enveloppés dans une couverture de laine.

Si les éruptions sont fréquentes, on les traite par l'eau tiède et après seulement par l'eau froide. Dans ces cas, les bains dff. avec alternance font du bien, ou les 1/2 b. chauds de 5' avec lt. ce procédé convient aussi aux enfants.

Les maladies éruptives se distinguent en *aiguës* et en *chroniques*.

Quelques maladies éruptives aiguës sont causées par un virus contagieux ou infectieux venu de l'extérieur, et sont nécessairement accompagnées de fièvre ; d'autres s'engendrent par une cause interne : l'excessive chaleur, une grande irritation, les poisons et les humeurs malsaines provoquent l'éruption et l'inflammation.

La fièvre est intense au moment de l'éruption, mais perd bientôt de sa force.

L'éruption s'empare de la couche muqueuse de l'épiderme, ce qui en explique la desquamation après la guérison.

Ces maladies atteignent surtout la peau et

n'affectent les enfants ordinairement qu'une fois pendant la vie.

Les maladies éruptives *aiguës* sont : 1° la rougeole ; 2° la scarlatine, 3° la rubéole ; 4° la petite vérole.

A. — MALADIES ÉRUPTIVES AIGUES OU FIÉVREUSES.

1. — *Rougeole* (morbilli).

L'éruption de la rougeole est très rouge au début ; après 3 jours elle devient moins rouge, *furfuracée* et grosse comme une lentille. Les taches ont au centre une papule, elles sont discrètes et parfois confluentes, elles deviennent bientôt plus obscures et disparaissent en 3 ou 4 jours. Les jambes sont affectées les dernières, et leur éruption ressemble à la piqûre d'une puce. Le signe distinctif est la couleur *furfuracée*. Les paupières se tuméfient, le patient souffre de la lumière, il n'a pas de difficulté pour avaler.

La fièvre vient et disparaît avec l'éruption. La rougeole est contagieuse ; le virus se précipite sur la muqueuse.

Les prodrômes sont : indisposition pendant trois jours ou plusieurs, puis la fièvre, des maux de tête, catarrhe, rhume de cerveau, souvent la diarrhée (bon symptôme), parfois saignement du nez, des crampes même, dyspnée et courbature ; les yeux sont larmoyants, l'éternuement est fréquent, la toux sèche, la voix rauque ; donc les muqueuses du nez et de la gorge sont affectées. Les enfants répandent l'odeur des oies plumées.

Après une fièvre de 3 à 4 jours, l'éruption se montre à la figure et au front, au cou, à la poitrine et au dos, et enfin aux bras et aux jambes. Le catarrhe devient plus intense pendant l'éruption, il peut aller jusqu'à la pneumonie.

Après la disparition de la fièvre et de l'éruption, l'épiderme commence à se desquamer invisiblement et souvent déjà depuis le sixième jour.

Les directions du traitement sont : 1° *provoquer l'éruption*. Dans ce but, on donne pendant 1 heure la chs. et on la répète après 6 heures, ou journellement 2 chff. 2° *Combattre l'éruption* et *la fièvre* : on pratique la lt. toutes les 3 heures ou plus souvent ; plus tard par ex. 2 fois chj. Contre la fièvre très intense, on prescrit le 1/2 b. de 20° c. et le gm. immédiatement après ; 3° *Traitement intérieur* : L'alimentation est douce, rafraîchissante, les lavements sont indiqués ; ainsi le gruau d'avoine, le lait battu, le petit-lait, 3 pc. d'huile d'olives chj., des sucs de fruits, et à chaque 1/2 h. 1 c. d'eau fraîche, mêlée de la décoction d'absinthe. (3 gouttes de la teinture dans un 1/2 bol.).

Les yeux seront ménagés et peuvent être lavés avec du lait tiède. Entretenir un bon air.

Si la rougeole se complique, l'état devient dangereux, par exemple si les yeux, la gorge et les poumons sont affectés d'inflammation. Les glandes et les nerfs sont parfois malades. La rougeole fait mourir beaucoup d'enfants par les maladies secondaires qu'elle détermine ; donc il faut être prudent et tâcher de guérir radicalement. Si d'autres maladies se déclarent, il faut suivre le traitement que nous indiquons en temps et lieu.

2. — *Scarlatine* (scarlatina).

La scarlatine attaque principalement le *cou* et la peau, elle affaiblit le système lymphatique, et c'est la maladie la plus trompeuse de toutes les éruptions ; elle est contagieuse et infectieuse.

La scarlatine débute par une forte fièvre ; les glandes et les amygdales se gonflent ; maux de tête, saignement du nez, vomissements, mais au commencement, pas de transpiration, pas de toux ni d'éternuement, ni les yeux larmoyants. L'odeur du patient est semblable à celle du fromage pourri. La transpiration et la diarrhée sont un soulagement.

Les taches sont souvent grandes comme la main ; à la pression, elles restent un certain temps blanches. L'éruption affecte d'abord la figure, puis le cou, la poitrine, les bras et les jambes. Les taches sont rouges comme l'écarlate, irrégulières et confluentes, de manière que des parties entières de la peau sont rougies (comme dans l'érysipèle) ; la peau est chaude, sèche et tuméfiée. Les papules apparaissent dans les endroits rougis ; la langue aussi est fort rouge. La floraison des papules dure 3 jours, la fièvre jusqu'à 7 jours. La desquamation commence à la figure, et est furfuracée ; les squames sont souvent de grandes parties de la peau qui se détachent.

Les adultes ont rarement cette éruption mais les maux du cou et la fièvre en sont les symptômes. Le mal dure jusqu'à 4 semaines.

Prodrômes : Indisposition, *vomissements*, fièvre, mal à la gorge, difficulté d'avaler. Il y a aussi des symptômes *nerveux*, comme les maux de tête, l'insomnie ou la somnolence, des convulsions et du délire. La scarlatine devient dangereuse par la rétrogression de l'éruption qui provoque l'inflammation des articulations, la diphtérite, la néphrite, l'encéphalite ou l'hydropisie.

La thérapeutique prescrit l'air frais et pur, le lit tempéré pendant un temps prolongé. Le traitement est celui de la rougeole, mais il sera plus énergique si la fièvre est intense ; ainsi, par exemple, le 1/2 b. toutes les 4 heures ou la lt. chj., Ne rien manger.

La lt. peut se faire avec l'eau vinaigrée ou salée. La chs. est aussi indiquée. Au début, le patient peut prendre de l'eau à chaque quart d'heure. Dans la convalescence, 2 lt. par jour suffisent.

Intérieurement, on prend des émollients comme l'eau miellée, le petit-lait et les lavements.

3. — *Rubéole ou roséole* (rubeolæ).

La roséole est aussi contagieuse ; elle forme des taches discrètes, principalement aux articulations. La roséole ressemble plutôt à la scarlatine qu'à la rougeole. Cette maladie s'accompagne du mal de gorge, de la fièvre et du catarrhe, et de la transpiration.

Le traitement est celui de la scarlatine ou de la rougeole.

N. B. La chs. n'est prise qu'une seule fois ; dans les cas de répétition la chm. suffit.

4. — *Petite vérole* (variola) *ou variole.*

La petite vérole est contagieuse, mais non infectieuse. L'éruption débute par des points d'un rouge vif qui sont plus foncés au centre. Après une journée chaque point est devenu une papule entourée d'un cercle rouge. La pointe de la papule devient bientôt plus pâle et blanc-jaunâtre ; elle se change en vésicule pustuleuse et ombiliquée, de la grosseur d'une lentille ou d'un pois. La pustule est à son développement après le 9e jour. La suppuration se fait par une fièvre plus élevée, par le gonflement de la peau, et surtout de la tête. Un catarrhe modéré accompagne l'éruption qui affecte la muqueuse du nez, de la gorge et du larynx et jusqu'aux paupières. Ce catarrhe peut empirer extrêmement et provoquer des écoulements de sang, des étouffements, des obstructions aux yeux et aux oreilles, et l'extinction de la voix ; donc il peut causer des maladies secondaires dangereuses. Les écoulements de sang sont fort dangereux ainsi que les vomissements et la diarrhée.

Prodrômes : Frissons, nausées, grande chaleur, envie de vomir ou vomissements avec saignement du nez, mal de tête, pouls accéléré, délire, odeur particulière de l'haleine, des douleurs lombaires et les points de côté. La fièvre débute doucement, puis elle augmente et s'accompagne de frissons.

Les pustules apparaissent d'abord au visage,

puis aux extrémités, au cou, à la poitrine et au dos. Plus elles sont nombreuses, plus elles sont dangereuses, notamment si l'éruption est subite, ou que d'autres accidents s'y joignent. Au début d'une épidémie, les varioles sont aussi plus dangereuses. Le commencement de la dessiccation des pustules est très dangereux ; la dessiccation subite et le prolapsus de la figure sont ordinairement les symptômes de la mort.

Le 12e jour, les pustules commencent à percer, à se dessécher, et à former la croûte de la variole. La fièvre a diminué, la transpiration répand une odeur caractéristique, l'urine a un sédiment épais.

La croûte se détache après huit jours et laisse facilement des cicatrices indélébiles. Pour empêcher les cicatrices, il faut éviter d'écorcher les croûtes.

La température de la chambre sera de 14° ou de 15° c., l'air sera pur et les couvertures légères. La chambre du malade devra être très propre. On lui administre des lavements et des boissons rafraîchissantes, du lait, de l'eau mêlée de vin, des sucs de fruits, pas de viande.

Les yeux seront lavés avec du lait tiède. Le visage est lavé avec une eau de 35° c.

Le traitement est celui de la rougeole ; contre la fièvre intense, la lt., le 1/2 b., suivi du gm. ou de l'esp. La cd., la ca., la chm., la chff. et les bains de vapeur peuvent également servir.

Celui qui fait la lt., jusqu'à la transpiration, comme pour le traitement de l'influenza, combattra cette terrible maladie de la manière la plus efficace.

Contre le *prurit,* on applique des maillots ; contre le mal de gorge, on fait des gargarismes et on pratique le maillot du cou.

Les *enfants* sont traités au début chj. par la lt., le 1/2 b., la chff. ; les applications viennent tous les trois jours en alternant.

5. — *Variolides et varicelles.*

Les *variolides* et les *varicelles* exigent le même traitement. Ces malaises ne sont pas dangereux. Les variolides sont la variole des vaccinés.

6. — *Vaccination* (vaccinatio).

La vaccination ou l'inoculation doit son origine à la superstition d'une vieille femme qui vint en 1672 de la Thessalie à Constantinople, affirmant que la Sainte Vierge lui avait donné un remède contre la petite variole. Elle fit ses inoculations sur le front et sur le dos des mains et des pieds. Cette inoculation n'était qu'une accentuation du poison, un renouvellement continuel de la même maladie dans d'autres personnes. Les médecins s'y opposèrent d'abord; mais en fin de compte, ils l'imitèrent pour ne pas perdre leur clientèle.

En 1769, on découvrit en Allemagne que le virus variolique diminue d'intensité s'il passe *de l'homme à une bête.*

Le médecin anglais Jenner fit donc en 1798 l'essai

d'inoculer sa servante. Il comprit que le poison reste poison, et ne doit pas être propagé par une inoculation. Les inoculistes continuèrent néanmoins leur métier, mais depuis lors, ils vont prendre le virus chez les vaches, et sont devenus pour cette raison des vaccinateurs (vacca, la vache).

La petite vérole diminuait d'intensité au commencement de ce siècle, mais c'est une erreur malheureuse d'en chercher la cause dans une circonstance qui produit le contraire.

La petite vérole n'était plus si fréquente, parce qu'on cessait de propager le virus des hommes par les hommes; elle serait donc encore moins fréquente, si l'on cessait entièrement de propager un virus quelconque. L'épidémie diminuait, parce qu'on évitait la contagion due souvent à la laine des brebis affectées de la variole et parce que l'hygiène anéantissait les foyers de l'épidémie.

Le lecteur intelligent conclura de notre exposé que la vaccination est un non-sens. Elle ne préserve pas, les statistiques le prouvent; mais elle cause beaucoup de maladies et même la mort. Il faut avouer aussi qu'elle est pratiquée souvent sans conscience, par l'emploi d'une lymphe corrompue.

Tant que la loi sur la vaccination ne sera pas abrogée, les parents chercheront à sauver leurs enfants, en leur mettant une cliff. immédiatement après la vaccination, et en répétant cette application pendant trois jours consécutifs, jusqu'à ce que le virus soit expulsé.

B. — Éruptions apyrétiques.

La peau est affectée souvent d'éruptions chroniques. Rappelons qu'elle est l'extrême organe entre le corps et l'air ambiant, que par les nerfs elle se rattache intimement à tout l'organisme. Nous comprendrons alors à combien d'influences délétères elle est exposée par son tégument externe et interne, à combien de maladies elle est sujette, soit par anémie, soit par surexcitation ; combien de maux, par conséquent, elle doit causer à d'autres organes.

Les causes déterminantes des éruptions *apyrétiques* sont comme celles des éruptions fiévreuses, l'air vicié, les matières impures, les parasites végétaux et animaux, les lésions externes, les principes morbides internes ou les résidus d'une mauvaise alimentation, le sang et les tumeurs corrompus, les matières toxiques et les maladies métastatiques. Les maladies éruptives pénètrent jusqu'aux glandes sébacées et aux bulbes pileux, et se présentent sous les formes les plus différentes, depuis la moindre tache jusqu'à l'ulcère.

Toutes ces maladies se guérissent par les traitements naturels.

1. — *Dartres* (eczema).

On peut définir les dartres un catarrhe de la membrane cutanée : elles n'altèrent que l'épiderme et y produisent toutes une exhalation séreuse peu intense. Cette éruption se déplace facilement, et sa durée dépend de l'individu affecté. Parfois les éruptions ne sont que des papules, ou ce sont des vésicules, des pustules et des ulcères. Elles donnent lieu à des croûtes ou à des écailles ; tout l'épiderme peut s'excorier, et laisser voir le corps papillaire : de cette manière se produit l'eczéma rouge ou la *fluxion sanieuse* qui est un suintement visqueux. Toutes les formes indiquées peuvent affecter le même individu en même temps.

Les dartres *humides* recherchent de préférence la face et d'autres endroits et elles peuvent s'étendre à de grandes parties de la peau. Les dartres durent parfois seulement un mois, la plupart du temps elles persistent pendant des années.

Les causes *déterminantes* sont : les lésions de la peau par une influence mauvaise quelconque, comme la température, les parasites, la malpropreté, les matières âcres, la sueur et en général les sérosités âcres. Les dartres proviennent également d'une mauvaise nourriture, des demeures humides, de la mollesse ; elles s'engendrent par des vices internes comme la scrofulosité, les troubles circulatoires et digestifs, les dyscrasies, les maladies du foie, les hémorroïdes et aussi par la vieillesse.

Le traitement des dartres humides et des dartres sèches est le même ; ainsi l'*impétigo* ou la *dartre pustuleuse*, le *pityriasis* ou la dartre *furfuracée* volante, le *psoriasis* ou la dartre squameuse, subissent les mêmes applications. Le *psoriasis* forme des taches rondes et rouges qui se couvrent de plaques squameuses blanches ; il exfolie facilement l'épiderme et fait saigner la peau. Cette dartre se déclare en général à la période de développement des jeunes gens.

Une espèce de dartre est nommée *herpès* ou *dartre vésiculaire*. C'est une éruption de vésicules, claires comme l'eau, qui se dessèchent après quelques jours, et forment de petites croûtes jaunâtres. Cette affection est souvent fébrile.

L'herpès choisit de préférence les lèvres, les joues et les extrémités, même les organes sexuels. Il y a des cas où les vésicules n'occupent que la taille ; elles forment ce qu'on appelle l'*herpès zona*. Cette dartre siège sur une base enflammée qui est distincte de la peau non affectée. Le contenu des vésicules devient obscur et pustuleux après quelques jours ; à cette époque, le malade ressent de fortes douleurs névralgiques aux côtés, des frissons, des chaleurs, des maux de tête, de la courbature, et les organes subjacents se trouvent malades. La guérison demande en général quinze jours ou trois semaines.

Le traitement contre les dartres comprend le trg. I, II, les chff., des maillots, décoction de paille d'av. et des bains chauds. On emploie aussi le vte., vpd., le bain alternativement chaud et froid, des chemises trempées dans une dissolution d'argile. La peau étant trop sensible, on fait la lt. avec de l'eau tiede.

2. — *Miliaire* (miliaria) ou *suette miliaire*.

On distingue la miliaire *rouge* et la miliaire *blanche*. Elle forme des vésicules de la grandeur d'un grain de millet, petits points semblables aux taches de la rougeole (miliaire rouge), ou des vésicules diaphanes sans rougeur de la peau. La fièvre, une constriction épigastrique, une peau rugueuse et des sueurs âcres sont les symptômes concomitants.

La miliaire est la grande ennemie du système nerveux et en général de la vie : la mort peut se déclarer après 3 jours. Cette maladie se manifeste facilement en été après des sueurs abondantes où après des maladies fiévreuses.

La thérapeutique prescrit une température modérée ; à cause de la rétrogression, il faut éviter tout refroidissement. Les maillots chauds, et les bains chauds avec lt., sont indiqués de même que les chff., l'air frais et la propreté.

3. — *Acné* (acne).

L'acné forme des vésicules douloureuses à base dure et de la grandeur d'un pois. C'est une affection des follicules sébacés qui se rattache facilement à l'évolution de la puberté, et qui est la suite de l'anémie, des embarras gastriques ou des drogues.

La *couperose* n'est qu'une agglomération des vésicules de l'acné au nez (V. 4 ci-dessus).

4. — *Pemphigus* (pemphygus).

Les bulles du pemphigus ressemblent à celles causées par les brûlures. Il s'attaque aux sujets affaiblis par la misère et par une alimentation mauvaise.

Le traitement des deux maladies tâche d'éliminer les sérosités âcres. La chm. est surtout indiquée. Pour le reste, il faut considérer si l'individu est faible ou robuste de constitution, et s'il n'y a pas d'affections locales.

5. — *Lupus* (lupus) *ou dartre rongeante.*

Le lupus montre de petits tubercules au milieu de la surface cutanée affectée ; ces tubercules ont une tendance à détruire les tissus environnants ; ils sont violacés, rougeâtres, grands comme une lentille ou un haricot ; ils se confondent facilement entre eux, et recherchent principalement le nez, les lèvres et les joues, rarement les mains et les jambes ou d'autres parties. Ces tubercules produisent un pus nauséabond, et des excoriations qui sont surtout désastreuses pour le nez. Le lupus se montre principalement chez les femmes à l'âge de 9 à 20 ans.

Le traitement doit s'appliquer à tout le corps. L'endroit affecté est tenu propre, et protégé contre l'accès de l'air. Les applications sont les trg. I, II, chm, gm., chff., affusions, en général, tous les agents naturels, et dans un ordre qui réconforte le corps, et provoque des excrétions. Comme applications locales, nous employons le maillot du cou ; l'endroit rongé est traité par des compresses d'argile délayée avec de l'eau et du vinaigre, ou avec des décoctions de souci, de pl., de pr. ou de tr.

On alterne avec l'argile le fgr., l'aloès, la pr., le mouron blanc, etc., et la poudre de charbon qui est desséchante. On peut aussi mêler du miel non cuit à l'huile malf. et en faire un enduit à côté de la dartre. Les compresses d'argile sont renouvelées toutes les dix, parfois toutes les 5 heures. Il est bon de mêler plusieurs herbes et d'en faire une décoction qu'on emploie en compresses, par exemple : l'éch. à l'abs. et la prêle.

Le lupus ne doit jamais être opéré.

6. — *Teigne* (tinea, favus, porrigo).

La teigne s'engendre par les poux, principalement chez les enfants scrofuleux ou rachitiques, et par suite d'embarras gastriques. C'est une espèce de dartres avec pustules qui par leur sérosité agglomèrent les cheveux.

Une calotte d'argile ou de feuilles de choux, des enduits de beurre et d'huile la guérissent. Il ne faut pas oublier d'opérer sur tout le corps par la lt., les chff., le 1/2 b. et les affusions.

7. — *Syphilis* (syphlis).

La syphilis s'engendre par la contagion ou par l'hérédité. Elle débute à l'endroit où se déclare la contagion par une petite papule qui ensuite se change en ulcère livide. Après la disparition de cet ulcère on remarque que différents tissus et organes s'enflamment, et sont bientôt affectés du chancre qui en détruit la texture. La syphilis se manifeste surtout à la bouche et au nez, aux yeux et au front, et détruit en profondeur jusqu'aux os ; elle produit les altérations les plus terribles au nez, à la figure, et même dans les organes de la voix.

Les syphilitiques ne doivent pas manger de la viande et auront soin d'observer la plus grande propreté. Le traitement cherche en général à provoquer des excrétions, et, localement, c'est le traitement des ulcères : donc trg. I, II, chff., chm., maillots, affusions ; le fgr., la prêle ; et suivre aussi le traitement du lupus.

8. — *Gale* (scabies).

La gale est l'œuvre de l'*acarus,* insecte qui apparaît à l'œil nu comme un petit point blanc. Ce ciron s'enfonce dans la peau pour se nourrir des humeurs qu'il y trouve ; il pullule par ses œufs; dans ce but, il recherche des endroits mous et chauds, c'est-à-dire les mains et les interstices des doigts, les jarrets et les aisselles. Ses pérégrinations irritent les nerfs, et produisent ainsi le prurit molestant et les petites inflammations qui forment des vésicules et des pustules. L'insecte passe, par le contact et par l'intermédiaire des habits, d'individu à individu ; voilà pourquoi la gale est si contagieuse. Le mal n'est pas dangereux, mais il importune beaucoup, et peut déprimer le patient par les insomnies et l'inappétence.

La gale ne se guérit pas d'elle-même et la guérison est d'autant plus difficile que le ciron a pullulé et a fait des œufs. Il faut anéantir l'acarus et ses œufs. L'insecte prospère par la chaleur, le froid l'engourdit, et les matières âcres le tuent ; pour cette dernière raison, il est permis de faire des applications chaudes avec des matières énergiques.

Le mieux est de prendre des bains de 33° c. dff. pendant 10 minutes, puis de faire une lt. avec le savon ordinaire ; on peut aussi prendre des bains aux épines de pin, ou mettre la chff. et 5 heures après, 1/2 b. Les affaiblis remplacent le 1/2 b. par la lb. Les personnes robustes peuvent appliquer 3 chff. ps., 1 esp. avec 1 aff. fulg. et 3 fois le 1/2. b. Tisanes dépuratives : abs., sauge, hièble, gen ; pr., rom. Pour la guérison radicale, on emploie la lt. et le 1/2 b., en individualisant les applications.

CHAPITRE IX

LES MALADIES DES MUSCLES.

LES MUSCLES.

Les *muscles* sont des fibres charnues dont la tendre enveloppe a un contenu contractile, liquide ou demi-liquide. Ces fibres forment des faisceaux que nous nommons muscles. Les vaisseaux sanguins, les nerfs, les cellules, la graisse et les sucs pénètrent les muscles. Tout cet ensemble, c'est la chair qui est fixée aux os par les tendons.

Quelques muscles dépendent de notre volonté, ce sont les muscles *volontaires ;* d'autres sont indépendants, ce sont les muscles *involontaires* qui servent à la vie de nutrition. Les muscles *volontaires* sont en relation avec le cerveau par les nerfs ; les muscles *involontaires* dépendent seulement des ganglions et de la moelle épinière. Beaucoup de mouvements se font sans que nous en ayons conscience, et avec ou sans notre volonté, et s'appellent des mouvements *réflexes.*

Les muscles peuvent se contracter ou s'allonger ; ils sont donc *contractilès.* Cette qualité permet les mouvements du corps et aussi la circulation du sang.

Le tissu musculaire est constamment animé par un fluide *électrique*, les muscles sont excités par les *irritations*. La volonté excite les muscles volontaires par les nerfs ; le contenu des vaisseaux et des cavités excite les muscles involontaires aussi par l'influence des nerfs. Les irritations artificielles externes (mécaniques, thermales et chimiques) et les irritations morbides internes excitent également les muscles.

Le sang fournit aux muscles l'oxygène et les principes nutritifs nécessaires à l'assimilation et au développement des forces. Par leur activité, les muscles perdent de l'oxygène et acquièrent de l'acide carbonique : de cette manière, on s'explique leurs altérations ou leur lassitude. Pendant le repos, l'oxygène s'augmente, l'acide carbonique est éliminé et les muscles gagnent des forces.

Un sang riche en oxygène produit donc des muscles robustes, mais il faut qu'ils soient actifs pour ne pas s'affaisser, s'amaigrir ou s'engraisser. L'activité convenable alternée avec le repos raisonnable des muscles produit les forces corporelles. L'exercice rend les muscles plus forts, plus souples et plus habiles. La force des muscles corrobore aussi les os et même la volonté, elle entretient la formation, la circulation et l'épuration du sang, elle favorise la respiration et la digestion.

1. — *Inflammation des muscles* (myositis).

Les inflammations des muscles s'engendrent dans les différentes régions du corps, aux mains, à l'avant-bras et aux pieds. Les exhalations sont séreuses ou purulentes.

Les compresses froides de vinaigre ou les compresses de tus. ou d'autres herbes rafraîchissantes et astringentes adoucissent les douleurs et commencent la guérison. Il faut expulser le pus à temps. Le patient doit tâcher de fortifier les muscles par les mouvements naturels et de les endurcir par une cure d'eau raisonnable.

2. — *Tumeurs.*

Les tumeurs sont le gonflement d'un ou de plusieurs tissus ; elles forment des cellules et des vaisseaux sanguins à part qu'elles remplissent d'une substance particulière. La cause déterminante de ce mal est une lésion, un effort trop grand ou l'hérédité. Les tumeurs *bénignes* sont seulement gênantes à cause de la pression ou des obstructions qu'elles occasionnent ; les tumeurs *malignes* (sarcôme et cancer) conduisent à la dyscrasie.

Toutes les tumeurs, y compris celles des glandes, les exostoses etc., sont traitées de la même manière. Par des applications locales, nous tâchons de les ramollir, de les rendre diffuses et, par des applications générales, nous opérons sur l'organe affecté et sur tout le corps.

Les applications locales sont : le maillot du cou, l'affusion du cou, les vapeurs locales, les maillots et les compresses topiques.

Les applications générales sont les chff., le gm..

Enduire souvent les parties endolories avec du saindoux (Voir Méd.).

N. B. toutes les parties endolories en général sont traitées par des compresses trempées dans une eau de 20° c. ; pour les lotionner, on se sert d'une eau de 30° c. et plus.

3. — *Ulcères* (ulcera).

L'ulcère est une surface cutanée purulente et rongeante ; c'est un effort de l'organisme qui a la tendance d'éliminer une matière morbide. Les ulcères détruisent les tissus et diminuent les principes nutritifs.

Le *furoncle* engendre une suppuration profonde envahissant les follicules sébacés et sudorifiques et les bulbes pileux, et forme ce qu'on appelle le *bourbillon*, corps étranger et pointu qui entretient le pus.

L'abcès est un amas de pus dans la profondeur de la peau.

Le *charbon* (carbunculus) malin est livide, de couleur violacée, gangréneux et très dangereux.

La *pustule maligne*, qui est fort dangereuse, est l'inoculation du virus charbonneux transmis à l'homme par des bêtes à corne, des chevaux, des brebis et des porcs.

Les ulcères sont le résultat des maladies cutanées, des mauvais sucs et peuvent être l'origine de beaucoup de maux. Ils demandent le ramollissement, l'expulsion du pus et du bourbillon et, en général, l'expulsion des matières malsaines de tout l'organisme et principalement du bas-ventre. Donc, applications des affusions, du pm., etc. comme traitement général.

La guérison se fait quand la force résorbante est devenue très intense dans les tissus environnants. Les onguents et les enduits ne font souvent qu'empirer le mal. Les ulcères sont traités par la chaleur humide, par exemple, par des ff. ou l'argile, tant qu'ils sont durs.

Le patient prend 1 ou 2 chff. ps., 3 j., 1 d. 3 lb; parfois une cab. dff. Ensuite on alterne comme pour les tumeurs. La propreté, l'expulsion du pus, du sang noir ne doivent pas être négligés ; il faut donc souvent enlever les croûtes. Tisane : abs., cent., pr.

4. — *Fistules* (fistula).

La fistule est un canal étroit, nourri de pus par un foyer purulent quelconque. Il doit son existence à différents accidents locaux, à un ulcère interne ou à un corps étranger; les causes secondaires sont une fièvre ardente, les hémorroïdes, l'absence de transpiration et une nourriture insuffisante.

Dans ce cas la thérapeutique interdit l'emplâtre; la fistule doit rester ouverte jusqu'à ce que la cause soit éliminée. Les remèdes doivent donc expulser le pus et guérir l'organe affecté. Un expédient très efficace consiste à appliquer les décoctions d'écorce de chêne, de prêle et le fgr. autour de l'ouverture. On fait des applications locales comme le bsg. ch., ou des bains et des compresses topiques.

5. — *Atrophie des muscles.*

L'atrophie est *partielle* ou *générale*. Il faut régulariser la circulation pour diriger le sang ou une plus grande quantité de sang vers la partie malade, afin de la nourrir suffisamment. Frictionner les membres atrophiés, faire des flexions et différents mouvements est chose recommandable. Les compresses chaudes, les lotions froides et les affusions ranimeront les organes malades.

6. — *Rhumatisme.*

Le rhumatisme s'engendre par le refroidissement brusque de la peau. L'essence de cette maladie est l'exhalation d'une sérosité dans la substance musculaire ou dans les tissus environnants, sérosité qui provoque une certaine lourdeur.

On peut dire que le rhumatisme est une sueur retenue, une stase de sang ou une circulation embarrassée. L'activité de la peau est déprimée, et les produits morbides restent dans les muscles, dans les cartilages et dans les os.

Le rhumatisme *aigu* peut durer quatre semaines. Il amène facilement des paralysies, des contractions, ou la pleurésie et la péricardite; il s'accompagne souvent d'une sueur âcre et d'une éruption miliaire. Beaucoup de maladies rhumatismales sont considérées comme étant d'autres maux ; c'est ainsi qu'on reconnaît rarement comme rhumatisme celui des plèvres, du péritoine, des amygdales, du cœur et du cerveau.

Ou le rhumatisme fait des pérégrinations et s'appelle fluxion, ou bien il reste fixe ; la dernière forme rend les parties affectées lourdes et immobiles. Le rhumatisme est douloureux ou indolent, il existe avec ou sans fièvre.

On le reconnaît à ses variations aux changements de la température.

Il se distingue aussi facilement de la goutte : le rhumatisme est une maladie qui vient de l'extérieur et pénètre vers l'intérieur du corps, tandis que la goutte vient au contraire de l'intérieur pour se traduire à la surface.

La première maladie provient des refroidissements, de la suppression de l'activité cutanée et des poisons ; la dernière doit son existence aux troubles digestifs. Le rhumatisme est une sérosité âcre ; la goutte est causée par l'acide urique, c'est-à-dire un produit incomplètement oxydé. Les deux maladies peuvent avoir en somme les mêmes symptômes et les mêmes effets.

Un refroidissement aigu cause le rhumatisme qui, cependant, peut aussi se former d'une manière lente par suite de la malpropreté, de la mollesse, de l'air impur, d'un habillement antihygiénique, et surtout par une demeure humide et un habillement trop léger.

La sérosité rhumatismale se répand souvent par tout le corps, et on ne peut pas insister assez sur cette vérité, que presque toutes les maladies subissent l'influence du rhumatisme.

Cette sérosité reste dans les membranes, mais n'entre pas dans le torrent circulatoire ; on ne doit donc pas confondre le rhumatisme inflammatoire avec la phlegmasie.

Comme le rhumatisme peut provoquer toutes les maladies possibles, il faut lui opposer un traitement sérieux.

Le traitement se déduit de notre exposé : évitez les causes, rétablissez l'activité de la peau, et éliminez l'exsudat séreux.

Tout dans la manière de vivre doit contribuer à la guérison ; le régime doux et végétal fait beaucoup de bien. Il s'agit surtout d'échapper aux refroidissements. Les applications d'eau doivent donc se faire avec beaucoup de précautions ; on débute avec l'eau tiède. On recommande de frotter la peau avant les applications pour la rendre plus sensible.

Sans les frictions on peut faire circuler le rhumatisme, mais frictionner et lotionner sont les vrais moyens pour le faire sortir. Les patients affectés de rhumatisme doivent prendre parfois, donc rarement, un bain chaud de 37° c. ou un bain de vapeur au lit, faire des bains de vapeur. Après une transpiration, on pratique la lt. La lt., les chff., les bains chauds de ff., de paille d'avoine ou d'épines de pin ont la propriété de guérir complètement le rhumatisme. Les faibles se contentent de lotions et d'affusions ; ceux qui ont de l'embonpoint pratiquent aussi les bains de vapeurs et les maillots.

Les affusions sont souveraines pour guérir le rhumatisme ; il est bon de prescrire les affusions le même jour (avec un intervalle de 3 heures) ou le jour qui suit l'emploi d'un maillot. Contre les douleurs exacerbantes, employer des affusions topiques.

7. — *Lumbago.*

Le lumbago est le rhumatisme des muscles dorsaux et lombaires.

La cd. ch. apaise les douleurs. Pour le reste, il faut le traitement du rhumatisme. En pratiquant les lotions, ou les bains, on humecte ou l'on arrose les parties endolories par une eau qui surpasse de 15° c. celle de l'application générale.

CHAPITRE X

MALADIES DES OS.

Les os sont une substance dure et calcinée qui consiste en un tissu cellulaire renfermant d'autres substances solides ; c'est l'ensemble d'une masse molle (cartilage), et d'une masse terreuse et calcaire (1/3 + 2/3).

Des vaisseaux sanguins et des fibres nerveuses s'enfoncent dans le tissu osseux.

Les *ligaments* rattachent les os les uns aux autres ; le *périoste* entoure les os ; la *moelle* les remplit, protège les nerfs et les vaisseaux sanguins, produit les globules blancs du sang. On nomme *articulations* le mode de connexion de deux os ou leur assemblage ; la *membrane synoviale* tapisse les articulations ou la capsule fibreuse articulaire ; la *synovie* facilite les glissements des articulations.

L'échange organique forme très lentement le tissu osseux ; la métamorphose régressive des os s'opère lentement aussi, et les maladies des os sont également d'une lenteur extrême. Dans l'enfance, les os sont mous ou restent mous, voilà pourquoi les inflammations sont fréquentes à cet âge ; ou bien encore c'est le rachitisme qui s'attaque aux enfants. Plus tard, les os se ramollissent par suite d'une nutrition manquée. Dans l'enfance, c'est la scrofulosité qui produit l'ostéïte ou la carie des os ; à l'âge viril, ce sont plutôt la goutte ou la syphilis. Dans la vieillesse, les os deviennent fragiles, parce que la substance terreuse est prépondérante.

1. — *Ostéite* (Ostitis).

Le périoste est souvent enflammé par lésion ou par la scrofulosité, le rachitisme et la syphilis. Les tumeurs, les douleurs et la fièvre sont les symptômes de cette phlegmasie. Il se produit du pus qui est résorbé ou expulsé, l'os peut dépérir.

L'ostéite demande le repos, des compresses froides et des compresses tièdes contre la suppuration.

La guérison radicale est très difficile à obtenir et de longue durée. On doit s'efforcer de produire un bon sang et de bons sucs, en éliminant les matières morbides, et en réconfortant les nerfs et les muscles. Les ff. et la pr., les herbes astringentes et dépuratives aident aussi très souvent à procurer la guérison.

2. — *Inflammation de la moelle.*

L'inflammation de la moelle est due aux refroidissements et aux lésions ; elle se manifeste le plus souvent aux jambes, et s'accompagne de la fièvre et des douleurs les plus intenses, et de la gangrène des os.

On applique les compresses froides. L'inflammation étant trop avancée, l'os doit être retiré.

3. — *Carie des os* (caries).

La carie des os est engendrée ordinairement par une inflammation négligée des muscles ou par la suppuration des muscles et des ligaments.

Les humeurs âcres, corrompues par des maladies délétères, comme la scrofulosité et la syphilis, rongent l'os qui se détruit alors couche par couche. La partie malade se tuméfie et cause des douleurs atroces; la sérosité purulente cherche une issue ou elle est résorbée.

Le traitement est de longue durée. Il exige un régime sévère, l'air pur et l'endurcissement. Les applications d'eau sont individuelles, c'est-à-dire telles que le patient peut les supporter. Pour le reste, le traitement est celui de la fistule, ou des ulcères et des tumeurs (Voir Ostéite). Les décoctions ff. et la prêle rendent les meilleurs services. Les indications à suivre sont : répartir le sang et la chaleur, éliminer les principes maladifs, tonifier le sang et avoir soin de la propreté.

4. — *Rachitisme.*

On ne doit pas confondre le rachitisme avec le ramollissement des os.

Quand les os durs des adultes deviennent mous, c'est le ramollissement ; si les os mous des enfants ne deviennent pas solides, c'est le *rachitisme*. Les os se gonflent, les membres semblent se doubler, il se manifeste des courbures des jambes, des bras et de la colonne vertébrale. Le rachitisme est à proprement parler la scrofulosité des os. Il se déclare le plus souvent entre la deuxième et la sixième année. Les enfants rachitiques ne prospèrent pas et leurs muscles sont flasques ; la diarrhée fréquente est d'une couleur verdâtre, la dentition se fait mal.

Les causes de cette funeste maladie sont une alimentation mauvaise, une demeure malsaine, et en général un régime diététique contre nature. Les suites de toutes ces circonstances fâcheuses sont les diverses excroissances, le ventre ballonné, la poitrine déformée, la tête grosse, le cou mince, le teint livide, et très souvent la pâleur. La maladie se manifeste au début dans les jambes, puis aux poignets et aux jarrets.

Les os coxaux rendent la marche chancelante.

La thérapeutique ramène le patient à la vie naturelle. Le lit doit être dur et le maintien ferme. Il faut donner à l'enfant une bonne nourriture, il faut le réconforter et éliminer les matières malsaines.

Pour la formation des os, nous recommandons le café de glands et de malt, et surtout le café de glands avec du lait et du miel, puis les pois, l'avoine et l'orge, enfin la soupe dite grillée, la soupe fortifiante (voir *Méd.*) et peu de liquides. Les stases de sang et les indurations s'éliminent par les bains ff. et paille d'avoine ; prendre des bains de malt et des compresses ff. Les lotions et les affusions sont individuelles.

5. — *Ramollissement des os* (osteomalacia).

Le ramollissement des os peut provoquer des déviations de l'échine et différents accidents comme la kyphose ; quelques vertèbres sont ramollies ou détruites.

Il produit aussi la *scoliose* ou la déviation intercostale et élévation d'une épaule.

Les muscles étant trop faibles, un côté est trop chargé, car il doit supporter le poids total du corps ; l'autre côté, ordinairement le côté gauche, se relève alors.

Le mal est incurable. Le régime alimentaire naturel et les moyens d'endurcissement procurent cependant du soulagement.

CHAPITRE XI

MALADIES DES ARTICULATIONS:

Les synoviales deviennent facilement malades et engendrent une sérosité liquide ou purulente. Les tumeurs et la fièvre sont concomitantes.

De cette manière, le cartilage s'enflamme souvent et l'os est affecté ensuite.

Les causes sont la phlegmasie, le rhumatisme ou la goutte.

1. — *Tumeur blanche ou fongueuse.*

La synoviale est enflammée et produit du pus qui peut détruire les membranes et les extrémités des os. Cette inflammation s'accompagne souvent de fièvre ; elle débilite beaucoup par la perte persistante d'humeurs nutritives.

Les tumeurs s'en vont ordinairement par une fistule et rendent les membres lourds.

L'articulation du *genou*, principalement chez les tuberculeux et les scrofuleux, est affectée de cette inflammation, qui produit ou une sérosité diaphane, ou un nouveau tissu d'os et de petits corps; la capsule articulaire synoviale devient rude et le membre raide.

Le traitement prescrit des compresses froides, eau vinaigrée; et en général, des compresses de décoctions d'herbes astringentes, comme la prêle, la tr. ou l'alun, et surtout des *ff*. Les applications d'eau cherchent à dériver et à fortifier.

2. — *Ankylose.*

L'ankylose est l'état d'une articulation devenue immobile, parce que ses membranes ou ses muscles sont corrodés et que la surface articulaire est rugueuse. Le mal est guérissable; mais si les os sont concrétés, il est incurable.

Le frottement, les compresses chaudes, l'enduit de saindoux et les affusions doivent ranimer et réconforter.

3. — *Rhumatisme articulaire.*

Le rhumatisme articulaire est l'exsudat d'une sérosité aqueuse et purulente dans les articulations enflammées ou dans la synoviale indurée et enflammée. Il est dû au froid et à l'humidité, et surtout au changement subit de la température.

Le rhumatisme articulaire aigu s'accompagne de fièvre, et d'une transpiration âcre avec troubles digestifs et produit une urine rougeâtre. Il peut occasionner la pleurésie ou la péricardite, du délire, la somnolence et des crampes et peut durer des mois entiers. Ses causes sont la mollesse, le refroidissement et les changements brusques de température.

La thérapeutique indique l'endurcissement, l'habillement soigné du jour et de la nuit. La plus grande part de la guérison revient au chff., aux chemises paille d'avoine, et aux maillots ; on profite aussi de ces décoctions sous forme de bains ; on applique les trg. I, II, et les affusions selon la force de l'individu. Les affusions calment les douleurs aiguës ; n'oubliez donc pas de faire une affusion des genoux, des bras, etc., pour agir sur la douleur locale, et de répéter ces affusions chaque fois que la douleur se déclare de nouveau, soit toutes les deux heures.

4. — *Goutte* (arthritis).

L'essence de la goutte est l'épanchement dans le sang et l'acide urique ou de l'urate de soude. Ces matières se portent dans les articulations et engendrent de la chaleur, de la douleur, de la rougeur et des tumeurs. La goutte est le résultat de l'hypertrophie, d'une digestion et de mouvements insuffisants ; les substances azotées ne sont pas suffisamment oxydées et ces produits incomplètement élaborés et non éliminés forment les concrétions goutteuses. Les prodrômes sont : l'acrimonie et la constipation. Les accès des douleurs reviennent tous les quinze jours.

La maladie est souvent latente et cause les maux les plus divers. Au printemps, elle s'accompagne facilement de la phlegmasie, et engendre des tumeurs, et les douleurs les plus sensibles ; une sueur âcre, une urine rougeâtre ou blanchâtre se manifestent. La goutte fait souvent des pérégrinations métastatiques dans des organes délicats, voilà pourquoi elle est tant à craindre. Elle se porte dans la tête, sur la poitrine, les poumons, le cœur, le bas-ventre et les reins ; elle provoque les pneumonies et la péricardite ; elle attaque tout le système nerveux, et amène les vertiges, les douleurs de tête et de poitrine, l'asthme, les crampes, les hémorroïdes et toutes les indurations possibles, des ulcères et des éruptions. Aux pieds, elle cause souvent la gangrène.

Les *causes déterminantes* de la goutte sont : les refroidissements, l'intempérance, la débauche, la suppression des flux de sang, tous les affaissements, le manque d'air et de mouvement.

Le traitement de la goutte *aiguë :* Etre avare d'applications froides au début, mais ne pas abuser du chaud ; les bains de vapeur rendent le plus grand service. Avoir soin d'entretenir la liberté du ventre. On peut frotter les parties endolories avec de l'esprit de camphre. La meilleure alimentation est le lait.

Le traitement de la goutte *chronique* se fait dans l'intervalle des accès ; il prescrit de préférence le régime végétal, et demande que le patient soit sobre et qu'il ait soin de favoriser une bonne digestion. Il faut dissoudre les concrétions goutteuses, éliminer les produits morbides, ménager et fortifier l'organisme. L'estomac doit être bon pour digérer bien, la transpiration cutanée doit être franche, mais il faut éviter la transpiration profuse. Chercher à faire transpirer beaucoup serait un non-sens, parce que l'acide urique ne s'en va pas avec la sueur.

Les compresses tièdes font beaucoup de bien, puis les bains de vapeur, les bains chauds dff. et dpv. de 37° c., principalement le bain avec alternance, les chff., le gm. ff., la s., l'affusion fulgurante, le 1/2 b. avec lb., la j. et la lt. Employer la tisane d'avoine et de pins, et les bains de pins. On peut recommander la boisson fréquente d'eau fraîche, par exemple : 1 c. par heure, mais à condition de prendre beaucoup de mouvement.

Aux vieillards, on donne de préférence ps. 3 lt., 2 × 1/2 b., 2 gm., des affusions des bras, des pm. dpv., ou des bains de pins.

CHAPITRE XII

MALADIES DE QUELQUES ORGANES PARTICULIERS.

I. — MALADIES DES YEUX.

L'aveugle est considéré généralement comme le plus malheureux des hommes. La lumière des yeux est donc un des plus grands biens, et la faiblesse des yeux ou une maladie de cet organe ne devrait jamais être imputée à quelqu'un comme faute personnelle.

L'œil du nouveau-né demande déjà une protection, et un traitement raisonnable. La lumière de la chambre à coucher ne doit être ni trop vive, ni trop faible ; on doit éviter un changement de lumière trop brusque. La propreté des yeux doit être extrêmement soignée, et chaque mal des yeux est à prendre en sérieuse considération. On fait bien de laver les yeux chaque jour, au commencement avec l'eau tiède, et après un certain temps avec l'eau froide, au moyen d'un linge mou et bien uni. L'eau et le linge seront très propres, et ne serviront qu'au lavage des yeux.

Les yeux atteints d'*inflammation, rouges, gonflés* et *purulents* doivent être purifiés nettement avec l'eau tiède. Le pus doit être retiré soigneusement avec des linges bien propres. La lt., la cab., le maillot du cou, la chm., sont le meilleur moyen de guérir les yeux enflammés. Le traitement devient local seulement après plusieurs applications générales, faites pendant des semaines, au moment où une pression désagréable se déclare dans les yeux.

Les meilleurs conseils pour l'*hygiène des yeux* sont dictés par la raison, à chacun de l'écouter!

L'air impur, rempli de poussière ou de fumée, la lumière vive et changeant brusquement, les efforts outrés des personnes débiles, la lumière trop avare pendant le travail, en général, la couleur noire, blanche et rouge, la chaleur, le refroidissement, le courant d'air froid, les exhalaisons piquantes : tout cela est pernicieux pour les yeux. L'œil ne devient pas facilement malade de lui-même ; il résiste admirablement longtemps aux influences les plus délétères. Celui qui ne maltraite pas ses yeux et qui évite les imprudences ordinaires, celui qui accorde à ses yeux le repos et le changement d'occupations nécessaires, et qui les délivre des maux les plus infimes, n'aura pas souvent à combattre de graves affections.

L'œil se débarrasse des corps étrangers en élevant les paupières qui le blessent, et en faisant divers mouvements ; il ne faut jamais opérer une pression sur les yeux, car on pourrait les blesser. On peut essayer d'introduire dans l'œil de l'huile pure ou du beurre non salé qui, enveloppant le corps étranger, le rendent glissant et l'éliminent sans préjudice.

L'œil ne devient pas facilement malade de lui-même, c'est vrai, mais les maladies des autres organes l'affectent souvent sympathiquement. Ses nerfs sont très tendres ; aussi toute affection mentale, comme une grande tristesse et beaucoup de pleurs, affaiblit les yeux. Les passions, les grands efforts qui épuisent les forces du corps, sont véritablement ruinants pour les yeux. Le sang corrompu, et plus encore les humeurs malsaines s'arrêtent facilement dans les yeux; c'est dire que la plupart des maladies des yeux ne sont que la suite des troubles digestifs et de congestions chez les scrofuleux et les anémiques, ainsi que des troubles digestifs analogues causés par les maladies du cœur, des reins et de la moelle épinière.

L'abus des lunettes, des poisons, la vaccination, les refroidissements, les courants d'air et d'autres accidents, sont autant de causes des maladies des yeux.

Toutes les maladies des yeux demandent le repos, le ménagement, l'air pur et pas trop froid, et une douce lumière.

Les autres indications pour le traitement sont : 1). Au début d'une cure, ne pas traiter les yeux directement, et dans la suite leur appliquer aussi peu de remèdes que possible ; 2) traiter toujours les deux yeux en même temps, même si l'autre est sain ; 3) dans tous les cas viser la cause du mal et l'éliminer.

Il s'agit donc ordinairement de rétablir le corps, et de guérir ainsi l'œil comme partie du corps. La plupart des maux des yeux ont leur cause dans un état congestif qui ralentit le reflux des matières morbides. En fortifiant ce corps en général, en dérivant le sang congestionné, en expulsant les principes malsains du corps, l'œil est soulagé ou guéri.

Les maladies plus sérieuses demandent un médecin naturel habile.

Le bain quotidien des yeux plus ou moins sains provoque souvent des inflammations, c'est pourquoi nous devons le déconseiller. Mais une fois qu'un mal s'est déclaré, une cure, prescrivant des bains et des lotions topiques, est indiquée.

Si les yeux sont affectés d'inflammation par suite d'une cure d'eau, il ne faut leur appliquer que des compresses externes; un remède interne les enflammerait davantage. Le fromage blanc s'emploie en compresses avec le plus grand succès.

Les porteurs de *lunettes* ne doivent en user que le temps strictement nécessaire; celui qui emploie un numéro trop avancé doit revenir à un numéro inférieur pour fortifier les yeux et rétrograder toujours dès qu'il sent renaître les forces de cet organe. De cette manière, on réussit à réparer les imprudences commises.

Le *traitement général* tâche de corroborer l'estomac et tout le corps, de bien distribuer le sang et le calorique : il prescrit donc la d., la j., la d. et la cd. Il dérive par la cab., le maillot des genoux, le 1/2 b., le maillot du cou, l'affusion des oreilles, et il applique localement des onguents (voir *Méd.*). Souvent il faut interrompre la cure et ne rien faire localement. C'est un bon symptôme si, par suite d'une cure, les yeux sont larmoyants ou visqueux.

II. — MALADIES DES OREILLES.

Les maladies des oreilles sont plus rares que celles des yeux, pour cette raison que les organes de l'ouïe sont mieux protégés dans l'intérieur de la tête.

Le *froid* est le plus grand ennemi de l'oreille, soit directement par l'air extérieur, soit par la métastase des refroidissements. La tête doit donc avant tout être endurcie, et protégée par une couverture convenable, contre le froid trop intense. La coupe des cheveux ne doit se faire que dans des circonstances favorables, elle doit donc être évitée dans les froids rigoureux, ou si la tête est trop sensible. Il faut porter remède aux suites fâcheuses d'un refroidissement dès qu'elles se déclarent. On combat le refroidissement général, et, si les oreilles ne sont pas guéries, on les traite à part. Un bain de vapeur des oreilles, ou bien une compresse tiède pendant 2 heures, renouvelé, chaque demi-heure, ou simplement un peu d'huile d'amandes, délayée dans de l'eau tiède, procureront du soulagement. Le maillot du cou, l'huile malfaisante sont recommandés.

Si par suite des applications d'eau, un *bourdonnement* d'oreilles se produit, on fait bien de pratiquer des frictions avant les applications, par exemple des frottements avec un linge et au-dessus d'un linge mouillé, soit au cou, soit aux pieds, au bas-ventre ou au dos. Le tintement d'oreilles n'est souvent qu'un catarrhe invétéré de la muqueuse du nez, du gosier et du larynx.

Les autres ennemis des oreilles sont les courants d'air, les sons trop forts ou déchirants, les trop grands effets, par exemple ceux du téléphone, les coups, le séjour dans des pièces humides, les troubles de la circulation, et le *cérumen* accumulé et desséché. Pour expulser le cérumen, on introduit avec précaution de l'eau tiède dans le tube auditif; cette eau ramollira le cérumen et le fera sortir. On extrait de la même manière les corps étrangers ou les insectes. On peut toujours recommander comme remède l'huile d'amandes.

Les maladies des oreilles causées soit par le refroidissement, les congestions, soit par d'autres maladies, comme la petite vérole, la diphtérite, la scarlatine, la scrofulosité, soit par la métastase des catarrhes chroniques du nez et de la bouche, se guérissent toutes très bien par la dérivation du sang, par des remèdes topiques adoucissants et astringents. Avoir soin que le ventre soit libre, et éloigner soigneusement le pus et toutes les sérosités.

Contre l'écoulement des oreilles, on ne doit pas agir directement; on peut tout au plus laver le tube auditif avec la décoction de prêle. Il faut donc éliminer par des applications générales.

Les meilleures indications pour le traitement des oreilles sont d'opérer sur les pieds par le maillot des pieds et des genoux, par la marche nu-pieds et la marche dans l'eau. La s. est excellente et parfois aussi les affusions de la tête. On peut essayer le bain de vapeur de tête ou une affusion des oreilles ; on peut faire de petites compresses de linges imbibés d'eau de choucroute ou de petit lait : elles apaiseront les douleurs et effectueront la guérison. L'huile malfaisante, le maillot du cou, le châle et les applications générales individualisées délivreront des maladies d'oreilles.

CHAPITRE XIII

SOINS AUX ENFANTS

I. — SOINS A DONNER AUX ENFANTS.

Ne créez pas de besoins à l'enfant, mais tâchez de lui accorder le nécessaire.

Le *premier* besoin de l'enfant est la propreté et le réconfortement. La lt. chaque jour et plus tard 2 demi-bains froids de 2" chaque fois, satisferont très bien à cette exigence. L'école médicale prétend que les lotions froides sont trop dangereuses pour des enfants au dessous de 5 ans, à cause de l'excitation exagérée du cerveau. L'expérience, au contraire, confirme l'assertion de Kneipp; l'éminent praticien a reconnu en effet que l'eau la plus froide, appliquée pendant un temps très court, est inoffensive pour les enfants les plus jeunes. Une lt. de 1/2 minute ne cause pas une irritation dangereuse, mais elle endurcit et augmente le sang et la force.

Les méticuleux peuvent débuter par l'eau de 15° c. et abaisser progressivement la température. On peut donner un 1/2 bain froid de la plus courte durée à l'enfant nouveau-né aussitôt après la naissance ou 3 heures après, l'envelopper dans une flanelle et le frictionner tout doucement puis on lui fera une lt. tous les jours.

Les linges qui enveloppent l'enfant doivent être bien secs. Ils ne doivent pas être trop durs afin de ménager la sensibilité de la peau. Les plis de la peau surtout doivent être propres pour protéger l'enfant contre les excoriations.

L'alimentation est *le deuxième* besoin que manifeste l'enfant. Le premier aliment sera le lait de la mère ou de la nourrice. La mère malade ou affaiblie ne doit pas allaiter l'enfant. La mère allaitant ne doit pas être passionnée ; elle prendra des mets bien nourrissants, mais non indigestes, ni flatulents, ni irritants. L'allaitement par la femme étant impossible, on se sert du lait de vache délayé avec du café de glands. L'enfant peut prendre toutes les 2 heures quelques cuillerées, moitié lait, moitié café de glands ; le café de malt avec 1/3 de lait convient aussi. On en donne toutes les deux heures de trois à cinq cuillerées.

Cette espèce de café miellé ou sucré fait beaucoup de bien à l'enfant. Plus tard, on peut lui faire prendre du café de seigle ou de fèves. Les mets et les vaisselles doivent être également propres.

La purée n'est pas bonne pour les enfants au dessous d'un an et ensuite elle ne doit pas souvent composer leur repas ; les soupes fortifiantes et les panades leur conviennent beaucoup mieux. Le lait surtout et le gruau d'avoine et d'orge sont recommandés. La purée sera préparée non pas avec de la farine de froment pure, mais avec 1/3 d'avoine et 2/3 de froment. Moulez vous-même le blé dans le moulin à café, et faites-le cuire dans du lait, jusqu'à ce que vous ayez une espèce de crème. Les enfants ne demandent pas de viande ; ils trouvent qu'elle ne leur convient pas ; laissez-les prendre d'autres aliments. Qu'ils évitent les mets irritants, âcres, salés, les spiritueux et les sucreries, les mets gras, le fromage, et par dessus tout les farineux lourds et les œufs. Pour la formation des os, on donne à l'enfant quelquefois de la craie, de la poudre d'os, par exemple, chaque jour une ou deux pincées.

Prendre journellement deux fois une petite cuillerée de la décoction d'écorce de chêne fait aussi du bien. Aux enfants faibles, on donne 1/4 de litre de lait, cuit avec 2 pincées de miel.

Humecter du pain noir, envelopper la pâte dans un linge pour le faire sucer par l'enfant est un moyen plus efficace que tous les soi-disant remèdes fortifiants. La mère devrait mâcher d'abord tous les aliments, et les mêler de sa salive.

Le biberon en caoutchouc est à éviter. Le lait avec quelques gouttes d'absinthe augmente l'appétit ; le lait avec du fenouil fournit du calorique et il est bon contre la diarrhée ainsi que le chocolat ou le café de malt.

Les cinq sens de l'enfant doivent être ménagés et soignés : l'air de la chambre à coucher ne sera ni trop froid ni trop chaud ; la lumière ne manquera pas, mais elle sera douce. Tous les sons perçants nuisent à l'ouïe de l'enfant.

Lavez souvent les yeux de l'enfant avec de l'eau

froide, mais pure, et avec des linges qui servent seulement à cet usage. En sortant avec l'enfant, protégez-le contre le soleil ardent, l'air froid et les changements brusques de la température. Ses vêtements ne doivent pas serrer le corps, ni l'amollir; ils doivent être bien aérés, mais non pas laisser libre accès à l'air froid. Le bas-ventre et le dos seront principalement protégés.

L'emmaillottement de l'enfant doit lui créer des membres droits; pour cela il ne faut pas que les ligatures soient serrées et forcées. Les bras et les jambes ont besoin de se remuer, la poitrine a besoin de s'élargir. Ne tourmentez pas trop tôt l'esprit de l'enfant, mais commencez à temps à le cultiver progressivement. La chose principale à leur faire comprendre, c'est de craindre Dieu et de ne pas s'effrayer des misères à supporter.

II. — MALADIES DES ENFANTS.

Nous avons donné la description de la plupart de ces maladies dans le cours de cet ouvrage.

L'enfant se développe : donc la vie nutritive et l'assimilation sont prépondérantes, ce qui cause une grande sensibilité et une grande irritabilité. L'adolescent est sujet à beaucoup de maladies qui d'un côté sont très dangereuses, mais qui, de l'autre, laissent tout espoir, puisque la force vitale sait se frayer tous les chemins possibles vers la guérison.

L'enfant révèle son mal par l'inquiétude, la chaleur fiévreuse, la soif, l'inappétence, par une respiration chaude et accélérée, un pouls dur, par les obstructions des voies digestives, la voix rauque, le râle et les tremblements. Les pleurs annoncent la faim, les gaz, la constipation ou des linges humides. Si les enfants crient plus que d'ordinaire, ils sont amollis ou une maladie aiguë est en train de se déclarer.

1° Les yeux *collés*, les *excoriations* se traitent mieux par l'eau froide que par tout autre moyen ; la lt. et la lotion des yeux faites exactement et régulièrement préservent de maux nombreux.

2° Les *chaleurs* de la dentition sont apaisées aussi par la lt. et par les lotions topiques. La *dentition* n'est pas dangereuse en elle-même, mais par complication. Il faut dériver le sang, et pratiquer des lavements à temps.

3° L'*asthme* des enfants ne doit pas être confondu avec le croup ou la diphtérite. L'asthme arrive subitement, sans catarrhe, sans fièvre, et il a des périodes sans crampes. L'urine ne se colore pas. Le mal s'engendre par les excitations et les pleurs. Applications : Cab. chff. et chm.

4° Les *étouffements* sont apaisés par la lt., les bains chauds de 30° c. et les chff.

5° Toutes les *crampes* exigent des applications chaudes, par exemple la chm.

Les causes des crampes sont : Les gaz, la constipation, les congestions, la dentition, et en général, toutes les irritations des voies digestives.

6° Contre les *inflammations*, on emploie journellement 2 ou 3 demi-bains, la chm , le pm. Localement : compresses d'eau vinaigrée, le fromage blanc ; toutes les compresses sont renouvelées, par exemple toutes les demi-heures. Intérieurement on donne une petite cuillerée d'huile d'olives, on fait prendre une cuillerée d'eau à chaque demi-heure.

7° Contre les yeux *enflammés*, on pratique l'affusion de la tête, le demi-bain, et on pose du fromage blanc sur les yeux.

8° Contre les *hernies*, on prescrit la compresse ff. et l'endurcissement.

L'enfant mangera peu, et on le délivrera des gaz à temps.

9° La *peau gercée* est traitée par la lt. et la dff., et par l'huile d'amandes.

10° La *jaunisse* se guérit par le bain ff. de 33°c, 15 minutes, par des maillots, décoction de prêle, et la lt. Intérieurement, la poudre de charbon dans le lait et l'abs. et le gr.

11° La *rétention d'urine* est guérie par les bains paille d'avoine, 32° c.; le pm ; paille d'avoine, la lt. et le demi-bain. Intérieurement : la tisane d'avoine, de pr., de hièble et de gv.

12° Les indications contre la teigne sont les suivantes : on ramollit les croûtes par le beurre et l'huile d'olives ; la nuit on pose trois fois ps. la compresse de fromage blanc, et pendant le jour, la compresse d'argile délayée avec du vinaigre ou de l'arnica. Lt., chj., pm. 2 fois ps., 2 d., 2 fois 1/2 b., 2".

13° Le *saignement du nez* : 1/2 b., respirer la décoction de prêle ou de l'eau fraîche.

14° *Polype du nez* : 1/2 b. ; chff., affusion sur le nez ; aspirer de la pr.

15° La *diarrhée* provient de la dentition, du

refroidissement, des vers, de l'acrimonie et d'une alimentation trop copieuse.

Applications : cab., 1/2 b., lait avec du fenouil, du riz, du gruau d'avoine, du café de glands, la menthe, l'abs., la cent., la poudre blanche, 20 gouttes de la teinture de myrtille, 2 ou 3 cuillerées prises 1 ou 2 fois par jour.

16° Le *vomissement* est souvent une purgation salutaire pour l'enfant. Le vomissement trop violent ou trop fréquent est dû à l'irritation de l'estomac, du cerveau, ou à une irritation causée par les vers.

Appliquer la cab., elle apporte du soulagement; pratiquer le gm. 1 h., le pm., et la lt.

Intérieurement : des mets visqueux, le tilleul, l'eau miellée (on cuit 1 c. de miel dans 1/4 de litre d'eau), 1 c. chaque demi-heure ; de l'eau sucrée, de l'huile de fenouil 4 à 6 gouttes avec du sucre ; l'abs. et la cent.

17° *Amaigrissement.* La cause essentielle de cet état est dans l'obturation du mésentère; la cause déterminante est l'anémie et la faiblesse, une alimentation indigeste et trop copieuse, la malpropreté, le mauvais air et les ligatures trop serrées.

Le traitement élimine la cause; on prendra les bains de dragues de malt, les bains ff. de 22° c., le café de glands, et la tisane d'écorce de chêne, 3 fois une demi-cuillerée.

TABLE ALPHABÉTIQUE

TABLE DES MATIÈRES

PREMIÈRE PARTIE

Médication naturelle

DEUXIÈME PARTIE

Thérapeutique ou traitement des maladies

FIN DE LA TABLE DES MATIÈRES

SYSTÈME KNEIPP

Catalogue des Ouvrages de Mgr KNEIPP

Curé de Wœrishofen (Bavière)

Mon Testament dédié aux malades et aux gens bien portants. In-12, broché 3 50, relié............... 4 50,

Cet ouvrage consacre la méthode d'une manière pour ainsi dire officielle.

Ma Cure d'eau ou hygiène et médication pour la guérison des maladies et la conservation de la santé.

Fort volume in-12, orné de gravures, *franco*................. 4 00

Comment il faut vivre Avis et conseils s'adressant aux malades et aux gens bien portants pour vivre d'après une hygiène simple et raisonnable et une thérapeutique conforme à la nature.

In-12, orné de gravures, broché, *franco*, 3 50 ; relié, *franco*... 4 25

Soins à donner aux enfants dans l'état de santé et dans l'état de maladie, ou conseils sur l'hygiène et la médecine de l'enfance.

In-12, *avec portrait, franco*, 2 25; *le même*, en reliure toile, *franco* 3 00

Conférences populaires sur les douches, maillots, bains et ablutions. Instruction exacte pour bien employer la *cure d'eau*, fondée sur de nombreuses expériences faites sur le traitement par l'eau.

In-12, orné de gravures et de planches, *franco*............... 1 35

Vient de paraître (en vente) :

Atlas des plantes RECOMMANDÉES DANS LE SYSTÈME KNEIPP *comprenant la description et la reproduction fidèle des plantes médicinales dont il est parlé dans ses ouvrages ainsi que de quelques autres d'un usage commun.*

CET ATLAS EXISTE EN TROIS ÉDITIONS :

A. — *Première édition* comprenant 20 planches hors texte en phototypie, broché, *franco*, 5 50 ; relié........................... 7 50

B. — *Deuxième édition* comprenant 41 planches hors texte, reproduisant chaque plante avec sa couleur naturelle, broché, *franco* **12 00**, relié, *franco*.. **14 50**

C. — *Troisième édition* comprenant la description des plantes gravées sur bois. Sous chaque plante se trouve le nom en français et en latin. Broché, *franco*, **1 65**; cartonné, *franco*.................. **2 00**

Manière de pratiquer les applications d'eau à Wœrishofen. In-12, orné de gravures, *franco*................ **0 35**

Un mot sur le choléra. In-12, *franco*................ **0 30**

ALMANACHS - KNEIPP

Rédigés par Mgr KNEIPP

1re année : **1892**. (Cette première année étant complètement épuisée, pour répondre aux désirs de notre clientèle, nous venons de réimprimer toute la partie comprenant les conseils médicaux dans une petite brochure du prix de, *franco*.................. **0.50**

2e année : **1893**. In-16 raisin, orné de nombreuses gravures, *franco*.............................. **0.75**

3e année : **1894**. In-16 raisin, orné de nombreuses gravures, *franco*.............................. **0.75**

Vient de paraître :

4e année : **1895**. In-16 raisin, orné de nombreuses gravures, *franco*.............................. **0.75**

Les almanachs de Mgr Kneipp contiennent quantité de recettes populaires qui ne se trouvent pas dans les autres ouvrages du célèbre curé; c'est ce qui explique leur vogue toujours croissante. Ils sont, de plus, rédigés de telle façon que toute personne désirant s'initier au système, y trouve tous les renseignements nécessaires.

Pour recevoir l'Almanach promptement, nous prions nos clients de nous transmettre leurs commandes dans le plus bref délai possible : elles seront toutes servies suivant l'ordre des demandes.

SYSTÈME KNEIPP

Catalogue des ouvrages publiés sur le système KNEIPP

Manuel pratique et raisonné du système hydrothérapique de Mgr Kneipp, par M. l'abbé **N. NEUENS**, curé de Bivange-Berchem (Grand-Duché de Luxembourg).

In-12, avec gravures, *franco*..... **1.75**; *le même*, en reliure toile, *franco*.. **3.00**

Médication interne de **Mgr KNEIPP. — Régime. Higiène alimentaire. — Plantes médicinales**, par M. l'abbé **N. NEUENS**, curé de Bivange-Berchem (Grand-Duché de Luxembourg).

In-12, *franco*, **2 25**; *le même*, en reliure toile, *franco*...... **3 00**

Traitement naturel des maladies aiguës et chroniques d'après le **système KNEIPP**, par M. l'abbé **N. NEUENS**, curé de Bivange-Berchem.

Fort volume in-12 compact, *franco*, **3 50**; le même, en reliure toile, *franco* **4 25**

Les ouvrages de M. l'abbé Neuens, écrits d'une façon très claire et contenant des classifications méthodiques, jouissent d'une grande faveur dans le public kneippiste. Le dernier surtout, *Maladies aiguës et chroniques*, rédigé scientifiquement, rendra les plus grands services aux personnes malades.

Pharmacie domestique. Recueil des plantes médicinales qui doivent se trouver dans toute pharmacie bien ordonnée. Collection faite pour le peuple dans les jardins, les prairies, les champs et les forêts.

In-12, orné de nombreuses gravures, broché, *franco*, **1 fr 50**; le même cartonné, *franco*.. **1 fr. 75**

Les succès du traitement Kneipp constatés par correspondance. **Cent cures remarquables.** Préface de Mgr Kneipp. *Publié au profit de l'Asile des Enfants*, par M. l'abbé **Jean GRUBER**.

In-12, *franco*.. **1 fr. 80**

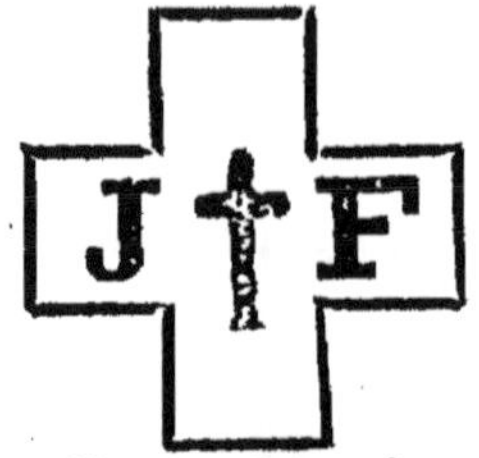

Comptoir Général
DES PRODUITS FRANÇAIS DE LA
MÉTHODE KNEIPP
St-SYMPHORIEN-DE-LAY (Loire)

Directeur : **J. FAVRICHON,**
Pharmacien-Chimiste.

CONDITIONS DE VENTE ET D'EXPÉDITION

Les flacons et les paquets étant préparés d'avance, il n'est pas expédié de quantités inférieures à celles qui sont indiquées dans ce tarif.

Il n'est pas fait d'expéditions les Dimanches et jours fériés.

Nous faisons le franco de port et d'emballage, dans l'intérieur de la France seulement, pour toute commission de 20 fr. dont le poids brut n'atteint pas 9 kilogs. Pour les expéditions qui dépassent ce poids, nous ne faisons le franco de port et d'emballage qu'à partir de 50 fr.

Nous pouvons, quand les clients le désirent, expédier par la poste, les poudres, les plantes et les livres. Il faut pour cela joindre au prix de ces objets le coût de l'affranchissement, soit 0.20 par paquets de 150 grammes de plantes ou de poudres et par boîtes entières de Fouille et de Poudre d'Os, et 0.10 pour les demi-boîtes de Fouille et de Poudre d'Os.

Nous n'expédions jamais par la poste les flacons de liquides, tels que les teintures, les huiles, les extraits, etc.

Afin d'éviter les frais de remboursement qui sont très onéreux et l'ouverture de comptes pour des sommes minimes, nous prions nos clients de joindre à leurs lettres, en un mandat-poste, le montant de leurs demandes, *plus les frais de port.*

Le port des Farines pour pain Kneipp est toujours à la charge de l'acheteur.

Prix des Colis postaux pour l'intérieur de la France :

Colis postal de 3 kilog., . .	en gare,	0.60,	à domicile	0.85
— 5 kilog., . .	—	0.80,	—	1.05

N. B. — A cause de l'emballage, le poids net des objets demandés ne doit pas dépasser 2 k. 250 pour un colis postal de 3 k., et 4 k. 250 pour un colis de 5 k. On peut cependant, pour les produits alimentaires, expédier 2 k. 500 par colis de 3 k. et 4 k. 500 par colis de 5 k.

Bien indiquer la gare qui dessert la localité.

Nous prions instamment nos clients d'écrire leur nom et adresse d'une façon lisible afin d'éviter toute cause d'erreur.

PRODUITS PHARMACEUTIQUES

	Prix, fla. comp. par 150 gr.		Prix, fla. comp. par 150 gr.
Teinture (extrait) d'absinthe.	1 40	**Teinture** (extrait) d'écorces de chêne....	1 50
— — d'acore.....	1 50	— — d'eufraise...	1 30
— — d'angélique..	1 50	— — de fenouil...	1 50
— — d'arnica.....	1 50	— — de genêt ...	1 50
— — de camomille	1 50	— — de gentiane.	1 40
— — de centaurée	1 40	— — de genièvre.	1 40
— — de chicorée..	1 40		

	Prix, fla. comp. par 150 gr.
Teinture (extrait) de gratte-cul	1 50
— — de ményanthe	1 50
— — de millepertuis	1 40
— — de myrtille..	1 50
— — de prêle....	1 40
— — de primevère	1 50
— — de radis.....	1 50
— — de romarin.	1 40
— — de rue......	1 40
— — de sauge...	1 50
— — de souci....	1 50
— — de tormentille	1 50
— — de valériane.	1 30
Alcool camphré............	1 10
Huile d'amandes douces.....	1 50
— camphrée............	1 10
— excrétive, le flacon 1 fr.	
— de millepertuis	1 10
— de noyer............	1 10
— de rue...............	1 40
— de sarriette, le flacon 1 f.	
	par 15 gr.
Huile essentielle d'anis......	1 20
— — et fenouil	1 20
— — d'aspic........	» 80
— — de cumin.....	1 35
— — de fenouil.....	1 20
— — de genièvre...	1 20
— — de girofle.....	1 20
— — de lavande....	1 20
— — de menthe extra	3 50
	par 150 gr.
Absinthe (feuilles).........	» 60
Acore (racines)...............	» 60
Angélique (racines).........	» 75
— (graines).........	» 80
Anis vert.................	» 75
Ansérine (argentine).........	» 75
Arnica (fleurs).............	» 75
Aspérule.................	» 75
Bardane (feuilles)	» 60
— (racines)...........	» 60
Boucage-saxifrage (racines)	» 60
Bouillon-blanc (fleurs)	1 40
— — (feuilles)....	» 60

	Prix par 150 gr.
Busserolle.................	» 60
Bourse à pasteur..........	» 60
Camomille-matricaire	» 90
Centaurée...............	» 75
Chêne (écorces)............	» 30
— (feuilles)............	» 60
Chicorée (feuilles)..........	» 60
— (racines)	» 45
Citronelle (Mélisse)........	» 60
Consoude (racines).........	» 60
Cumin (semences)..........	» 60
Encens en grains..........	» 90
Eufraise................	» 75
Fenouil (semences).........	» 75
Fenugrec (Fœnum græcum) (semences).............	» 40
Foin (fleurs) le k. 1 fr. port dû Le paq. de 3 k., 3 fr., franco	» 30
Fougères mâles (racines)...	» 60
Fraises (feuilles)...........	» 75
Fraisiers (racines).........	» 60
Genièvre (baies)..........	» 40
Genêts (branches).........	» 60
— (fleurs)...........	» 75
Gentiane (racines).........	» 30
Gratte-cul (cynorrhodon)....	» 75
Groseiller (feuilles).........	» 60
Gui coupé................	» 75
Hièble (racines)...........	» 90
Lichen pulmonaire)	» 75
Lierre Terrestre..........	» 70
Lin (graines triées) les 500 gr. 1 fr................	
Mauve noire (fleurs).......	» 90
Ményanthe coupée..........	» 80
Menthe aquatique..........	» 80
Menthe poivrée............	» 80
Miel blanc qualité extra, le pot de 250 gr., 1 fr. 10...	
Millefeuille (fleurs).........	» 90
Millepertuis..............	» 65
Moutarde blanche..........	» 60
Myrtilles (fruit sec)........	» 75
Noyer (écorces)............	» 50
— (feuilles)...........	» 60
Ortie (feuilles)............	» 50
— (racines)............	» 80
Pin (bourgeons)	» 55
Plantain	» 60

	Prix par 15 gr.
Paille d'Avoine coupée..... le kil. 1 fr., port en sus, le paquet de 3 k., 3 fr. franco	
Prêle, le kil. 2 fr. 25, port dû. les 3 kil., 5 fr. franco.....	» 60
Primevère................	1 40
Prunellier (fleurs).........	1 40
Pulmonaire..............	» 60
Renouée (trainasse)	» 90
Romarin	» 60
Ronces (feuilles)...........	» 60
Rue (feuilles)	» 70
Sanicle (feuilles)	» 60
Santal granulé pour infusions.	» 70
Sarriette (feuilles)..........	» 60
Sauge mondée..............	» 60
Semen contra.............	» 60
Serpolet.................	» 50
Souci — calendula —	1 75
Sureau (fleurs)............	» 75
— (feuilles)............	» 60
— (racines)	1 10
Tilleul (fleurs)	» 75
Tormentille (racines).......	» 90
Tussilage (feuilles)	» 60
— (fleurs)...........	» 90

	Prix par 150 gr.
Valériane (racines).........	» 60
Véronique (feuilles).........	» 60
Violettes (feuilles).........	» 90
Poudre d'absinthe..........	1 20
— d'aloës..............	» 90
— d'alun	» 40
— d'angélique..........	1 10
— d'anis vert..........	1 10
— de charbon végétal.	» 70
— de chêne............	» 60
— de craie précipitée...	» 75
— de cumin............	1 10
— d'eufraise...........	1 20
— de fenouil...........	1 10
— de fenugrec.........	» 60
— — le kilogr. 2 fr. 50	
— de genièvre	» 90
— d'hièble............	» 90
— de millepertuis......	» 90
— de menthe	1 20
— de racines de tormentille.............	1 10
— de santal...........	1 20
— de sauge...........	» 90
— de tussilage.........	» 90
— de valériane........	» 90

MÉDICAMENTS COMPOSÉS

Alcool de Menthe, le flacon de 90 gr. . . . . **1** fr. **50**
Argile préparée au vinaigre de vin pur, le pot. . . . . . **1** fr. **25**
Argile à l'arnica. . . . . **1** fr. **25**
Argile à la Tormentille. . . . . **1** fr. **25**

Emplâtre de Poix de Bourgogne

M. le Curé Kneipp emploie cet emplâtre contre les hernies.
Prix de la boite.......... **1 fr. 20**

Poudre d'Os

Blanche, noire ou grise, la boite..... **2 fr. 50**
— — — 1/2 boite..... **1 fr. 50**
La boite de 50 cachets............... **3 fr. »»**

La poudre d'os est le reconstituant le plus énergique et le plus complet. Il est démontré par l'étude de sa constitution chimique et par de nombreuses observations, que la poudre d'os a une action infiniment supérieure à celle des solutions de phosphates de chaux et des médicaments ferrugineux.

Fouille-Régulateur

La Première Recette agit d'une façon spéciale comme purgatif-tonique et comme régulateur des fonctions de l'estomac et de l'intestin.

La Deuxième Recette a une action purgative moins forte que la première. Son champ d'opération est de préférence dans les reins et la vessie.

Prix de la boîte (pour infusions) 1e ou 2e recette,		**2 fr.**
— 1/2 boîte	— —	**1 » »**
La boîte de 50 cachets.........	—	**3 » »**
Extrait concentré.............	—	**2 » »**

Mellite de Sureau

Baies de sureau préparées au miel

C'est un dépuratif excellent qui convient d'une façon particulière aux personnes qui ont une vie sédentaire.

Le flacon, **2 fr. 25**, port en sus. — 4 flacons, **8 fr.** franco

	la boîte
Thé des Kneippistes, pour remplacer le thé de Chine	**1.»»**
Thé mélangé N° 1, dépuratif.	**1.»»**
— — **N° 2,** béchique, pectoral.	**1.»»**
— — **N° 3,** diurétique.	**1.»»**
— — **N° 4,** contre les hémorrhagies.	**1.»»**
— — **N° 5,** anti-goutteux	**1.»»**
— — **N° 6,** anti-nerveux.	**1.»»**
— — **N° 7,** anti-bilieux	**1.»»**
— — **N° 8,** carminatif (contre les gaz) . . .	**1.»»**
— — **N° 9,** laxatif.	**1.»»**

Vermifuge

Sirop de semen contra composé

M. Kneipp recommande plusieurs plantes comme vermifuges (semen contra : absinthe, fougère, etc....) Nous avons réuni ces diverses plantes dans un sirop qui est un vermifuge général d'une réelle efficacité. Il faut en prendre 4 jours de suite le matin à jeun.

Doses : Enfants de 1 à 2 ans une cuillerée à café
— 2 à 3 — 2 — —
— 3 ans et au dessus une cuillerée à bouche

Le flacon............................ 1 fr.

Extrait camphré de Seigle

M. le Curé Kneipp, dans une conférence donnée le 30 août 1892, à la Wandelbahn à Wœrishofen, recommande l'extrait camphré de seigle dans les cas de choléra et de cholérine, pour réchauffer l'estomac. Cet extrait se prend par cuillerées à café toutes les demi-heures.

Prix du flacon................. **1 fr. 50**

Gouttes de Voyage, N° 1, *Elixir d'arnica composé*

Cet élixir, appelé par M. Kneipp, « Gouttes de voyage, » (1) peut rendre dans bien des circonstances, les plus grands services. Il agit sur le cœur, réchauffe l'estomac. On l'emploie quand le corps, pour l'une ou l'autre cause, se refroidit. Ces précieuses gouttes combattent les évanouissements, les vertiges, les indigestions, les nausées. On peut en prendre, suivant la gravité des cas, depuis quelques gouttes jusqu'à une cuillerée à bouche,

Prix du flacon.......... **1 fr. 50**

Gouttes de Voyage, N° 2, *Elixir de fenouil composé*

Cet élixir s'emploie comme le n° 1. Il a une action particulière sur l'estomac qu'il réchauffe. Il guérit les coliques venteuses, les spasmes, les crampes d'estomac, chasse les gaz, les flatulences.

Prix du flacon....... **1 fr. 50**

Onguent contre les maladies des yeux. Extrait liquide de miel et d'absinthe . . . . le flacon **1 fr. 50**

Onguent de Calendula, pour la résolution des tumeurs et le pansement des plaies . . . . le pot **1 fr.**

Extrait concentré d'aloès et d'absinthe, pour la guérison des plaies de toute nature . . . . le flacon **1 fr. 50**

Extrait composé de Sucs d'Ortie et de Bardane, contre la chute des cheveux et les affections du cuir chevelu. le flacon **1 fr.**

Huile composée d'Ortie et de Bardane (2), contre la chute des cheveux et les affections du cuir chevelu . le flacon **1 fr.**

Elixir stomachique, s'emploie contre les nausées, les aigreurs, inappétence, la mauvaise digestion . . . . le flacon **1 fr. 50**

Poudre dentifrice végétale, La boite. . . . **1 fr. 50**

Eau dentifrice, à base de Menthe et de Prêle des champs, purifie l'haleine et préserve des maladies de la bouche. S'emploie aussi en gargarisme, à la dose d'une cuillerée à café dans un demi-verre d'eau. Le flacon. . . . . **1 fr. 50**

Extrait concentré de Feuille-Régulateur, 1re et 2e recette. Une cuillerée à café pour une tasse . . . . . le flacon **2 fr.**

Onguent d'Arnica. C'est le meilleur remède contre les gerçures. Le pot. **2 fr.**

Brou de noix au sucre. C'est le dépuratif par excellence. S'emploie avec succès dans les engorgements, la carie des os, les scrofules, les glandes, la goutte, les abcès, etc. Dose : pour les enfants, 2 cuillerées à café dans un quart de verre d'eau ; pour les grandes personnes, 2 cuillerées à bouche dans un quart de verre d'eau. le flacon **2 fr. 25**

Vin de Myrtilles, au Frontignan muscat, la bouteille, **3 fr. 75**, port et emballage en sus. La caisse de 2 bouteilles, franco. **7 fr. 50**

Vin d'absinthe, le flacon de 250 grammes . . . . **1 fr. 25**

Vin d'aspérule — — . . . . **1 fr. 25**

Vin de Mélisse — — . . . . **1 fr. 25**

Vin de romarin — — . . . . **1 fr. 25**

(1) Voir *almanach Kneipp* 1893, page 103.
(2) Voir le mode d'emploi, *almanach* 1894.

PRODUITS ALIMENTAIRES RECOMMANDÉS par Séb. KNEIPP

	500 gr.	1 kil.
Soupe fortifiante mélangée (froment, seigle et avoine)	».75	1.50
— — **au froment**	».70	1.40
— — **au seigle**	».70	1.40
Soupe de Grains grillés et moulus (froment et seigle)	».70	1.40
Gruau d'Avoine (entier)	».60	1.20
— — (séché et concassé)	».70	1.40
Chocolat-Céréales en poudre (caçao, froment, orge, malt, avoine)	2.»»	4.»»
Café mélangé (froment, orge, malt, seigle)	».70	1.40
Café de Céréales et de Glands	».70	1.40
Café de Glands pur	».70	1.40
Café de Malt	».70	1.40
Café de Froment	».70	1.40
Café de Seigle	».70	1.40
Café d'Orge	».70	1.40

Nous recommandons particulièrement l'usage du Café Mélangé et du Café de Céréales et de Glands mélangés. Cette dernière sorte, qui est un mélange de café mélangé et de café de Glands, obtient un succès considérable, qui est dû à son goût exquis et à ses propriétés toniques, nutritives et digestives.

M. le curé Kneipp recommande beaucoup le café de Glands : « C'est, dit-il, la meilleure nourriture pour les enfants débiles, infirmes. » Sur les demandes réitérées de nos clients nous avons organisé la fabrication de ce café. Nous en garantissons l'absolue pureté.

Biscuits d'Avoine ou de Malt

En boîtes de 125 gr. le kil. **4** fr.. la boîte **».50**
— de 2 kil., la boîte **7.»»** franco gare **7.60**

N. B. Nous ne livrons plus les biscuits en boîtes de fer blanc, ni par divisions autres que celles indiquées dans ce tarif.

TARIF DES FARINES POUR PAIN KNEIPP (1)

2 parties froment. 1 partie de seigle

Le sac de 100 kilogs.	**29** fr., port dû
— 50 —	**16** —
— 5 —	**2.80** —
— 5 —	**3.60** franco

Les prix de ces farines sont variables. Ils suivent le cours des grains.

L'expédition des farines pour pain Kneipp n'est jamais faite suivant les conditions générales de notre tarif. Le port est toujours à la charge du destinataire.

(1) Voir page 9, l'adresse des boulangers qui fabriquent le pain Kneipp.

FARINES NATURELLES GRILLÉES

Le passage au four de ces farines détruisant tous les germes et enlevant toute l'eau qu'elles contiennent (10 à 20 0/0), leur assure une conservation très longue. Mais l'avantage le plus à considérer se trouve dans l'augmentation de leur digestibilité produite par la formation d'une petite quantité de dextrine dont l'action favorable, pour l'élaboration de bons sucs gastriques, est bien connue.

Nous préparons quatre mélanges de ces farines. Chacun d'eux est un aliment complet, c'est-à-dire renfermant tous les éléments nécessaires à l'entretien de la vie. On prépare avec ces mélanges de farines des potages très nourrissants, très digestibles et d'un goût parfait.

FARINES NATURELLES GRILLÉES	500 gr.	1 kil.
Mélange N° 1 (avoine, riz, malt)	**0.75**	**1.50**
Mélange N° 2 (maïs, avoine, malt)	**0.75**	**1.50**
Mélange N° 3 (avoine, lentilles, malt)	**0.75**	**1.50**
Mélange N° 4 (lentilles, pois, malt)	**0.75**	**1.50**
Farines naturelles grillées non mélangées		
Malt, avoine, orge, pois, riz, haricots, lentilles	**0.75**	**1.50**
Maïs, fécule de pommes de terre	**0.50**	**1.00**

TOILE PERMÉABLE A JOUR EN PUR FIL DE LIN

Type de Tissu déposé et enregistré en France, en Allemagne, en Belgique.

Toile **n° 1**	largeur	0m83	**1** fr. **50**	le mètre
Toile **n° 1**	—	1m30	**2** fr. **35**	—
Toile **n° 1**	—	1m60	**2** fr. **90**	—
Toile **n° 2**	—	0m83 écru	**1** fr. **40**	—
Toile **n° 3**	—	0m83	**1** fr. **75**	—
Toile **n° 4**	—	0m83	**1** fr. **25**	—

GILETS DE SANTÉ, *remplaçant le gilet de flanelle*

Taille	**1**	**2**	**3**
Largeur	55	60	65
Longueur	75	80	80
Prix, avec manches	5.25	5.55	5.75
— sans manches	4.»»	4.30	4.50

LIN pour tricoter, 4 bouts, crémé, qualité extra, les 500 grammes		**4** fr. **»»**
le kilog		**7** fr. **50**
Maillot inférieur	la pièce	**6** fr. **25**
Demi-maillot	—	**4** fr. **50**
Châle	—	**3** fr. **50**
Manteau espagnol, long. 1m80	—	**10** fr. **»»**
— — long. 1m80	—	**9** fr. **»»**

SANDALES COUVERTES CUIR RUSSE

article très soigné

Nos	**28**	**29**	**30**	**31**	**32**	**33**	**34**	**35**	**36**
Prix	6.40	6.60	6.80	7.»»	7.20	7.40	7.60	7.80	8.»»
Nos	**37**	**38**	**39**	**40**	**41**	**42**	**43**	**44**	**45**
Prix	8.20	8.40	8.60	8.80	9.»»	9.20	9.40	9.60	9.80

SANDALES COUVERTES, CUIR GRAINÉ NOIR

Nos. . .	28	29	30	31	32	33	34	35	36
Prix. .	4.50	4.60	4.70	4.80	4.90	5.»»	5.10	5.20	5.30
Nos. . .	37	38	39	40	41	42	43	44	45
Prix. .	5.40	5.50	5.60	5.70	5.80	5.90	6.»»	6.10	6.20

SANDALES DÉCOUVERTES

Nos. . .	28	29	30	31	32	33	34	35	36
Prix. .	3.70	3.80	3.90	4.»»	4.10	4.20	4.30	4.40	4.50
Nos. . .	37	38	39	40	41	42	43	44	45
Prix. .	4.60	4.70	4.80	4.90	5.»»	5.10	5.20	5.30	5.40

DÉPOTS PRINCIPAUX

DU COMPTOIR GÉNÉRAL

DES

PRODUITS FRANÇAIS

DE LA MÉTHODE KNEIPP

PARIS

Produits pharmaceutiques : **Pharmacie centrale Saint-Sulpice, Béringer, 3, rue du Vieux-Colombier.**

Toile perméable à jours, sandales, lin, produits alimentaires : **Méthode Kneipp, 39, rue Lamartine.**

Toile perméable à jours, articles confectionnés, chemiserie spéciale : **102, boulevard Sébastopol.**

CHINON

Produits alimentaires : **Peyrouteau, 89, rue St-Étienne.**

LYON

Produits pharmaceutiques et alimentaires : **Pharmacie Saint-Pothin, 19, rue Bugeaud.**

Toile perméable à jours, articles confectionnés : **Job et Goyet, 2, rue de la République.**

LILLE (Nord)

Produits pharmaceutiques et alimentaires : **Georges Batteur, pharmacien de 1re classe, lauréat de la Faculté de Médecine de Lille. — Médaille d'or. — Rue Royale, 43.**

Toile perméable à jours : **Dupraz, 166, rue Solférino.**

SAINT-ÉTIENNE (Loire)

Toile. Produits alimentaires : **Marey, place Paul-Bert, 10.**

MARSEILLE

Toile perméable à jours, sandales, lin, produits alimentaires : Joseph Raymond, boulevard de la Magdeleine, 62.

TOURS

Produits alimentaires : Moulinier, rue de Paris, n° 8.
Toile perméable à jours : Bigot-Billard, rue Sully, 2 bis.

BOURGES

Produits alimentaires : A. Fauchet, 110, rue Bourbonnoux.

BORDEAUX

Produits alimentaires : E. Teulère, 35, rue de la Croix de Seguey.

GAND (Belgique)

Toile, Produits pharmaceutiques et alimentaires : M. A. Coemans, plaine Saint-Pierre.

Adresse des boulangers

employant pour la fabrication du pain Kneipp
LES FARINES DU COMPTOIR GÉNÉRAL

PARIS. Verrier, boulanger, 111, boulevard Haussmann.

LYON. Benatru, boulanger, 21, rue Molière.

MARSEILLE. Blanc Toussaint, boulanger, 137, rue Paradis.

SAINT-ÉTIENNE. Givois, Philibert, boulanger, 10, place Marengo.

TOURS. Moulinier, boulanger, rue de Paris, 8.

BOURGES. A. Fauchet, boulanger, 110, rue Bourbonnoux.

BORDEAUX. E. Teulère, 35, rue de la Croix-de-Seguey.

POITIERS. E. Proust, 40, rue des Trois Piliers.

CHINON (Indre-et-Loire). Peyrouteau, 89, rue St-Étienne.

VILLEFRANCHE (Rhône). Paquet-Desvignes, 48, rue de Thisy.

NANTES. Chesneau, 4, place Viarmes.

CHALONS-SUR-MARNE. Mochet-Liégeois, 8, rue d'Orfeuil.

Vient de Paraître :

LES REMÈDES NATURELS

de M. le Curé Kneipp

par J. FAVRICHON, pharmacien-chimiste

Prix : 1 fr. 20, *franco*, 1 fr. 30

CHEZ L'AUTEUR, A SAINT-SYMPHORIEN-DE-LAY

TABLE GÉNÉRALE

En préparation

Paraîtra le 1er janvier 1895

L'HYGIÈNE ALIMENTAIRE

DANS L'ÉTAT DE SANTÉ
ET DANS L'ÉTAT DE MALADIE

D'APRÈS LES ENSEIGNEMENTS

De M. l'abbé S. KNEIPP

Par J. FAVRICHON

Pharmacien-chimiste, St-Symphorien-de-Lay (Loire)

Prix. . . . . 1 fr. 20

CHEZ L'AUTEUR

à Saint-Symphorien-de-Lay (Loire)

Mayenne. — Imp. A. NÉZAN.

www.ingramcontent.com/pod-product-compliance
Ingram Content Group UK Ltd.
Pitfield, Milton Keynes, MK11 3LW, UK
UKHW021939200726
13856UKWH00005B/219

9 782011 953513